U0322129

中药调剂
实用手册

孙洪民 / 编著

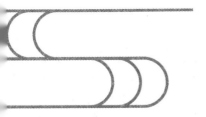
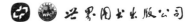

世界图书出版公司

图书在版编目（CIP）数据

中药调剂实用手册 / 孙洪民编著 . -- 北京：世界
图书出版公司 , 2018.12
　　ISBN 978-7-5192-5281-6

　　Ⅰ.①中… Ⅱ.①孙… Ⅲ.①中药制剂学—手册
Ⅳ.① R283-62
　　中国版本图书馆 CIP 数据核字 (2018) 第 254792 号

书　　　名	中药调剂实用手册	
（汉语拼音）	ZHONGYAO TIAOJI SHIYONG SHOUCE	
编 著 者	孙洪民	
总 策 划	吴 迪	
责 任 编 辑	韩 捷　李圆圆	
装 帧 设 计	刘 陶	
出 版 发 行	世界图书出版公司长春有限公司	
地　　　址	吉林省长春市春城大街 789 号	
邮　　　编	130062	
电　　　话	0431-86805551（发行）　0431-86805562（编辑）	
网　　　址	http://www.wpcdb.com.cn	
邮　　　箱	DBSJ@163.com	
经　　　销	各地新华书店	
印　　　刷	长春市新世纪印业有限公司	
开　　　本	787 mm × 1092 mm　1/16	
印　　　张	25	
字　　　数	423 千字	
印　　　数	1—1 000	
版　　　次	2018 年 12 月第 1 版　2018 年 12 月第 1 次印刷	
国 际 书 号	ISBN 978-7-5192-5281-6	
定　　　价	80.00 元	

自　序

中药饮片调剂，俗称"拉药匣子的""拉药斗子的""抓药的"，其实这是一项技术性很高的工作，需要很强的责任心。调剂工作质量直接关乎中医药传统技术的发扬光大，影响着人们对健康质量的追求。因此，中药饮片调剂人员的入职条件，应符合《药品经营质量管理规范》(GSP)人员管理条件（第129条规定：中药饮片调剂人员，应当具有中药学中专以上学历或具备中药调剂人员资格）。建立一支学以致用、爱岗敬业的从业团队，在提高人类健康水平伟大事业中，发挥出应有的作用和贡献，是继承和发扬中医药学众心所盼的大事。

临床常用中药饮片品种中有生品（药材经净制、软化切制或筛选，可供处方调剂与制剂生产应用的饮片）和熟品（又称熟制品，在生品基础上，经加热或其他炮制工艺处理的饮片）两大类。"饮片入药，生、熟异治"，是老一辈炮制学家王孝涛先生在业内广泛流传的名句。中药饮片生、熟品种，只有在中医处方的形式下，才能充分发挥出独特而神奇的功效，彰显出中华民族传统文化的博大精深。

我身为中药师，在几十年中药饮片调剂工作实践中，无论执业场地在药品经营企业，还是在医疗机构里的中药局，都发现在中药饮片调剂岗位上存在两种具有共性的现象：现象之一，个别医师在开具处方时，忽略了详细标注饮片生、熟品种的名称；现象之二，调剂人员手持这类处方，深感茫然与无奈，随之出现了生、熟不辨，随意替代的混乱调剂现象。这种做法的结果，除了会被认为"生熟不分，炮制不明，用药不灵"，还会延误病情，干扰合理有效的治疗，甚至出现毒副作用。由此造成的质量查询、质量投诉时有发生，有的还要承担法律责任。每当听到或看到此类案例，我实有切肤之痛！

为了精准调剂没有标注饮片生、熟品种名称的处方，处理好饮片生、熟品种在处方中的作用与临床应用的关系，实现满意的医疗效果，我在工作实践中，摸索出"综合判定调剂操作法"。具体做法是，首先，向持方人（患者本人或随行人员）收集患者患病的时间、医师诊断、用药情况、医嘱等相关的信息；然后，将上述相关信息运用中医药学理论知识进行梳理，只有这样才能称得上读懂处方。只有明确临证处方的功能与主治、调剂与组方相适应的饮片品种，才能实现精准调剂。临床实践证明，将"综合判定调剂操作法"运用于调剂操作中，有利于领会医师的立方意图，了解遣方用药的特点，满足临床处方用药的需要；有利于贴近患者，让其体会到"精准治疗"或"一剂知，二剂已"的神奇效果。采用此法，密切了调剂人员与医生及患者之间的情感，促进了调剂人员自身专业知识的不断充实，从而提高了调剂工作质量，减少了调剂纠纷的发生，为企业倡导健康、专业、优质服务的经营理念增添内动力。

读懂处方，了解每味饮片的药性和在处方中的作用，是正确选择和应用饮片生、熟品种的前提。我根据调剂岗位的特点，将常用中药饮片生熟品种的形态、药性等相关联的知识进行重新组合，并把其作为从业人员岗位培训的内容。这获得了同行的赞同，他们说这种培训内容和方式，很符合调剂工作实际，有利于从业者业务水平的提高。同时这种培训方法让受益者看得见——拉开药斗，走进库房便可见到饮片实物；听得懂——照药说话，语言形象生动，通俗易懂，又不失中医药学的科学性与规范化；记得牢——运用依药说方，依方讲药，药方互参，目的是使年轻人对其内容要领烂熟于胸；用得上——在审核处方之时，便能准确地判定饮片生、熟品种入药的选择。它为古老而神奇的中药饮片注入了新的生命力，同时也有助于饮片调剂人员业务水平的提高和学习兴趣的激发。

我国从事中药饮片调剂工作的人员众多，能为他们提高业务素质做点事，是我的追求与梦想。随着医改的深入及"健康中国"建设的推进，中药饮片调剂的重要性日益凸显。于是，朋友们鼓励我将平时对员工培训的资料集纳成册，奉献给同行，奉献给社会。著述之念，油然而生。

几十年来，许多药品经营企业与医疗机构中的朋友，为我搭建了执业与学习的平台，让我从中获得了无以言表的快乐。常言道："树高千尺不离根，人获收益莫忘恩。"如今我把对大家的感恩之情，全部凝聚于本书当中。同时，本书还记录了我的恩师——著名老中医胡永盛教授对我的精心栽培，表达了我对中药饮片调剂工作的眷恋，亦体现了我对年轻一代中医药人员的真切关爱。

希望从事中药饮片调剂工作的相关人员，通过阅读本书能获得点滴启发，实现业务水平的提高，为我国中医药事业的继承与发扬添砖加瓦。

由于学识有限，书中纰缪难免，企盼专家与读者朋友匡正为谢。

二〇一八年六月于长春

凡　例

1. 本书收载常用中药饮片生品 120 种、熟品 129 种，共计 229 种。

2. 为了方便阅读，本书目录采取以饮片生品正名首字笔画排序法。

3. 每种饮片生、熟品种之间用横线"——"相隔，以示区别。倘若熟制品有多种名称，则以空格相隔。

4. 每种饮片均按处方用名，饮片性状，性味与归经，功效归类，功能与主治，应用举例，调剂应付，备注等顺序进行内容列述。项目名称均采用黑体字，并置于"【 】"内，以示醒目。

5. 本书收载的饮片性状、功能与主治、应用举例等内容，列述排序执行"先生后熟"原则。

6. 性味与归经项下内容执行《中国药典·一部》。如果生、熟品种在这方面差异不大，则一并列述；如存有差异，则分别列述。

7. 应用举例项内容，根据《中国药典·一部》饮片品种的功能与主治内容，选择与之相适应、具有代表性的方剂，包括名医用方与民间验方（随方附录出处）；收载《中国药典·一部》内包括符合部（局）药品标准，获得"国药准字"的中成药。"一项主治、一首方剂、一种中成药"三"一"相联，相互印证，让读者从多角度获得对饮片功能在方药中作用的理解。

在编写本书过程中，发现以生、熟饮片为原料制成的中成药，必然有相适应的方剂（包括临证组方与验方），但有组成方药者，未必都能制成中成药。这对本书倡导的"三'一'相连，相互印证"的完整性，不能不说是一种缺憾。填补缺憾，留于再版。

8.调剂应付项内有两个内容：一是医师在处方中标注了规范的饮片生、熟品种名称，对于此类处方，药师与调剂人员只能"照方调剂"；二是针对生、熟品种标注不清楚的处方，药师与调剂人员应当采取"综合判定调剂操作法"，调剂相应的饮片品种。调剂应付项中的这两个内容，可在调剂操作中相互参考应用。

9.备注项目内容包括药材的品质特征、饮片贮存与养护、用法用量、调剂方法、配伍关系、炮制科研成果简介等内容。

目　　录

人参 — 红参

为五加科植物人参栽培品的干燥根和根茎。

二画

【处方用名】

人参、生晒参、园参、原参、原皮参、棒槌、白参、大力参、生晒参片、红参片、红参。

【饮片性状】

人参片生品：为圆形或类圆形薄片，表面灰黄色。断面显菊花纹，粉性。体轻，质脆。有特异香气，味微苦、甘。

红参片：为圆形或类圆形薄片，表面红棕色或深红色，质硬而脆，角质样。遇潮易回软，受潮者质较韧。气微香，味甘、微苦。

【性味与归经】

人参：甘、微苦，微温。归脾、肺、心、肾经。

红参：甘、微苦，温。归脾、肺、心、肾经。

【功效归类】

补虚药·补气药。

【功能与主治】

人参：具有大补元气，复脉固脱，补脾益肺，生津养血，安神益智功能。用于体虚欲脱，肢冷脉微，脾虚食少，肺虚喘咳，津伤口渴，内热消渴，气血亏虚，久病虚羸，惊悸失眠，阳痿宫冷。

红参：具有大补元气，复脉固脱，益气摄血功能。用于体虚欲脱、肢冷脉微、气不摄血、崩漏下血。

【应用举例】

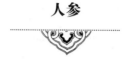

人参

体虚欲脱、肢冷脉微

与炮附子配伍组成参附汤（《校注妇人良方》）。具有回阳，益气，救脱功能。用于元气大亏，阳气暴脱证。症见手足厥逆，冷汗出，呼吸微弱。脉微。

与黄芪、丹参、麦冬、五味子、川芎配伍组成中成药益心复脉颗粒。具有益气养阴，活血复脉功能。用于气阴两虚，瘀血阻脉所致的胸痹证。症见胸痛胸闷，心悸气短。脉结代。

脾虚食少

与白术、茯苓、制甘草配伍组成四君子汤（《太平惠民和剂局方》）。具有益气补中，健脾养胃功能。用于脾胃气虚，运化无力证。症见面色㿠白，四肢无力，语言低微，不思饮食，肠鸣腹泻，呕秽吐逆，或大便溏软。舌质淡，苔薄白，脉虚软无力。

与麸炒白术、茯苓、山药、陈皮、木香、砂仁、制黄芪、当归、炒酸枣仁、制远志配伍组成中成药人参健脾丸。具有健脾益气，和胃止泻功能。用于脾胃虚弱所致的饮食不化，脘闷嘈杂，恶心呕吐，腹痛便溏，不思饮食，体弱倦怠。

肺虚喘咳

与蛤蚧、苦杏仁、甘草、知母、桑白皮、茯苓、贝母配伍组成人参蛤蚧散（《卫生宝鉴》）。具有补肺清热、化痰定喘功能。用于久病体虚，兼有肺热之气喘咳嗽。

与制五味子、罂粟壳、川贝母、炒苦杏仁、麻黄、石膏、玄参、枳实、砂仁、陈皮、甘草配伍组成中成药人参保肺丸。具有益气补肺、止咳定喘功能。用于肺气亏虚，肺失宣降所致的虚痨久嗽，气短喘促。

津伤口渴、内热消渴

与地黄、知母、玉竹、地骨皮、黄连、丹参、肉桂、甘草配伍组成消渴安（《国家级名医验方·修订本·南征教授方》）。具有滋阴清热、益气活血功能。用于2型糖尿病，属气阴两虚夹瘀证。症见口渴多饮，多食易饥，倦怠乏力，五心烦热，便秘溲赤。舌红苔黄或少苔，脉弦数或细数。

与枸杞子、黄芪、葛根、山药、黄精、五味子、熟地黄、地黄、玄参、知母、石膏、天花粉、刺五加、益智、牡蛎、芡实、枳壳、丹参、荔枝核、乌药配伍组成中成药降糖舒胶囊。具有益气养阴，生津止渴功能。用于气阴两虚所致的消渴病。症见口渴，多饮，多食，多尿，消瘦，乏力；2型糖尿病见上述证候者。

气血亏虚、久病虚羸

与制甘草、地黄、桂枝、阿胶、麦冬、麻仁、生姜、大枣配伍组成制甘草汤（《伤寒论》）。具有益气补血，滋阴复脉功能。用于气虚血少证。症见虚羸少气，心悸心慌，虚烦失眠，大便干结。舌淡红少苔，脉结代或虚数。

与土白术、茯苓、制甘草、当归、熟地黄、麸炒白芍、制黄芪、陈皮、制远志、肉桂、酒蒸五味子、生姜、大枣配伍组成中成药人参养荣丸。具有温补气血功能。用于心脾不足，气血两亏，形瘦神疲，食少便溏，病后虚弱。

惊悸失眠

与黄芪、山药、茯苓、茯神、远志、桔梗、木香、甘草、麝香、朱砂配伍组成香妙散（《太平惠民和剂局方》）。具有补气养心，开窍安神功能。用于心气不足，心神不安，惊悸失眠，梦遗失精，或狂妄不宁。

与麸炒白术、制甘草、蜜黄芪、当归、木香、远志、龙眼肉、茯苓、炒酸枣仁配伍组成中成药人参归脾丸。具有益气补血，健脾养心功能。用于心脾两虚，气血不足所致的心悸，怔忡，失眠健忘，食少体倦，面色萎黄，以及脾不统血所致的便血，崩漏，带下。

阳痿宫冷

与鹿角、龟甲、枸杞子配伍组成龟鹿二仙胶（《证治准绳》）。具有温补益精，补气养血功能。用于阴阳两虚，气血不足证。症见全身瘦弱，神疲乏力，遗精阳痿，早泄，腰膝酸软，病后气血虚弱等症。

与海龙、蛤蚧、鹿茸、制淫羊藿、羊鞭、阳起石、肉苁蓉、锁阳、羊外肾、莲须、菟丝子、韭菜子、蛇床子、肉桂、熟地黄、地黄、枸杞子、何首乌、川芎、当归、黄芪、花椒、豆蔻、陈皮、沉香、泽泻、黄芩、甘草配伍组成中成药海龙蛤蚧口服液。具有温肾壮阳，补益精血功能。用于肾阳虚衰所致的腰膝酸软，面色无华，头目眩晕，阳痿，遗精，宫冷不孕。

红参

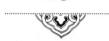

体虚欲脱、肢冷脉微

以本品一味组成独参汤（《伤寒大全》）。具有益气固脱功能。用于元气暴脱之证。症见面色苍白，神志淡漠，肢冷多汗，呼吸微弱。脉微细欲绝。

与五味子、麦冬配伍组成中成药生脉饮。具有益气复脉，养阴生津功能。用于气阴两亏，心悸气短。脉微自汗。

气不摄血、崩漏下血

与白术、茯苓、黄芪、龙眼肉、炒酸枣仁、木香、制甘草、当归、远志配伍组成归脾汤（《正体类要》）。具有益气补血，健脾养心功能。用于心脾气血两虚证。症见心悸怔忡，健忘失眠，盗汗虚热，体倦食少，面色萎黄。舌淡，苔薄白，脉细弱。还可用于脾不统血证。症见便血，皮下紫癜，妇女崩漏，月经超前，量多色淡或淋漓不止者。舌淡，脉细弱。

与熟地黄、当归、白芍、阿胶、白术、鹿茸、鹿角霜、枸杞子、西红花、三七、川芎、茺蔚子、香附、延胡索、黄芩等配伍组成中成药定坤丹。具有滋补气血，调经舒郁功能。用于气血两虚、气滞血瘀所致的月经不调，行经腹痛，崩漏下血，赤白带下，血晕血脱，产后诸虚，骨蒸潮热。

【调剂应付】

1. 处方写人参，园参，生晒参，生晒参片，原参，原皮参，白参，大力参付人参；写红参，红参片付红参。

2. 用于体虚欲脱，肢冷脉微，脾虚食少，肺虚喘咳，津伤口渴，内热消渴，气血亏虚，久病虚羸，惊悸失眠，阳痿宫冷，处方具有大补元气，复脉固脱，补脾益肺，生津养血，安神益智功能付人参；用于体虚欲脱，肢冷脉微，气不摄血，崩漏下血，处方具有大补元气，复脉固脱，益气摄血功能付红参。

3. 在临床应用方面，人参与经蒸制后的红参，在性味与归经、功能与主治方面有共同点，因此两者互用现象延续已久。习惯上认为人参味甘，性微温，功效偏重于补气生津，安神。特别适用于气阴不足，肺虚喘咳，津伤口渴，内热消渴等症，以清补为主；经蒸制的红参味甘而厚，性偏温，益气摄血见长，用于体虚欲脱，肢冷脉微，气不摄血之症，以温补见长。

两者在功能与主治方面，既有共同点，又有区别，各有所长。《本草纲目》引李言闻云："人参生用气凉，熟用气温；味甘补阳，微苦补阴"。也许正是从临床应用角度考虑，《中国药典·一部》将人参和红参分条收载。

【备注】

1. 人参为我国特产珍贵药材之一，主产于吉林、辽宁、黑龙江。由于吉林省抚松县产量最大，品质最好，故又有吉林人参美誉天下之称。由于人工栽培技术的广泛应用，人参栽培品及炮制品，成为当今商品领域的主流。

2. 商品药材人参一般以条粗壮，质结实饱满，无抽沟者为佳。其中生晒参以条粗，体短横，饱满无抽沟，无虫蛀者称上乘；红参以体长，棕红色或黄棕色，皮细而有光泽，无黄皮，无破疤者为上品。

3. 参品由于含有大量的多糖类物质，极易出现受潮、泛油、变色、霉变、虫蛀等变质现象。

4. 人参与红参，虫蛀易发生在主根上部及残茎（芦头）部位。

5. 参品一般贮存于干燥，密封处。贮存温度15℃，最高不得超过28℃，相对湿度65%~70%。商品安全水分人参11%~14%，红参9%~11%。

6. 参品忌与藜芦混藏。不宜与樟脑、冰片、花椒、烟叶、化妆品等芳香类药物同贮，以防串味。不宜使用氯化苦、磷化氢等化学药剂来养护，防止化学药剂残留物引起参品变色、变味。

7. 整支参品入水煎剂宜捣碎，并选另器文火单煎。也可用于浸酒、炖、蒸服用。参片可直接文火另煎，将其煎汁兑入其他药液后服用。也可研末吞服。对于危急重症可煎浓汁分次灌服，也可嚼服或研末吞服。为了避免浪费药材，参品一般不宜与群药同煎。

8.《中国药典·一部》载参品不宜与藜芦、五灵脂配伍同用。

9. 有的中成药药品说明书或著述中提到，服用人参或其制剂时，不宜同时吃萝卜或喝茶，以免影响参品滋补之力的发挥。

10. 人参传统炮制要求去芦是因为认为参芦有涌吐作用。现经成分分析表明，人参根和人参芦有效成分相近，但在人参皂苷、挥发油、无机元素的含量方面，人参芦比人参高。目前的实验研究和临床实践证明，人参芦无催吐作用。在小鼠游泳能力、常压耐缺氧、耐高温、耐低温、自主活动、抗利尿、抗惊厥及急性毒性方面，两者无明显差别。但参芦总皂苷有较强的溶血作用，不能供静脉注射使用，故供制剂使用时，人参宜去芦后应用。

11. 药理研究证实，红参比人参有更强的抗肝毒活性。在对循环系统作用强度，增强网状内皮细胞的吞噬能力，增强动物活动能力，抗利尿作用，增强心脏收缩幅度，增强动物动情期方面，红参的作用均高于人参。而在降压、抗疲劳和促进小鼠体重增长方面，人参强于红参。

12. 整支参品形态。

（1）人参为五加科植物人参栽培品的干燥根和根茎。

主根纺锤形或圆柱形，长 3~15cm，直径 1~2cm。表面灰黄色，上部或全体有疏浅断续粗横纹及明显的纵皱，下部有支根 2~3 条，并着生多数细长的须根，须根上常有不明显的细小疣状突出。根茎（芦头）长 1~4cm，直径 0.3~1.5cm。多拘挛而弯曲，具不定根（艼）和稀疏的凹窝茎痕（芦碗）。质较硬。断面淡黄白色，显粉性，形成层环纹棕黄色，皮部有黄棕色的点状树脂道及放射状裂隙。香气特异，味微苦、甘。

（2）红参为五加科植物人参栽培品，经蒸制后的干燥根和根茎。

主根纺锤形、圆柱形或扁方柱形，长 3~10cm，直径 1~2cm。表面半透明，红棕色，偶有不透明的暗黄褐色斑块，具纵沟、皱纹及细根痕。上部有时具断续的不明显环纹；下部有 2~3 条扭曲交叉的支根，并带弯曲的须根或仅具残迹。根茎（芦头）长 1~2cm，上有数个凹窝状茎痕（芦碗），有的带有 1~2 条完整或折断的不定根（艼）。质硬而脆。断面平坦，角质样。气微香而特异，味甘、微苦。

13. 理化鉴别。于紫外灯下检视，人参断面木质部呈蓝色荧光；红参断面呈蓝紫色荧光。

为黑三棱科植物黑三棱的干燥块茎。

三画

【处方用名】

三棱、三棱片、生三棱、△、山棱、黑三棱、光三棱、炙三棱、制三棱、醋制三棱、醋三棱。

【饮片性状】

三棱生品：为类圆形的薄片。外表皮灰棕色。断面灰白色或黄白色，粗糙，有多数明显的细筋脉点。气微，嚼之微有麻辣感。

醋三棱：形如三棱切片。断面黄色至黄棕色，偶见焦黄斑，微有醋香气。

【性味与归经】

辛、苦，平。归肝、脾经。

【功效归类】

活血化瘀药·破血消癥药。

【功能与主治】

三棱生品：血中气药。具有破血行气，消积止痛功能。用于癥瘕痞块，痛经，瘀血闭经，食积腹痛。

醋三棱：醋制后主入血分。引药入肝，增强了破瘀散结止痛的功能。用于癥瘕痞块，痛经，瘀血闭经，胸痹心痛，食积胀痛。

【应用举例】

三棱生品

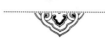

癥瘕痞块

与莪术、丹参、赤芍、延胡索、牡丹皮、桃仁、薏苡仁、大血藤、败酱草配伍组成棱莪消积汤（《妇产科学》）。具有破瘀理气，清化湿热功能。用于盆腔炎，癥瘕。

与莪术、斑蝥、人参、黄芪、刺五加、半枝莲、山茱萸、女贞子、熊胆粉、甘草配伍组成中成药复方斑蝥胶囊。具有破血消瘀，攻毒蚀疮功能。用于原发性肝癌，肺癌，直肠癌，恶性淋巴癌，及妇科恶性肿瘤等。

痛经、瘀血闭经

与莪术、当归、牡丹皮等配伍组成三棱丸（《经验良方》）。用于妇女血滞经闭，腹痛。

与莪术、当归、红花、牡丹皮、煅干漆、牛膝、酒大黄、肉桂、桃仁配伍组成中成药通经甘露丸。具有活血祛瘀，通经止痛功能。用于血瘀阻滞所致的经闭不通，小腹疼痛，或经血量少，少腹疼痛拒按，以及癥瘕积块。

食积胀痛

与莪术、青皮、陈皮、山楂、干姜、槟榔配伍组成黄龙丸（《医学纲目》）。具有化积磨积功能。用于停食，小儿疳积。

与莪术、大黄、炒牵牛子、陈皮、木香、川木香、醋香附、炒莱菔子、炒山楂、槟榔、芜荑、阿魏、白术、当归、炒吴茱萸、姜制厚朴、法半夏、砂仁、姜制草果、甘草配伍组成中成药加味烂积丸。具有消积化滞功能。用于饮食积聚，胸满痞闷，腹胀坚结，消化不良。

醋三棱

癥瘕痞块

与醋莪术、香附、醋制鳖甲、陈皮、阿魏配伍组成阿魏丸（《寿世保元》）。具有疏肝散结，消癥功能。用于久疟，腹中痞块。

与大黄、木香、炒牵牛子、麸炒枳实、苍术、五灵脂、陈皮、黄芩、山楂、香附、当归、槟榔、莪术、醋制鳖甲配伍组成中成药调经至宝丸。具有破瘀散结，调经止痛功能。用于妇女血瘀积聚，月经闭止，经期紊乱，行经腹痛。

痛经、瘀血闭经

与醋莪术、牡丹皮、肉桂、延胡索、牛膝、当归尾、赤芍配伍组成牡丹皮散（《成方切用》）。具有活血，消癥，祛瘀止痛功能。用于妇女腹中包块，经闭，痛经等证候。

与醋莪术、制巴豆、干漆炭、醋香附、红花、醋制大黄、沉香、木香、郁金、黄芩、艾叶炭、醋鳖甲、醋制硇砂、醋制穿山甲配伍组成中成药妇科通经丸。具有破瘀通经，软坚散结功能。用于气血瘀滞所致的闭经，痛经，癥瘕证。症见经水日久不行，小腹疼痛，拒按，腹有癥块，胸闷，喜叹息。

胸痹心痛

与醋莪术、丹参、川芎、三七、葛根、制甘草等临证配伍组方。具有活血化瘀，缓急止痛，增加冠脉血流量功能。用于冠心病心绞痛。

与醋莪术、当归、沉香、茯苓、木香、醋制香附、姜黄、蒲黄、佛手、五灵脂、陈皮、炒枳实、醋炒青皮、炒枳壳、炒麦芽、香橼、丹参配伍组成中成药理气舒心片。具有疏肝郁、行气滞、祛胸痹功能。用于气滞血瘀所致的冠心病心绞痛，心律不齐，气短腹胀，胸闷心悸。

食积胀痛

与莪术、芫花配伍组成小三棱煎丸（《圣济总录》）。具有破血行气，消积止痛功能。用于宿食不消，心腹胀满，吐逆吞酸。

与醋莪术、醋香附、陈皮、山楂、炒麦芽、醋制五灵脂、清半夏、砂仁、炒莱菔子、醋青皮配伍组成中成药山楂内消丸。具有开胃化滞，破气消食功能。用于倒饱吞酸，胸满气胀，胃脘疼痛，痞块，大便燥结。

【调剂应付】

1. 处方写三棱，生三棱付三棱生品；写制三棱，醋制三棱付醋三棱。

2. 用于癥瘕痞块，痛经，瘀血闭经，食积胀痛，处方具有破血行气，消积止痛功能付三棱生品；用于癥瘕痞块，痛经，瘀血经闭，胸痹心痛，食积胀痛，醋制后主入血分，引药入肝，增强了破瘀散结止痛功能付醋三棱。

3. 三棱与莪术历来为医师临床惯用的相须对药，故处方中常出现"并开药"。如"三莪"，即三棱与莪术；"棱文"即三棱与文术（文术为莪术的别名）等。三莪 15g，即三棱与莪术共计 15g；三莪各 15g，即三棱 15g、莪术 15g。药师在审方时，要向调剂人员予必要的提示，以增加调剂经验。

4. 三棱与莪术均为破血行气，消积止痛之品，故凡气血阻滞有形坚积之证，两者常同行相配应用。但三棱苦平不香，入肝脾血分，能破血中之气，长于破血通经；而莪术苦辛温香，入肝脾血分，能破气中之血，偏于破气消积。两药在功能上虽有区别，但因气血是相互联系的，治血必先行气，气行则血自行，所以瘀血经闭，腹中包块，肝脾大及食积腹痛等证，两药同用疗效更佳。但因两药具有攻坚消积之力，若用之不当，易伤正气，故对虚中夹实之证，或体质虚弱者，应与健脾补气药同用。

【备注】

1. 商品药材三棱不分等级，均为统装货。以个匀，体重，质坚实，色黄白，去净外皮者为佳。

2. 贮存于通风，干燥处。平时做好养护工作，防止霉变、虫蛀与鼠咬。

3. 不宜与芒硝及玄明粉配伍同用。

4. 三棱为血中气药，破血行气之力较强，因而具有破血散瘀，止痛的功效。经醋制后，寒性和辛散之性均有缓和，且微具酸味。主入血分，增强破瘀散结，止痛作用。三棱现今都以醋制品入水煎剂，或成为生产中成药的原料药之一。

5. 三棱含有三萜，黄酮，挥发油等成分，其中总黄酮为三棱活血化瘀的有效活性部位，具有显著的镇痛作用。皂苷类成分能有效地抑制血小板聚集，并具有降血脂，降血清胆固醇的作用。故三棱活血化瘀作用较强。此外，三棱富含生物碱苷类成分，其中铝络合生物碱苷类成分的含量最高，是三棱中和胃酸，治疗食积的主要药效物质基础。三棱中的铝络合生物碱极不稳定，在加热的条件下，可以与乙酸反应生成氧化铝沉淀及多糖。

6. 三棱醋制后总黄酮含量增加了 40%，这可能与酸性条件下炮制后，三棱中黄酮类成分由苷分解为苷元有较大关系。三棱醋制后总生物碱溶出增加，有效 Al^{3+} 量增加，三棱醋制后 β-谷甾醇含量增加。三棱经炮制后，其挥发油含量均有不同程度降低，正十六烷酸等 4 个组分明显下降。三棱醋制后，总皂苷含量高于生品。

黄酮和皂苷含量的增加，表现为镇痛和抑制血小板凝聚作用强于生品。这与三棱传统炮制理论认为，醋制后增强散瘀止痛作用相吻合。故三棱醋制后破瘀散结，止痛的功效有所增强。

大黄

酒大黄　熟大黄
大黄炭

为蓼科植物掌叶大黄、唐古特大黄或药用大黄的干燥根及根茎。

【处方用名】

大黄、生大黄、大王、生军、川大黄、将军、川军、锦纹大黄、西锦纹、黄良、酒军、酒大黄、酒洗大黄、制军、熟军、熟大黄、黑大黄、大黄炭。

【饮片性状】

大黄生品：为类圆柱形，圆锥形，卵圆形或不规则厚片或块状。除尽外皮者表面为黄棕色至红棕色，有的可见类白色网状纹理及星点（异型维管束，习惯称谓"锦文"）散在，残留的外皮棕褐色，多具绳孔及粗皱纹。质坚实，有的中心稍松软。淡红棕色或黄棕色，显颗粒性。根茎髓部宽广，有星点环列或散在。根木部发达，具放射状纹理，形成层环明显，无星点。气清香，味苦而微涩，嚼之粘牙，有沙粒感。

酒大黄：形如大黄切片。表面深棕色或棕褐色，偶有焦斑，折断为浅棕色，质坚实。略有酒香气。

熟大黄：形如大黄切片。质坚实，内外均为黑色，略有清香气，味微苦。

大黄炭：表面焦黑色，内部焦褐色。质轻而脆，有焦香气，味苦涩。

【性味与归经】

苦，寒。归脾、胃、大肠、肝、心包经。

【功效归类】

泻下药·攻下药。

【功能与主治】

大黄生品：因具有泻下作用的蒽醌等有效成分含量最高，苦寒沉降，气味重浊，走而不守，直达下焦，泻下作用峻烈。具有泻下攻积，清热泻火，凉血解毒，利湿退黄功能。用于实热积滞便秘，痈肿疔疮，肠痈腹痛，跌打损伤，湿热痢疾，黄疸尿赤，淋证，水肿；外治烧烫伤。

酒大黄：缓和生品苦寒泻下作用，借酒升提之性引药上升，善清上焦血分热毒。用于目赤咽肿，齿龈肿痛。

熟大黄：所含大黄酸显著减少，番泻苷仅余微量。泻下作用缓和，并能泻火解毒。增强活血祛瘀通经之功能。用于火毒疮疡，以及瘀血内停所致的瘀血经闭，产后瘀阻。

大黄炭：具有凉血化瘀止血功能。用于血热有瘀出血症。

【应用举例】

大黄生品

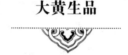

实热积滞便秘

与厚朴、枳实、芒硝配伍组成大承气汤（《伤寒论》）。具有峻下热结功能。用于阳明腑实证。症见大便不通，矢气频转，脘腹痞满，腹痛拒按，按之且硬，甚者潮热谵语，手足出汗。舌苔焦黄起刺，或焦黑燥裂，脉沉实。

与木通、槟榔、黄芩、胆南星、羌活、滑石粉、白芷、炒牵牛子、芒硝配伍组成中成药大黄清胃丸。具有清热通便功能。用于胃火炽盛所致的口燥舌干，头痛目眩，大便燥结。

痈肿疔疮

与栀子、白芍、木香、槟榔、连翘、薄荷、甘草、黄芩、黄连、桔梗、当归配伍组成内疏黄连汤（《外科正宗》）。具有清热凉血，解毒功能。用于痈疽阳毒在里证。症见局部肿硬疼痛，皮肤发红，根脚深大，火热发狂，烦躁呕秽，口干渴欲冷饮，二便秘结。舌红苔黄，脉数有力，或滑数有力。

与金银花、连翘、桔梗、地黄、栀子、黄柏、黄芩、赤芍、当归、川芎、白芷、白蔹、木鳖子、蓖麻子、玄参、苍术、蜈蚣、樟脑、穿山甲、没药、儿茶、乳香、红粉、血竭、轻粉配伍组成中成药拔毒膏。具有清热解毒，活血消肿功能。用于热毒瘀滞肌肤所致的疮疡证。症见肌肤红肿热痛，或已成脓。

肠痈腹痛

与牡丹皮、桃仁、冬瓜仁、芒硝配伍组成大黄牡丹汤（《金匮要略》）。具有泻热破瘀，散结消肿功能。用于肠痈初起证。症见右少腹疼痛拒按，甚则局部有痞块，小便自调，时时发热，自汗出，复恶寒，或右足屈而不伸。脉滑数。

与金银花、大青叶、败酱草、蒲公英、大血藤、川楝子、木香、冬瓜子、桃仁、赤芍、黄芩配伍组成中成药阑尾消炎片。具有清热解毒，散瘀消肿功能。用于急、慢性阑尾炎。

跌打损伤

与羌活、独活、连翘、桔梗、枳壳、赤芍、当归、栀子、黄芩、甘草、川芎、桃仁、红花、苏木、地黄配伍组成清上瘀血汤（《医宗金鉴》）。具有活血祛瘀，清热散结功能。用于胸背部受撞打跌扑，内血瘀聚，肿痛伛偻难仰者。

与红花、当归、血竭、三七、烫骨碎补、续断、炒乳香、炒没药、儿茶、冰片、土鳖虫配伍组成中成药跌打活血散。具有舒筋活血，散瘀止痛功能。用于跌打损伤，瘀血疼痛，闪腰岔气。

湿热痢疾

与芍药、当归、黄连、槟榔、木香、制甘草、黄芩、官桂配伍组成芍药汤（《医学六书》）。具有清热解毒，调气和血功能。用于湿热痢疾证。症见腹痛便脓血，赤白相兼，里急后重，肛门灼热，小便短赤。苔腻微黄。

与木香、沉香、麸炒枳壳、檀香、姜制厚朴、人工麝香、巴豆霜、大枣、川芎配伍组成中成药胃肠安丸。具有芳香化浊，理气止痛，健脾导滞功能。用于湿浊中阻，食滞不化所致的腹泻，纳差，恶心，呕吐，腹胀，腹痛；消化不良，肠炎，痢疾见上述证候者。

黄疸尿赤

与茵陈、栀子配伍组成茵陈蒿汤（《伤寒论》）。具有清热利湿功能。用于湿热黄疸证。症见一身面目俱黄，黄色鲜明如橘子色，腹微满，口中渴，但头汗出，小便不利。舌苔黄腻，脉沉实或滑数等。现代临床认为，本方是治疗急性传染性黄疸型肝炎的有效方剂。

与大青叶、金银花、羌活、拳参配伍组成中成药复方大青叶合剂。具有疏风清热，解毒消肿，凉血利胆功能。用于外感风热或瘟毒所致的发热头痛，咽喉红肿，耳下肿痛，胁痛黄疸；流感、腮腺炎、急性病毒性肝炎见上述证候者。

淋证

与木通、瞿麦、车前子、萹蓄、滑石、制甘草、栀子配伍组成八正散（《太平惠民和剂局方》）。具有清热泻火，利水通淋功能。用于湿热下注，发为热淋证。症见尿频涩痛，淋沥不畅，甚或癃闭不通，小腹胀满，口燥咽干。舌红苔黄，脉数实。

与木通、盐车前子、黄芩、茯苓、猪苓、黄柏、瞿麦、知母、萹蓄、泽泻、栀子、甘草、滑石配伍组成中成药分清五淋丸。具有清热泻火，利尿通淋功能。用于湿热下注所致的淋证。症见小便黄赤，尿频尿急，尿道灼热涩痛。

水肿

与防己、椒目、葶苈子配伍组成己椒苈黄丸（《金匮要略》）。具有泻热通便，利水涤饮功能。用于水饮内结证。症见水肿腹胀，口舌干燥，二便不利。舌苔黄腻，脉沉而数。

与人参、黄芪、附子、党参、茯苓、肉桂、香加皮、木香、白术、葶苈子配伍组成中成药肾炎温阳片。具有温肾健脾，化气行水功能。用于慢性肾炎。症见脾肾阳虚，全身浮肿，面色苍白，脘腹胀满，纳少便溏，神倦尿少。

烧烫伤

与黄柏、寒水石、地榆炭配伍组成烧伤方（《方药传心录》）。诸药为末撒于患处。具有清热凉血，收敛生肌功能。用于烧烫伤。

与当归、地榆、黄柏、黄芩、罂粟壳、五倍子、槐米、忍冬藤、侧柏叶、白芷、栀子、苦参、紫草、血余炭、红花、冰片、穿山甲、麻油、蜂蜡配伍组成中成药烧伤止痛药膏。具有清热解毒，消肿止痛功能。用于热毒灼肤所致的 1、2 度烧烫伤。

酒大黄

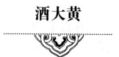

目赤咽肿

与当归、龙胆、栀子、黄连、黄柏、黄芩、芦荟、青黛、木香、麝香配伍组成当归芦荟丸（《医学六书》）。具有清热泻肝，攻下行滞功能。用于肝胆实火证。症见头痛面赤，目赤目肿，胸胁胀痛，便秘尿赤，形体壮实。脉弦有力。

与龙胆、盐泽泻、地黄、当归、栀子、菊花、盐车前子、决明子、柴胡、防风、黄芩、木贼、黄连、薄荷脑、冰片、熊胆粉配伍组成中成药龙泽熊胆胶囊。具有清热散风，止痛退翳功能。用于风热或肝经湿热引起的目赤肿痛，羞明多泪。

齿龈肿痛

与黄连、黄芩配伍组成泻心汤（《金匮要略》）。具有泻火解毒，燥湿泻热功能。用于心胃火邪内炽证。症见发热烦躁，面红目赤，口舌生疮，齿龈肿痛，便秘，尿赤，甚则昏狂谵语，或湿热发黄，或吐血、衄血，或痈肿疮毒。

与人工牛黄、雄黄、石膏、黄芩、桔梗、冰片、甘草配伍组成中成药牛黄解毒丸。具有清热解毒功能。用于火热内盛，咽喉肿痛，牙龈肿痛，口舌生疮，目赤肿痛。

熟大黄

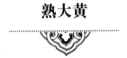

火毒疮疡

与黄柏、姜黄、白芷、南星、陈皮、苍术、厚朴、甘草、天花粉配伍组成如意金黄散（《外科正宗》）。具有清热解毒，消肿止痛功能。用于一切痈疡疮疖初起，红肿热痛属阳证热者。症见局部红肿热痛，根盘收缩，顶白根赤，或见发热。舌红苔黄腻，脉滑数。

与冰片、赤芍、甘草、黄连、没药、牛黄、乳香、天花粉、雄黄、浙贝母配伍组成中成药儿童化毒散。具有清热化毒，活血消肿功能。用于小儿蕴积火毒引起的头痛身烧，痈疖疔疮，丹毒疱疹，疹后余毒。

瘀血经闭

与桃仁、桂枝、制甘草、芒硝配伍组成桃核承气汤（《伤寒论》）。具有破血下瘀功能。用于下焦蓄血症。症见少腹急结，其人如狂，小便自利，甚或谵语烦渴，至夜发热，以及瘀血经闭，痛经。脉沉实或涩。

与炒土鳖虫、制水蛭、炒虻虫、炒蛴螬、煅干漆、桃仁、炒苦杏仁、黄芩、地黄、白芍、甘草配伍组成中成药大黄䗪虫丸。具有活血破瘀，通经消癥功能。用于瘀血内停所致的癥瘕，闭经。症见腹部肿块，肌肤甲错，面色黧黑，潮热羸瘦，经闭不行。

产后瘀阻

与桃仁、䗪虫配伍组成下瘀血汤（《金匮要略》）。具有破血下瘀功能。用于产妇腹痛，因干血内结，著于脐下者；亦治血瘀而致经水不利之证。

与藏木香、小叶莲、干姜、沙棘膏、诃子肉、制蛇肉、方海、制北寒水石、硇砂、制碱花配伍组成中成药十一味能消丸。具有化瘀行血，通经催产功能。用于经闭，月经不调，难产，胎盘不下，产后瘀血腹痛。

大黄炭

血热有瘀出血症

与大蓟、小蓟、荷叶、侧柏叶、白茅根、茜草根、栀子、牡丹皮、棕榈配伍组成十灰散（《十药神书》）。具有凉血止血功能。用于血热妄行所致的呕血，咯血等。

与当归、地榆、槐花配伍组成中成药四红丹。具有清热止血功能。用于吐血，衄血，便血，妇女崩漏下血。

【调剂应付】

1. 处方写大黄，生大黄付大黄生品；写酒大黄付酒大黄；写熟大黄付熟大黄；写大黄炭付大黄炭。

2. 用于实热积滞便秘，痈肿疔疮，肠痈腹痛，跌打损伤，湿热痢疾，黄疸尿赤，淋证，水肿；外治烧烫伤，处方具有泻下攻积，清热泻火，凉血解毒，利湿退黄功能付大黄生品；用于目赤咽肿，齿龈肿痛，处方具有善清上焦血分热毒功能付酒大黄；用于火毒疮疡，瘀血经闭，产后瘀阻，处方具有泻火解毒，增强活血祛瘀通经功能付熟大黄；用于血热有瘀出血症，处方具有凉血化瘀止血功能付大黄炭。

【备注】

1. 商品药材大黄以外表黄棕色、锦纹及星点明显，体重，质坚实，气清香，味苦而微涩，嚼之粘牙，有沙粒感者为佳。

2. 大黄多含淀粉，糖，脂肪，蛋白质等成分。贮存养护不当，易发生虫蛀和霉变。由于大黄含鞣质较多，长期与空气接触后，氧化成红色。若过受日光照射，这些不稳定因素，也容易褪色变浅变白，大黄由黄色迅速变成红棕色，对药品质量有直接影响。

3. 大黄的生熟各种品种，应分斗单独贮存。不得混斗，串斗。

4. 大黄鉴于所含的药理成分特性，炮制方法和用药目的不同，形成了大黄特有的不同煎法。

（1）沸水浸渍法：因其药性苦寒，厚重沉降，入煎剂易直趋肠胃而成下泄之势。因此，通过沸水浸泡取其气之轻扬，使其利于清无形之热，而不泻有形之邪，如大黄黄连泻心汤和附子泻心汤。

（2）与群药同煎法：一般多用于非急下证，因为大黄久煎则泻下力缓。正如柯琴强调大黄"生者气锐而先行，熟者气钝而和缓"（《伤寒来苏集·伤寒论注》），如大黄牡丹汤和大黄附子汤。

（3）后下法：凡取其峻下热结者，多予以后下。如大黄承气汤后下就取其峻下之功，涤荡积滞，泻热通便。后下法在群药煎得前10分钟入煎即可。

5. 大黄的主要化学成分为蒽醌苷类，苯丁酮类以及鞣质类，其中番泻苷以及蒽醌苷为泻下的主要有效成分。经炮制后，蒽醌苷转化为蒽醌苷元，其泻下成分明显减少。酒蒸熟大黄后总蒽醌的减少超过25%，其中结合型蒽醌减少50%；酒炒后总蒽醌减少10%，其中结合型蒽醌减少25%；炒炭后大黄的蒽醌类成分被大量破坏，结合型蒽醌仅为生品的10%，游离型蒽醌大黄酚、大黄素甲醚、鞣质的含量增加。

大黄酒蒸后，其结合蒽醌的含量下降，游离型蒽醌增加，鞣质类成分也有增加，缓和了生大黄苦寒峻下的副作用，增强了活血化瘀作用，故临床上常用于治疗产后腹痛，瘀血内停，凝积，月经停闭，脘腹痞满，尤其是年老体弱或久病患者。熟大黄与炒大黄的结合型蒽醌和游离性蒽醌比例有差异，故活血止血作用强度也不同。酒大黄活血化瘀的有效部位为50%乙醇提取物，主要成分为大黄酸、大黄素和大黄酚。其活血化瘀作用，可能是与血管内皮细胞内皮素 ET 与 NO 的比例、血管性血友病因子、前列环素的分泌有关。

综上所述，通过蒽醌苷成分的变化和药理作用，证明了大黄"入泻下药生用，活血止血蒸熟或炒炭用"理论的合理性。

小茴香——盐小茴香

为伞形科植物茴香的干燥成熟果实。

【处方用名】

小茴香、小茴、小茴香籽、小茴香子、蘹香、怀香、川谷香、西小茴、谷香、炒茴香、盐小茴、盐炒小茴香、盐小茴香。

【饮片性状】

小茴香生品：双悬果，为圆柱形，有的稍弯曲。表面黄绿色或淡黄色，两端略尖，顶端残留有黄棕色突起的柱基，基部有细小的果梗。分果为长椭圆形，背部有纵棱5条，接合面平坦而较宽。横切面略为五角形，背面的四边约等长。有特异香气，味微甜、辛。

盐小茴香：形如小茴香。表面微鼓起，色泽加深，偶有焦斑，味微咸。

【性味与归经】

辛，温。归肝、肾、脾、胃经。

【功效归类】

温里药。

【功能与主治】

小茴香生品：辛散理气作用较强。具有散寒止痛，理气和胃功能。用于小腹冷痛，脘腹胀痛，食少吐泻。

盐小茴香：辛散作用稍缓，专行下焦。具有暖肾散寒，止痛功能。用于寒疝腹痛，睾丸偏坠，经寒腹痛。

【应用举例】

小茴香生品

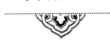

少腹冷痛

与川楝子、陈皮、甘草配伍组成茴香汤（《太平惠民和剂局方》）。具有温中益气功能。用于下元虚冷，脐腹胀满，绞刺疼痛，不思饮食及一切冷气。

与乌药、八角茴香、白芷、母丁香、香附、人工麝香、乳香、没药、当归、沉香、木香、肉桂配伍组成中成药暖脐膏。具有温里散寒，行气止痛功能。用于寒凝气滞，少腹冷痛，脘腹痞满，大便溏泻。

脘腹胀痛

与枳壳配伍组成茴香枳壳丸（《御药院方》）。具有行气止痛功能。用于肝郁气滞，胁腹胀痛。

与肉桂、高良姜、砂仁、延胡索、白芍、牡蛎、制甘草配伍组成中成药仲景胃灵丸。具有温中散寒，健脾止痛功能。用于脾胃虚弱，食欲不振，寒凝胃痛，脘腹胀满，呕吐酸水或清水。

食少吐泻

与人参、白术、干姜、甘草配伍组成茴香理中丸（《普济方》）。具有温暖脾胃，除湿止呕功能。用于脘腹冷痛，食少吐泻。

与乌药、八角茴香、白芷、母丁香、木香、香附、沉香、乳香、没药、当归、肉桂配伍组成中成药十香暖脐膏。具有温中散寒，活血止痛功能。用于寒凝血瘀所致的腹痛。症见脘腹冷痛，腹胀腹泻，食欲减少，喜热喜按，亦可用于妇女宫寒带下。

盐小茴香

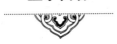

寒疝腹痛、睾丸偏坠

与乌药、木香、青皮、炒高良姜、槟榔、川楝子、巴豆配伍组成天台乌药散（《医学发明》）。具有行气疏肝，散寒止痛功能。用于寒凝气滞所致的小肠疝气证。症见少腹痛引睾丸。舌淡苔白，脉沉迟或弦。

与八角茴香、盐橘核、荔枝核、盐补骨脂、肉桂、醋延胡索、醋莪术、川楝子、木香、醋香附、醋青皮、昆布、槟榔、制乳香、桃仁、制穿山甲配伍组成中成药茴香橘核丸。具有散寒行气，消肿止痛功能。用于寒凝气滞所致的寒疝。症见睾丸坠胀疼痛。

经寒腹痛

与干姜、延胡索、没药、当归、川芎、官桂、赤芍、蒲黄、五灵脂配伍组成少腹逐瘀汤（《医林改错》）。具有活血祛瘀，温经止痛功能。用于少腹瘀血积块疼痛或不痛，或痛而无积块，或少腹胀痛，或经期腰酸少腹胀，或月经不调，其色或紫或黑，或有瘀块，或崩中漏兼少腹疼痛等症。

与三七、五灵脂、延胡索、川芎、蒲黄、木香、冰片配伍组成中成药田七痛经胶囊。具有通调气血，止痛调经功能。用于经期腹痛，及因寒所致的月经不调。

【调剂应付】

1.处方写生小茴香付小茴香生品；写小茴香，炒小茴香，盐炒小茴香付盐小茴香。

2.用于少腹冷痛，脘腹胀痛，食少吐泻，处方具有散寒止痛，理气和胃功能付小茴香生品；用于寒疝腹痛，睾丸偏坠，经寒腹痛，处方具有温肾散寒，止痛功能付盐小茴香。

【备注】

1.商品药材小茴香，按产地分为西小茴和川谷茴。西小茴主产于山西、内蒙古及西北地区。其粒较长，色黄绿，香气浓烈；川谷茴主产四川，其粒较圆，色灰棕色。小茴香以籽粒饱满，色黄绿，无柄梗，香气浓者为佳。

2.小茴香属气味易散失品种。易发生霉变，易虫蛀。因此，宜贮存于干燥、密闭环境中，并做到经常检查养护。

3.小茴香为食药同源之品，生品可作烹饪调料应用，是烧鱼炖肉制作卤制食品时的必用之品。因其能起到除肉中臭气，有回味添香的功效，故曰"茴香"。

4.研究者对小茴香生品、生碎品、微炒品、焙制品、盐炒品、盐浸品、酒炒品、酒浸炒黄品、麸炒品等炮制品进行研究。水溶性成分测定结果表明：小茴香生碎品、盐炒品、盐浸品含量较高；生碎品和不同炮制品与生品比较，均有显著性差异。小茴香经炮制后，挥发油总量有明显减少，而挥发油中的成分基本未变，各组分的相对含量变化不大，但有差别。

5.有的实验结果表明，盐小茴香比生小茴香挥发油总量减少了1.67%~8.03%。小茴香炮制后挥发油的比重、折光率、比旋度等物理常数也发生了改变。组织微观结构观察表明，炮制对小茴香油管有破坏作用，可使分泌细胞破裂，油滴从油管之中扩散至周围薄壁组织中，在炮制过程中因受热易挥发掉。因此，炮制品的挥发油明显低于生品。

山药
麸炒山药

为薯蓣科植物薯蓣的干燥根茎。

【处方用名】

山药、山药片、生山药、薯蓣、薯药、山芋、白苕、怀山药、怀山、淮山药、淮山、光山药、毛山药、野白薯片、炒山药、麸炒山药。

【饮片性状】

山药生品：为类圆形厚片。表面类白色或淡黄白色，质脆，易折断，断面平坦类白色，富粉性。气微，味淡微酸，嚼之发黏。

麸炒山药：形如山药切片。表面黄白色或微黄色，偶有焦斑，略有焦香气。

【性味与归经】

甘，平。归脾、肺、肾经。

【功效归类】

补虚药·补气药。

【功能与主治】

山药生品：具有补肾涩精，生津益肺功能。用于肾虚遗精，肺虚咳喘，阴虚消渴，尿频。

麸炒山药：具有补脾健胃功能。用于脾虚食少，泄泻便溏，白带过多。

【应用举例】

山药生品

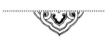

肾虚遗精

与熟地黄、山茱萸、泽泻、茯苓、牡丹皮配伍组成地黄丸（《小儿药证直诀》）。本方是钱仲阳从《金匮要略》中肾气丸减桂、附而成。原方主治小儿"五软"（即发育不良）证。由于本方具有滋阴补肾功能。现今广泛用于肾阳不足引起的各种症候。症见腰膝酸软，头晕目眩，耳鸣耳聋，盗汗遗精，消渴，骨蒸潮热，手足心热，牙齿动摇，小便淋沥。舌红少苔，脉沉细数。

与熟地黄、龟板胶、鹿角胶、枸杞子、菟丝子、山茱萸、牛膝配伍组成中成药左归丸。具有滋肾补阴功能。用于真阴不足证。症见腰膝酸软，盗汗遗精，神疲口燥。

肺虚喘咳

天冬、麦冬、地黄、熟地黄、百部、沙参、川贝母、阿胶、茯苓、獭肝、三七、白菊花、桑叶配伍组成月华丸（《医学心悟》）。具有滋阴润肺，镇咳止血功能。用于肺肾阴虚，久咳或痰中带血，或痨瘵久嗽。现用于肺结核，潮热，五心烦热，形瘦懒言，干咳无痰或痰血，口燥咽干，胸闷纳减，小溲短少，大便干结。舌红少津者。

与熟地黄、制附子、牡丹皮、牛膝、盐补骨脂、砂仁、车前子、茯苓、盐益智、肉桂、泽泻、金樱子肉配伍组成中成药固肾定喘丸。具有温肾纳气，健脾化痰功能。用于肺脾气虚，肾不纳气所致的咳嗽，气喘，动则尤甚，慢性支气管炎，肺气肿，支气管哮喘见上述症状者。

阴虚消渴

与黄芪、知母、鸡内金、葛根、五味子、天花粉配伍组成玉液汤（《医学衷中参西录》）。具有益气生津，润燥止咳功能。用于消渴病。症见气不布津，肾虚胃燥，口渴引饮，小便频数量多，或小便混浊，困倦气短。脉虚无力。

与天花粉、黄芪、红参、地黄、葛根、枸杞子、知母、天冬、茯苓、山茱萸、炒鸡内金、五味子配伍组成中成药糖尿乐胶囊。具有益气养阴，生津止渴功能。用于气阴两虚所致的消渴病。症见多食，多饮，多尿，消瘦，四肢无力。

尿频

与熟地黄、山茱萸、泽泻、茯苓、牡丹皮、桂枝、炮附子配伍组成肾气丸（《金匮要略》）。具有温补肾阳功能。用于肾阳不足证。症见腰痛脚软，身半以下常有冷感，少腹拘急，小便不利，或小便反多，入夜尤甚，阳痿早泄。舌淡而胖，脉虚弱，尺部沉缓。

与熟地黄、炮附子、肉桂、酒萸肉、菟丝子、鹿角胶、枸杞子、当归、盐杜仲配伍组成中成药右归丸。具有温补肾阳，填精止遗功能。用于肾阳不足，命门火衰，腰膝酸冷，精神不振，祛寒畏冷，阳痿遗精，大便溏薄，尿频而清。

麸炒山药

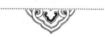

脾虚食少，泄泻便溏

与炒白术、木香、酒炒黄连、甘草、茯苓、人参、炒六神曲、陈皮、砂仁、炒麦芽、山楂、煨肉豆蔻配伍组成健脾丸（《证治准绳》）。具有健脾消食功能。用于脾胃虚弱，食积内停证。症见食少难消，脘腹痞胀，大便溏薄。舌苔腻微黄，脉虚弱。

与白术、莲子、北沙参、炒薏苡仁、茯苓、盐制砂仁、炒扁豆、甘草、陈皮配伍组成中成药参苓健脾胃颗粒。具有补脾益胃，利中止泻功能。用于脾胃虚弱，气阴不足所致的饮食不消，或泻或吐，形瘦色萎，不欲饮食，神疲乏力。

白带过多

与土炒白术、人参、酒炒白芍、酒炒车前子、制苍术、甘草、陈皮、荆芥穗炭、柴胡配伍组成完带汤（《傅青主女科》）。具有补中健脾，化湿止带功能。用于白带证。症见带下色白或淡黄，清稀无臭，面色㿠白，倦怠便溏。舌淡苔白，脉缓或濡弱。

与炒白术、苍术、陈皮、荆芥、党参、甘草、柴胡、炒车前子、炒白芍配伍组成中成药妇科白带片。具有健脾疏肝，除湿止带功能。用于脾虚湿盛，白带连绵，腰腿酸痛。

【调剂应付】

1. 处方写生山药，山药付山药生品；写炒山药，麸炒山药付麸炒山药。

2. 用于肾虚遗精，肺虚咳喘，阴虚消渴，尿频，处方具有补肾涩精，生津益肺功能付山药生品；用于脾虚食少，泄泻便溏，白带过多，处方具有补脾健胃功能付麸炒山药。

【备注】

1. 商品药材山药由于加工方法不同，有光山药与毛山药之分，两者除销售及医师用药习惯略有差异外，在质量上无甚出入，均可同等入药。山药以质坚实，粉性足，颜色洁白者为佳。

2. 传统认为山药以产于河南怀庆府，相当于现今河南修武、武涉以西，黄河以北的新乡地区为佳，名怀山药，乃道地药材。而产于淮河流域者称淮山药，非道地药材。

3. 山药富含淀粉，糖，脂肪，蛋白质，黏液质。宜贮存于通风，干燥，避光处。否则极易虫蛀和霉变。贮存环境温度过高，可使之变色，色泽由浅变深；湿度大易吸湿发霉，若表面失去光泽，似有白粉状物，即是开始萌霉的象征。同时要严防鼠咬。因此，加强养护工作，对确保药品质量是至关重要的。

山药易虫蛀，牡丹皮易变色，若两者交互层层存放或贮存在一起，可起到防虫保色的目的。方法简单，极有效果。

4. 研究者通过对山药生品、清炒、土炒、和麸炒4种山药炮制品中，薯蓣皂苷元和水溶性浸出物含量的测定，说明山药炮制后，其主要有效成分薯蓣皂苷元的含量有较大差异。土炒品和清炒品比生品的薯蓣皂苷元含量高约近3倍，麸炒品比生品的薯蓣皂苷含量约高出2倍。水溶性浸出物4种炮制品之间含量相差不大，生品略高，麸炒品低。根据实验结果，从临床疗效角度分析，山药以炮制品用于临床为好。可见山药的传统炮制方法，是具有一定科学道理的。

山楂

炒山楂 焦山楂

为蔷薇科植物山里红或山楂的干燥成熟果实。

【**处方用名**】

山楂、生山楂、山楂片、山楂肉、大山楂、山里红、北山楂、酸楂、酸渣片、棠株子、山楂饼、野山楂、南山楂、炒山楂、焦山楂。

【**饮片性状**】

山楂生品：为圆片形，皱缩不平。外皮红色具皱纹，有灰白色小斑点。果肉深黄色至浅棕色。中部横切片具5粒浅黄色果核，但核多脱落而中空。有的片上可见短而细的果梗或花萼残基。气微清香，味酸、微甜。

炒山楂：形如山楂切片。果肉黄褐色，偶有焦斑。气清香，味酸、微甜。

焦山楂：形如山楂切片。表面焦褐色，内部黄褐色。有焦香气。

【**性味与归经**】

酸、甘，微温。归脾、胃、肝经。

【**功效归类**】

消食药。

【**功能与主治**】

山楂生品：味酸、甘。具有活血化瘀，化浊降脂，消食健胃功能。用于瘀血闭经，产后瘀阻，心腹刺痛，胸痹心痛，疝气疼痛，高脂血症，肉食积滞。

炒山楂：酸味减弱，可缓和对胃的刺激性。具有消食化积功能。用于脾虚食滞，胃脘胀满。

焦山楂：不仅使酸味减弱，并增加了苦涩味。具有消食导滞功能。用于肉食积滞，泻痢不爽。

山楂生品

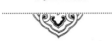

瘀血经闭

与当归尾、香附、红花、乌药、青皮、木香、泽泻配伍组成通瘀煎（《景岳全书》）。具有行气通瘀功能。用于妇人气滞血瘀，经脉不利，痛急拒按，及产后瘀血实痛，并男女血逆血厥等证。

与槟榔、赤芍、大黄、莪术、干姜、干漆、红曲、六神曲、木香、青皮、三棱、五灵脂、玄明粉、延胡索、枳壳、枳实配伍组成中成药大黄化瘀丸。具有活血化瘀，消积化滞，疏肝理气功能。用于癥瘕积聚，饮食停滞，气积腹胀，血瘀经闭。

产后瘀阻

与当归、川芎、牡丹皮、荆芥穗炭、益母草、乳香、桃仁配伍组成散结定痛汤（《傅青主女科》）。具有化瘀止血，散结定痛功能。用于产后小腹疼痛，甚则结成瘀块，按之愈疼。

与白芍、白术、槟榔、苍术、沉香、赤芍、川芎、丹参、当归、豆蔻、杜仲、茯苓、附子、甘草、龟甲、海螵蛸、红花、厚朴、化橘红、荆芥穗、莱菔子、鹿茸、鹿胎、麦芽、牡丹皮、木瓜、木香、牛膝、人参、肉桂、六神曲、山药、砂仁、熟地黄、桃仁、乌药、吴茱萸、香附、小茴香、续断、延胡索、益母草、银柴胡、泽泻配伍组成中成药参茸鹿胎膏。具有调经活血，温宫止带，逐瘀生新功能。用于月经不调，行经腹痛，四肢无力，子宫寒冷，赤白带下，久不受孕，骨蒸痨热，产后腹痛。

心腹刺痛、胸痹心痛

与丹参、川芎、桃仁、红花、降香、苏木、蒲黄、五灵脂、三七、郁金、羊红膻等临证配伍组方（《中药指征相类鉴别应用》）。具有活血化瘀，通痹止痛功能。用于正气亏虚，瘀血痹阻证。症见膻中或左胸部发作性憋闷疼痛为主症，伴有心悸，气短，惊恐不安，面色苍白，冷汗自出。

与黄芪、党参、丹参、葛根、淫羊藿、地黄、当归、黄连、醋延胡索、灵芝、人参、制甘草配伍组成中成药养心氏片。具有益气活血，化瘀止痛功能。用于气虚血瘀所致的胸痹证。症见心悸气短，胸闷，心前区刺痛；

冠心病心绞痛见于上述证候者。

疝气疼痛

与橘核、大茴香、小茴香配伍组成香橘散（《张氏医通》）。具有温阳止痛功能。用于睾丸偏坠。

与白术、槟榔、草果、陈皮、川芎、大黄、当归、丁香、豆蔻、莪术、法半夏、甘草、厚朴、莱菔子、六神曲、木香、牵牛子、青皮、肉桂、三棱、砂仁、乌药、枳壳配伍组成中成药开郁老蔻丸。具有祛寒顺气，消食化湿功能。用于肝郁气滞，脾胃虚寒，胸脘胀痛，呕吐泄泻，寒疝等。

高脂血症

与葛根、何首乌、丹参、川芎、泽泻、决明子、荷叶、陈皮、鸡内金配伍组成山楂降脂汤（《湖北中医学院学报》·韩永斌方）。具有清头明目，通脉降脂功能。用于高脂血症。

与荷叶、决明子、制何首乌配伍组成中成药血脂宁丸。具有化浊降脂，润肠通便功能。用于痰浊阻滞型高脂血症。症见头昏胸闷，大便干燥。

肉食积滞

本品属药食同源品种之一，具有消肉食积滞作用，《本草纲目》中有这样一段记载："煮老鸡、硬肉，入山楂数粒即易烂也"。同时可以收到缩短烹饪时间，味美和助消化功能。

本品一味组成中成药山楂丸。具有消积化滞功能。用于食积，肉积，停滞不化，痞满腹胀，饮食减少。

炒山楂

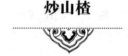

脾虚食滞

与炒六神曲、半夏、茯苓、陈皮、莱菔子、连翘、白术配伍组成大安丸（《丹溪心法》）。具有消食健脾功能。用于食积兼脾虚证。症见饮食不消，脘腹胀满，大便泄泻，以及小儿食积。

与白芍、制黄芪、大枣、桂枝、干姜、焦六神曲、炒麦芽配伍组成中成药宝宝乐。具有温中补虚，和中缓急，开胃消食功能。用于脾胃虚寒，脘腹隐痛，喜温喜按，胃纳不香，食少便溏。

胃脘胀满

与炒白术、木香、酒炒黄连、甘草、茯苓、人参、炒六神曲、陈皮、砂仁、炒麦芽、山药、煨肉豆蔻配伍组成健脾丸（《证治准绳》）。具有健脾消食功能。用于脾胃虚弱，食积内停证。症见食少难消，脘腹痞胀，大便溏薄。舌苔腻微黄，脉虚弱。

与黄芪、炒白术、陈皮、麦冬、黄芩、炒莱菔子配伍组成中成药健儿消食口服液。具有健脾益胃，理气消食功能。用于小儿饮食不节，损伤脾胃引起的纳呆食少，脘腹胀满，手足发热，自汗乏力，大便不调，以致厌食，恶食等症。

焦山楂

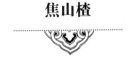

肉食积滞、泻痢不爽

与六神曲、半夏、茯苓、陈皮、莱菔子、连翘配伍组成保和丸（《丹溪心法》）。具有消食和胃功能。用于食积停滞证。症见胸脘痞满，腹胀时痛，嗳腐吞酸，厌食呕吐，或大便泄泻。脉滑。

与黄连、黄芩、葛根、茯苓、滑石粉、厚朴、乌梅、白芍、甘草配伍组成中成药小儿泻痢片。具有清热利湿，止泻功能。用于小儿湿热下注所致的痢疾，泄泻。症见大便次数增多，或里急后重，下痢赤白。

【调剂应付】

1.处方写山楂，生山楂付山楂生品；写炒山楂付炒山楂；写焦山楂付焦山楂。

2.用于瘀血闭经，产后瘀阻，心腹刺痛，胸痹心痛，疝气疼痛，高脂血症，肉食积滞，处方具有活血化瘀，化浊降脂，消食健胃功能付山楂生品；用于脾虚食滞，胃脘胀满，处方具有消食化积功能付炒山楂；用于肉食积滞，泻痢不爽，处方具有消食导滞功能付焦山楂。

【备注】

1.商品药材山楂一般不分等级，均为统装货。以个大，外皮红，肉厚色黄，少核者品质为佳。

2.山楂由于产地不同，分北山楂与南山楂两种。北山楂多切制为圆形片状，南山楂多将药材压制成饼状。两者功效相同，但北山楂是商品的主流。

3. 山楂属富含糖类，淀粉品种。贮存不当，易发生虫蛀、霉变、变色。被虫蛀时表面可见蛀洞。蛀洞周围果皮紧缩发黑，掰开后可见幼虫或虫粪，因此加强干燥、通风、晾晒、防鼠咬措施，这是最经济有效的养护方法。

4. 有实验结果表明，山楂不同炮制品中，总黄酮和有机酸类成分含量差别很大。炒山楂的有机酸成分略低于生品，而黄酮类成分不受影响；受热程度较重的焦山楂与山楂炭，其黄酮类成分分别保留 41.9% 与 25.8%，而有机酸类成分仅存留 10.7% 与 2.8%。

另有实验表明，在山楂不同炮制品中总黄酮含量分别为：生山楂 2.6%，炒山楂 2.2%，焦山楂 2.0%，山楂炭 1.3%，且山楂在炮制时，受热时间越长、温度越高，被破坏的总黄酮越多。以上研究结果均说明，临床使用山楂时"消食化积用炒制品，散瘀止痛用生品"的传统经验，是具有一定的科学性。

山茱萸——酒萸肉

为山茱萸科植物山茱萸的干燥成熟果肉。

【处方用名】

山茱萸、山萸、山萸肉、山芋、山芋肉、枣皮、红枣皮、净萸肉、萸肉、制山萸、制山芋、酒制山茱萸、酒萸肉。

【饮片性状】

山茱萸生品：为不规则的片状或囊状。表面紫红色至紫黑色，皱缩，有光泽。顶端有的有圆形宿萼痕，基部有果梗痕。质柔软。气微，味酸、涩，微苦。

酒萸肉：形如山茱萸。表面紫黑色或黑色。质滋润柔软。微有酒气。

【性味与归经】

酸、涩，微温。归肝、肾经。

【功效归类】

收涩药·固精止带缩尿药。

【功能与主治】

山茱萸生品：味酸涩，具有收涩固脱功能。用于崩漏带下，内热消渴，大汗虚脱。

酒萸肉：经酒制后，借酒温通之力以助药势，降低酸涩之性，增强补益肝肾功能。用于眩晕耳鸣，腰膝酸痛，阳痿遗精，遗尿尿频。

【应用举例】

山茱萸生品

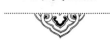

崩漏

与炒白术、黄芪、煅牡蛎、煅龙骨、白芍、海螵蛸、茜草、棕榈炭、五倍子配伍组成固冲汤（《医学衷中参西录》）。具有益气健脾，固冲摄血功能。用于冲脉不固证。症见血崩或月经过多，色淡质稀，心悸气短。舌质淡，脉细弱或虚大者。

与巴戟天、白芍、白术、补骨脂、沉香、陈皮、川芎、大青盐、当归、地黄、杜仲、茯苓、甘草、枸杞子、龟甲、红参、葫芦巴、花椒、黄芪、菊花、莲子、麦冬、牛膝、女贞子、芡实、全鹿干、肉苁蓉、沙苑子、砂仁、山药、熟地黄、酸枣仁、锁阳、天冬、菟丝子、五味子、小茴香、制何首乌配伍组成中成药全鹿大补丸。具有补血填精，益气固本功能。用于头眩耳鸣，阳痿不举，神志恍惚，身体衰弱，气血双亏，崩漏带下。

带下

与当归、地黄、香附、地榆、茯苓、泽泻、牡丹皮、黄连、灯心草配伍组成清气养荣汤（《丹台玉案》）。具有调和气血，清热祛湿功能。用于妇女气血不调，赤白带下，四肢倦怠，五心烦热者。

与地黄、山药、枸杞子、菟丝子、女贞子、肉苁蓉、续断、狗脊、白芍配伍组成中成药状元补身酒。具有养阴助阳，益肾填精功能。用于肾精不足，遗精滑精，阳痿早泄，妇女白带，月经量少等。

内热消渴

与茯苓、菟丝子、当归、牛膝、附子、五味子、巴戟天、麦冬、石膏、石韦、人参、肉桂、肉苁蓉、大豆黄卷、天冬配伍组成骨填煎（《备急千金要方》）。具有温补脾肾，生津止渴功能。用于虚痨消渴。

与天花粉、山药、黄芪、红参、地黄、葛根、枸杞子、知母、天冬、茯苓、五味子、炒鸡内金配伍组成中成药糖尿乐胶囊。具有益气养阴，生津止渴功能。用于气阴两虚所致的消渴病。症见多食，多饮，多尿，消瘦，四肢无力。

大汗虚脱

与黄芪、人参、熟地黄、白芍、麦冬、五味子配伍组成摄阳汤（《辨证录》）。具有益气补阴，敛汗固表功能。用于大病之后，气血大虚，腠理不能自闭，汗出不止。

与人参、制黄芪、肉桂、地黄、山药、泽泻、牡丹皮、煅牡蛎、煅龙骨、柏子仁、炒酸枣仁、茯神、制远志、醋五味子配伍组成中成药锁精丸。具有补养心脾，益肾固精功能。用于早泄遗精，自汗盗汗，失眠多梦，腰膝酸软，肢体瘦弱等。

酒萸肉

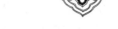

眩晕耳鸣、腰膝酸痛、阳痿遗精

与熟地黄、山药、泽泻、牡丹皮、茯苓配伍组成地黄丸（《小儿药证直诀》）。本方是钱仲阳从《金匮要略》中肾气丸减桂、附而成。原方主治小儿"五软"（即发育不良）证。由于本方具有滋补肾功能。现今广泛用于肾阳不足引起的各种症候。症见腰膝酸软，头晕目眩，耳鸣耳聋，盗汗遗精，消渴，骨蒸潮热，手足心热，牙齿动摇，小便淋沥。舌红少苔，脉沉细数。

与熟地黄、牡丹皮、山药、茯苓、泽泻配伍组成中成药六味地黄丸。具有滋阴补肾功能。用于肾阴亏损证。症见头晕耳鸣，腰膝酸软，骨蒸潮热，盗汗遗精，消渴。

遗尿尿频

与熟地黄、麸炒山药、枸杞子、鹿角胶、菟丝子、杜仲、当归、肉桂、制附子配伍组成右归丸（《景岳全书》）。具有温补肾阳，填精益髓功能。用于肾阳不足，命门火衰证。症见年老或久病气衰神疲，畏寒肢冷，腰膝软弱，阳痿遗精，或阳衰无子，或饮食减少，大便不实，或小便自遗。舌淡苔白，脉沉而迟。

与熟地黄、炮附片、肉桂、山药、菟丝子、鹿角胶、枸杞子、当归、盐杜仲配伍组成中成药右归丸。具有温补肾阳，填精止遗功能。用于肾阳不足，命门火衰证。症见腰膝酸冷，精神不振，祛寒畏冷，阳痿遗精，大便溏薄，尿频而清。

【调剂应付】

1. 处方写山茱萸，生山茱萸，山芋肉付山茱萸生品；写制山茱萸，酒制山茱萸，酒萸肉付酒萸肉。

2. 用于崩漏带下，内热消渴，大汗虚脱，处方具有收涩固脱功能付山茱萸生品；用于眩晕耳鸣，腰膝酸软，阳痿遗精，遗尿尿频，处方具有增强补益肝肾功能付酒萸肉。

【备注】

1. 商品药材山茱萸不分等级，多为统装货。以块大，肉厚，质柔软，色紫红，杂质（果核，果梗）不得超过3%者为佳。

2. 山茱萸易发生虫蛀，易霉变。宜置阴凉，干燥，通风处贮存。发现虫蛀与霉变，不宜过度置于阳光下曝晒或风吹，以防药材干枯丧失油润，影响药效。山茱萸发生霉变后常粘连、结块，表面出现霜样的霉膜。因此进货数量不宜过多，防止药材积压。平时要加强做好防潮，防蛀，防鼠咬等养护工作。

3. 山茱萸中的环烯醚萜苷，多酚，多糖是其活性成分。其中环烯醚萜苷和低分子量多酚具有保护肾脏作用，表现为抑制肾小球系膜细胞增殖，改善肾病大鼠肾功代谢参数；多糖具有抗疲劳作用，表现为可增加肾阴虚小鼠的负重游泳时间。这与山茱萸具用补益肝肾作用相吻合。

4. 酒茱萸中苷类成分的含量均有所下降，多糖成分增加，可能是酒茱萸抗休克、固虚脱药理作用降低的原因，这与传统"固脱敛汗宜生用"的观点相吻合；另一方面，山茱萸炮制后有机酸类成分、多糖类成分、与肝肾有关的药用氨基酸类成分，和宏微量元素类成分的含量均有所升高，这些成分含量的增加，均有利于增强山茱萸温补肝肾的药理作用。这与目前临床多使用，酒茱萸作为补益剂相吻合。

川乌——制川乌

为毛茛科植物乌头的干燥母根。

【处方用名】

川乌、生川乌、川乌头、乌啄、乌头、大川乌、制川乌头、制川乌。

【饮片性状】

川乌生品：为不规则的圆锥形，稍弯曲，顶端常有残茎，中部多向一侧膨大。表面棕褐色或灰棕色，皱缩，有小瘤状侧根及子根脱离后的痕迹。质坚实。断面类白色或浅灰黄色，形成层环纹为多角形。气微，味辛辣，麻舌。

制川乌：为不规则或长三角形片状。表面黑褐色或黄褐色，有灰棕色形成层环纹。体轻，质脆，断面有光泽。气微，微有麻舌感。

【性味与归经】

川乌生品：辛、苦，热；有大毒。归心、肝、肾、脾经。

制川乌：辛、苦，热；有毒。归心、肝、肾、脾经。

【功效归类】

祛风湿药·祛风寒湿药。

【功能与主治】

川乌生品：有大毒，内服宜慎，多为外用。具有祛风除湿，温经止痛功能。用于风寒湿痹，关节疼痛及麻醉止痛。

制川乌：经炮制后，毒性降低可供内服。祛风除湿，温经止痛功能逊于生品。用于风寒湿痹，关节疼痛，心腹冷痛，寒疝作痛。

【应用举例】

川乌生品

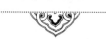

风寒湿痹、关节疼痛

单用本品捣散研细，醋调外涂方名乌头散（《太平圣惠方》）。外敷用于痹痛。

与草乌、乌药、白及、白芷、白薇、土鳖虫、木瓜、三棱、莪术、当归、赤芍、肉桂、大黄、连翘、血竭、炒乳香、炒没药、三七、儿茶、薄荷脑、水杨酸甲酯、冰片配伍组成中成药少林风湿跌打膏。具有散瘀活血，舒筋止痛，祛风散寒功能。用于跌打损伤，风湿痹病证。症见伤处瘀肿疼痛，腰肢酸麻。

麻醉止痛

与草乌、半夏、天南星、蟾蜍、马钱子、白芷、皂角配伍组成开刀麻药（《串雅内编·卷二·截药外治门》）。为末，临时水调，敷一饭时，开刀不疼。

制川乌

风寒湿痹、关节疼痛

与麻黄、芍药、制甘草、黄芪、蜂蜜配伍组成乌头汤（《金匮要略》）。具有温经散寒，除湿止痛功能。用于历节病。症见关节剧痛，不可屈伸，畏寒喜热。舌苔薄白，脉沉弦。

与胆南星、制草乌、地龙、制乳香、制没药配伍组成中成药小活络丸。具有祛风散寒，化痰除湿，活血止痛功能。用于寒湿邪闭阻，痰瘀阻络所致的痹病。症见肢体关节疼痛，或冷痛，或刺痛，或疼痛夜甚，关节屈伸不利，麻木拘挛。

心腹冷痛

与炮附子、干姜、花椒、赤石脂配伍组成乌头赤石脂丸（《金匮要略》）。用于心痛彻背，背痛彻心，痛无休止，畏寒喜热。脉沉弦或沉紧。现代临床上以本方为主加水蛭、虻虫、乳香、没药等活血止痛药，用于冠心病心绞痛证属阴寒痼结，心脉瘀阻者。

寒疝作痛

与大枣、甘草、芍药、肉桂、干姜、蜂蜜配伍组成乌头汤（《备急千金要方》）。用于寒疝腹中绞痛，贼风入腹攻五脏，拘急不得转侧，叫呼发作有时，使人阴缩，手足厥逆者。

与苍术、川芎、当归、防风、甘草、荆芥、麻黄、羌活、全蝎、石斛、天麻、细辛、雄黄、制草乌、制何首乌、朱砂配伍组成中成药保安万灵丹。具有解毒消痈，舒筋活血，祛风止痛功能。用于痈疽发背，深部脓疡，风寒湿痹，肢体瘫痪，偏正头痛，疝气坠痛。

【调剂应付】

1. 处方写川乌，生川乌，生川乌头付川乌生品；写川乌，制川乌，炙川乌，制川乌头付制川乌。

2. 用于风寒湿痹，关节疼痛及麻醉止痛，处方具有祛风除湿，温经止痛功能，仅供外用制剂付川乌生品；用于风寒湿痹，关节疼痛，心腹冷痛，寒疝作痛，处方具有祛风除湿，温经止痛功能，可供内服制剂付制川乌。

【备注】

1. 商品药材川乌，分个子货与切片两种规格。川乌个子货以身干，个头均匀，饱满，无须根，无空心者为佳；川乌片以厚薄均匀，断面有光泽者属上品。

2. 川乌生品，宜按国务院颁布的《医疗用毒性药品管理办法》相关规定执行；制川乌宜贮存在干燥，通风，防虫蛀环境中。

3. 《中国药典·一部》规定生川乌有大毒，生品内服宜慎，一般炮制后应用；制川乌有毒，常用剂量为 1.5~3g，入水煎剂宜先煎、久煎。有人建议川乌先煎时间不得少于 30~60 分钟（水沸腾时，开始计算先煎时间），或煎至口尝无麻辣感为度。因川乌含有乌头碱，有人主张经先煎 1~2 小时，可使乌头碱分解为乌头次碱，进而分解为乌头原碱，使毒性大为降低。通常人们认为煎至口尝无麻辣感为度。

4. 对含有乌头口服制剂的服用方法，应坚持"以知为度"，中病即止。即从小剂量开始服用，切忌骤然大剂量服用，或长期服用，谨防中毒。

5. 对应用川乌生品或超剂量的大处方应按 GSP 规定，对处方进行保留，以利查备。

6. 川乌生品或炮制品均不宜与半夏、瓜蒌、瓜蒌子、瓜蒌皮、天花粉、川贝母、浙贝母、平贝母、伊贝母、湖北贝母、白蔹、白及配伍同用。

7. 乌头自古认为"大辛、大热、大毒"之品，近代研究也证明乌头中含有乌头碱，致死量为 2.5mg，故应用时必须注意安全。因使用不当引起中毒的病例时有发生，或见于文献报道。究其原因主要与下列因素有关：

（1）剂量过大（如一次服用 20g 或 100g 的水煎剂）或连续服用；

（2）配伍不当（与半、蒌、贝、蔹、及同用）；

（3）煎煮时间不够长；

（4）患者体质虚弱等。

8. 川乌中毒症状表现：中毒时间短者在服药后 30 分钟以后，有的长达 1~2 小时左右。一般开始先觉口唇舌及肢体发麻，继之出现恶心、呕吐、烦躁不安，进而出现昏迷、四肢及颈部肌肉痉挛、呼吸急迫、肢冷脉弱，或心律不齐、心电图提示多发性室性早搏收缩等。如能及时抢救，可获恢复。

川楝子——炒川楝子

为楝科植物川楝子的成熟果实。

【处方用名】

川楝子、川楝、楝实、楝子、金铃子、焦川楝子、炒川楝、炒川楝子。

【饮片性状】

川楝子生品：为类球形。表面金黄色至棕黄色，微有光泽，少数凹陷或皱缩，具深棕色小点。顶端有花柱残痕，基部凹陷，有果梗痕，外果皮革质，与果肉间常成空隙。果肉松软，淡黄色，遇水润湿显黏性。果核球形或卵圆形，质坚硬，两端平截，有6~8条纵棱。气特异，味酸、苦。

炒川楝子：为半球形、厚片或不规则的碎块。表面焦黄色，偶见发泡，有炒制焦斑。气焦香，味酸、苦。

【性味与归经】

苦，寒；有小毒。归肝、小肠、膀胱经。

【功效归类】

理气药。

【功能与主治】

川楝子生品：有小毒，具有杀虫，疗癣功能。用于虫积腹痛、头癣。

炒川楝子：经醋炒制后，缓和了苦寒之性，降低毒性，并减轻了滑肠之弊。具有疏肝行气止痛和驱虫的功能。用于肝郁化火所致的胸胁胃脘胀满，疝气疼痛。

【应用举例】

川楝子生品

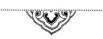

虫积腹痛

与鹤虱、使君子配伍组成安虫散（《小儿药证直诀》）。具有杀虫止痛功能。用于蛔虫积滞，脐腹作痛或蛲虫寄生者。

头癣

将本品晒干或焙干研为细末，用猪油或麻油调成油膏，涂敷患处。在涂药前用白矾水洗净患处，一日1次，连续涂药7次（浙江名医陈拯验方）。具有杀虫止痒功能，用于头癣等症。

炒川楝子

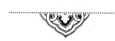

胸胁、胃脘胀满

与北沙参、麦冬、当归、地黄、枸杞子配伍组成一贯煎(《续名医类案》)。具有滋养肝肾，疏肝理气功能。用于肝肾阴虚，肝气不舒证。症见胸脘胁痛，嗳气吞酸，咽干口燥。舌红少津，脉弦细弱或弦。

与醋延胡索、酒白芍、片姜黄、木香、沉香、豆蔻仁、砂仁、姜厚朴、陈皮、炒枳壳、茯苓、朱砂配伍组成中成药舒肝丸。具有疏肝和胃，理气止痛功能。用于肝郁气滞证。症见胸胁胀满，胃脘疼痛，嘈杂呕吐，嗳气泛酸。

疝气疼痛

与木香、小茴香、吴茱萸配伍组成导气汤（《沈氏尊生书》）。具有行气散寒，止痛功能。用于小肠疝气，少腹胀痛。

与六神曲、木香、吴茱萸、小茴香配伍组成中成药疝气丸。具有散寒止痛功能。用于寒疝，气疝。

【调剂应付】

1.处方写生川楝子付川楝子生品；写川楝子，炒川楝子付炒川楝子。

2.用于虫积腹痛，头癣，处方具有杀虫疗癣功能付川楝子生品；用于肝郁化火所致的胸胁，胃脘胀满，疝气疼痛，处方具有疏肝行气止痛和驱虫功能付炒川楝子。

【备注】

1.商品药材川楝子不分等级，均为统装货。以个大，外皮金黄色，肉黄白色，饱满，有弹性者为佳。

2.川楝子被虫蛀以后，外表蛀迹不明显，但内部已蛀蚀得很严重。因而贮存于通风、干燥处，是最好的养护办法。

3.川楝子生品与炒制品功效不相同，因此应当分斗贮存，不可混斗。

4.入水煎剂宜捣碎。

5.川楝子含三萜，香豆素，有机酸等成分，具有杀虫、止痛、抗炎等活性。其水提取物，具有抗炎和止痛作用。川楝素是主要的杀虫成分，炮制后川楝素和总萜含量均有降低，与炒川楝子驱虫作用减弱一致。制品水提取物溶出量增加，而且制品的止痛和抗炎作用强于川楝子。故川楝子驱虫作用强，而制品行气止痛作用强。

6.川楝子中挥发油，主要为饱和有机酸，醇类，醛酮类，酯类。炮制后挥发油成分明显减少，饱和有机酸的含量相对增加，川楝子含量较高的呋喃丹类成分在炮制后消失，这可能与其炮制减毒有一定的相关性。

7.川楝子的现代实验研究及临床应用，都证明其有较强的毒性。多数在服药后1~2小时内出现消化道不良反应，如腹痛，恶心，呕吐，腹泻。可发生急性中毒性肝炎。出现转氨酶升高，黄疸，肝大叩痛。对神经系统有抑制作用，神昏、嗜睡、烦躁，甚至呼吸中枢麻痹而死亡。可引起内脏出血造成循环衰竭，对肾脏亦可造成伤害，出现蛋白尿等，症状严重者可造成死亡。

8.因川楝子含有毒性，临床用量勿大，用药时间不宜过久，以防止其毒副作用的发生。

女贞子——酒女贞子

为木犀科植物女贞的干燥成熟果实。

【处方用名】

女贞子、生女贞子、女贞、女真、贞子、贞实、冬青子、炙女贞子、制女贞子、酒蒸女贞子、酒女贞子。

【饮片性状】

女贞子生品：为卵形，椭圆形或肾形。表面黑紫色或灰黑色，皱缩不平，基部有梗痕或具宿萼及短梗。体轻。外果皮薄，中果皮较松软，易剥离，内果皮木质、黄棕色。气微，味甘、微苦涩。

酒女贞子：形如女贞子。表面黑褐色或灰黑色，常附有白色粉霜。微有酒香气。

【性味与归经】

甘、苦，凉。归肝、肾经。

【功效归类】

补虚药·补阴药。

【功能与主治】

女贞子生品：补而兼清，具有滋补肝肾功能。用于内热消渴，骨蒸潮热。

酒女贞子：经酒炒制后滋补肝肾功能增强，并缓和了生品的苦寒之性。用于肝肾阴虚所致的眩晕耳鸣，目暗不明，须发早白，腰膝酸软。

女贞子生品

内热消渴

与龟甲、地黄、天冬、沙参、蛤粉、黑豆、山药、泽泻、藕配伍组成乌龙汤(《校注医醇賸义》)。用于下消,饮一溲一,或饮一溲二,夹有淋浊,腿股枯瘦者。

与菟丝子、金樱子、肉苁蓉、黄精、熟地黄、当归、锁阳、淫羊藿、远志、甘草、附子、黄芪、蚕蛾、鸡睾丸配伍组成中成药健身药酒。具有提神补气,壮腰固肾功能。用于身体虚弱,头晕目眩,健忘疲倦,夜多小便,贫血萎黄,食欲不振。

骨蒸潮热

与地骨皮、青蒿、夏枯草等临证配伍组方(《安徽中草药》)。用于阴虚骨蒸潮热。

与去毛爪肠乌鸡、熟地黄、当归、香油炸黄三七、党参、麸炒白术、山药、墨旱莲、醋香附配伍组成中成药田七补丸。具有补肝益肾,益气养血功能。用于肝肾不足,气血亏虚所致的面色苍白,心悸气短,精神疲倦,体虚潮热,腰酸腿软。

酒女贞子

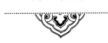

眩晕耳鸣

与墨旱莲配伍组成二至丸(《扶寿精方》)。具有补益肝肾,滋阴止血功能。用于肝肾阴虚证。症见眩晕耳鸣,失眠多梦,口苦咽干,腰膝酸痛,下肢痿软,须发早白,月经量多。舌红苔少,脉细或细数。

与何首乌、酒黄精、熟地黄、当归、党参、桑椹、墨旱莲、乌梅、去毛鹿茸配伍组成中成药健身宁片。具有滋补肝肾,养血健身功能。用于肝肾不足所致的腰膝酸软,神疲体倦,头晕耳鸣,心悸气短,须发早白。

目暗不明

与菊花、何首乌、桑叶、牛膝、枸杞子、乳拌茯苓酥、人参、熟地黄、麦冬、槐角子、苍术、山茱萸配伍组成乌须明目丸(《先醒斋医学广笔记》)。具有滋养肝肾功能。用于须发早白，目视昏花等。

与羚羊角、蒺藜、木贼、菊花、车前子、夏枯草、决明子、人参、酒萸肉、石斛、枸杞子、菟丝子、石决明、黄连、谷精草、木通、熟地黄、山药、泽泻、茯苓、牡丹皮、地黄、槟榔配伍组成中成药复明片。具有滋补肝肾，养血生津，清肝明目功能。用于肝肾阴虚所致的羞明畏光，视物模糊；青光眼，初、中期白内障见上述证候者。

须发早白

与制何首乌、豨莶草、桑椹、黑芝麻、金樱子、墨旱莲、菟丝子、杜仲、牛膝、桑叶、金银花、地黄配伍组成首乌延寿丹(《世补斋医书》)。具有滋补肝肾，滋养精血功能。用于肝肾不足，头晕眼花，耳鸣重听，腰膝无力，夜尿频数，须发早白。

与制黄精、制何首乌、墨旱莲配伍组成中成药精乌胶囊。具有补肝肾，养精血功能。用于肝肾亏虚所致的失眠多梦，耳鸣健忘，须发早白。

腰膝酸软

与熟地黄、牡丹皮、天冬、当归、枸杞子、牛膝、山药、茯苓、龟甲、杜仲、续断、人参、黄柏、石斛配伍组成补阴丸(《医学心悟》)。具有滋阴补肾，强筋壮骨功能。用于阴虚火灼，髓减骨枯，腰膝无力，口干心烦，便尿赤。舌红少苔，脉细数。

与覆盆子、墨旱莲、肉苁蓉，桑椹、熟地黄、菟丝子、五味子配伍组成中成药补肾益精丸。具有滋肾填精，补髓养血功能。用于肾精不足，头晕目眩，腰膝酸软，遗精梦泄。

【调剂应付】

1. 处方写女贞子，生女贞子付女贞子生品；写制女贞子，酒女贞子付酒女贞子。

2. 用于内热消渴，骨蒸潮热，处方具有补而兼清，滋补肝肾功能付女贞子生品；用于肝肾阴虚所致的眩晕耳鸣，目暗不明，须发早白，腰膝酸软，处方具有滋补肝肾功能付酒女贞子。

【备注】

1. 商品药材女贞子按其形状分为猪腰女贞（瘦形女贞子，肾形或椭圆形，果皮紧贴不浮离）和豆豉女贞（胖形女贞，椭圆形，果较松泡，果皮常浮离）两种。一般不分等级，均为统装货。以粒大饱满，色灰黑，质坚实，无杂质者为佳。

2. 贮存条件宜通风，干燥。

3. 入水煎剂宜捣碎。

4. 研究者采用薄层扫描法，测定女贞子生品和不同炮制品中齐墩果酸含量，结果含量顺序为：酒蒸品＞酒炒品＞酒制品＞清蒸品＞生品。采用高效液相法测定齐墩果酸含量，结果经不同方法炮制后，齐墩果酸含量均有不同程度的增加。尤其以黄酒蒸制品增加率最大，其次是蒸制品和醋制品，蒸制与醋制无显著性差异。

5. 动物实验发现，酒蒸品降低谷丙转氨酶的作用最强，且与齐墩果酸含量成正相关系。对女贞子酒蒸品、清蒸品、生品的耐氧能力、升白细胞作用及毒性试验结果表明，酒蒸品的抗缺氧，升白作用优于清蒸品和生品；灌胃 LD_{50} 值，酒蒸品介于清蒸品和生品之间。

天南星
——
胆南星 制天南星

为天南星科植物天南星、异叶天南星或东北天南星的干燥块茎；胆南星为制天南星的细粉与牛、羊或猪胆汁经加工而成，或为生天南星细粉与牛、羊或猪胆汁经发酵加工而成。

四画

【处方用名】

天南星、生天南星、南星、白南星、虎掌、蛇芋、炙天南星、制天南星、制天南星片、陈胆星、胆星、胆南星块、胆南星。

【饮片性状】

天南星生品：为扁球形。表面类白色或淡棕色，较光滑，顶端有凹陷的茎痕，周围有麻点状根痕，有的块茎周边有小扁球侧芽。质坚硬，不易破碎，断面不平坦，白色，粉性。气微辛，味麻辣。

制天南星：为类圆形或不规则的切片。黄色或淡棕色，质脆易碎。断面角质状。气微，味涩，微麻。

胆南星：为方块状或圆柱状。棕黑色、灰棕色或棕黑色。质硬。气微腥，味苦。

【性味与归经】

天南星生品、制天南星：苦、辛，温，有毒。归肺、肝、脾经。

胆南星：苦、微辛，凉。归肺、肝、脾经。

【功效归类】

天南星、制天南星：化痰止咳平喘药·温化寒痰药。
胆南星：化痰止咳平喘药·清化热痰药。

【功能与主治】

天南星生品：具有散结消肿功能。外用治痈肿，蛇虫咬伤。

制天南星：经白矾、生姜等炮制后毒性降低。具有燥湿化痰，祛风止痉，散结消肿功能。用于顽痰咳嗽，风痰眩晕，中风痰壅，口眼歪斜，半身不遂，癫痫，惊风，破伤风。外用治痈肿，蛇毒咬伤。

胆南星：经炮制后毒性降低，其燥烈之性得以缓和，药性由温转凉，药味由辛转苦，功能由温化寒痰转为清热化痰。具有清化热痰，息风定惊功能。用于痰热咳嗽，咯痰黄稠，中风痰迷，癫狂惊痫。

【应用举例】

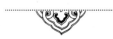

天南星生品

外治痈肿

以本品醋研浓汁，涂患处。或与鲜芙蓉叶捣烂，加醋调敷患处（民间验方）。具有散结消肿止痛功能。用于痈肿疮疖。

与姜黄、大黄、黄柏、苍术、厚朴、陈皮、甘草、白芷、天花粉配伍组成中成药如意金黄散。具有清热解毒，消肿止痛功能。用于热毒瘀滞肌肤所致的疮疡肿痛，丹毒流注证。症见肌肤红肿热痛，亦可用于跌打损伤。

蛇虫咬伤

与防风配伍组成灵圣散（《永乐大典》）。两药共为细末，先用浆水、葱白、槐枝熬汤洗净伤口，然后干贴疮口上。用于大人、小儿疯狗咬破成疮。

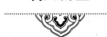

制天南星

顽痰咳嗽

与半夏、橘红、白茯苓、制甘草、生姜、枳实配伍组成导痰汤（《济生方》）。具有燥湿豁痰，行气开郁功能。用于一切痰厥证。症见头目眩晕，痰饮留积不散，胸膈痞塞，胁肋胀满，头痛吐逆，喘急咳嗽，涕唾稠黏，坐卧不安，饮食不思。

与蜜百部、苦杏仁、桔梗、桑白皮、麦冬、知母、黄芩、陈皮、甘草、炒枳壳配伍组成中成药小儿百部止咳糖浆。具有清肺，止咳，化痰功能。用于小儿痰热蕴肺所致的咳嗽，顿咳证。症见咳嗽，痰多，痰黄黏稠，咯吐不爽，或痰咳不已，痰稠难出；百日咳见上述证候者。

风痰眩晕、中风痰壅

与半夏、枳实、茯苓、橘红、石菖蒲、人参、竹茹、甘草配伍组成涤痰汤（《奇效良方》）。具有涤痰开窍功能。用于中风迷心窍证。症见舌强不能言，喉中痰鸣，辘辘有声。舌苔白腻，脉滑或沉缓。

与人参、牛黄、琥珀、水牛角浓缩粉、麝香、朱砂、安息香、天竺黄、烫玳瑁、冰片、雄黄配伍组成中成药人参至宝丸。具有化痰醒神，镇惊开窍功能。用于温病高热，神昏谵语，脑卒中猝倒，伏热呕吐，烦躁喘急。

口眼歪斜、半身不遂

与半夏、川乌头、白附子配伍组成青州丸子（《太平惠民和剂局方》）。具有祛风痰，通经络功能。用于风痰阻络，手足麻木，半身不遂，口眼歪斜，小儿惊风，头风头痛。

与当归、羌活、牛膝、防风、独活、牡丹皮、广藿香、槟榔、麦冬、陈皮、五加皮、姜厚朴、红花、枸杞子、白芍、白芷、紫草、盐补骨脂、醋青皮、炒白术、川芎、木瓜、栀子、麸炒苍术、麸炒枳壳、乌药、佛手、玉竹、红曲配伍组成中成药国公酒。具有散风除湿，舒筋活络功能。用于风寒湿邪闭阻所致的痹病。症见关节疼痛，沉重，屈伸不利，手足麻木，腰腿疼痛；也用于经络不和所致的半身不遂，口眼歪斜，下肢痿软，行走无力。

癫痫、惊风

与乌蛇、朱砂、全蝎、半夏、雄黄、制蜈蚣、炒僵蚕、炮白附子、麝香、白矾、皂角配伍组成五痫丸（《杨氏家藏方》）。用于癫痫朝发，不问新久。

与白附子、制半夏、猪牙皂、炒僵蚕、制乌梢蛇、蜈蚣、全蝎、白矾、雄黄、朱砂配伍组成中成药医痫丸。具有祛风化痰，定痫止搐功能。用于痰阻脑络所致的癫痫。症见抽搐昏迷，双目上吊，口吐涎沫。

破伤风

与蝉蜕、天麻、僵蚕、全蝎、朱砂配伍组成五虎追风汤（《晋南史全恩家传方》）。具有祛风痰，止抽搐功能。用于破伤风。症见牙关紧急，手足抽搐，角弓反张。

与当归、红花、防风、白芷配伍组成中成药五虎散。具有活血散瘀，消肿止痛功能。用于跌打损伤，瘀血肿痛。《中成药合理使用》在本方功能项下载道："本方是治疗跌打损伤及破伤风的有效中成药。"

外用治痈肿、蛇毒咬伤

与草乌、干姜、赤芍、肉桂配伍组成回阳玉龙膏（《外科正宗》）。

具有温阳散寒，消肿止痛功能。用于痈疽属于阴证者。

与连钱草、草乌、冰片、莪术、红花、血竭、川芎、桂枝、威灵仙、茅膏菜、了哥王、海风藤、野木瓜、两面针、白芷、栀子、酢浆草、樟脑、薄荷脑配伍组成中成药祛伤消肿酊。具有活血化瘀，消肿止痛功能。用于跌打损伤，皮肤青紫瘀斑，肿胀疼痛，关节屈伸不利；急性扭伤见上述证候者。

胆南星

痰热咳嗽、咯痰黄稠

与制半夏、陈皮、茯苓、枳实、苦杏仁、瓜蒌仁、黄芩配伍组成清气化痰丸（《医方考》）。具有清热化痰，下气止咳功能。用于痰热内结证。症见热痰壅肺，咳嗽痰黄，黏稠艰咯，胸膈痞满，甚则喘逆呕吐。或发热，或惊悸不眠，小便短赤。舌质红，苔黄腻，脉滑数。

与酒黄芩、瓜蒌仁霜、制半夏、陈皮、苦杏仁、枳实、茯苓配伍组成中成药清气化痰丸。具有清肺化痰功能。用于肺热阻肺所致的咳嗽痰多，痰黄稠黏，胸腹满闷。

中风痰迷

与贝母、瓜蒌、黄芩、橘红、黄连、甘草、焦栀子配伍组成贝母瓜蒌散（《医学心悟》）。具有清热化痰功能。用于类中风，肺火壅遏，咳嗽痰稠。舌苔黄者。

与蜜酒制豨莶草、水蛭、秦艽、三七、冰片、丹参、桃仁、天麻、川芎、人工牛黄、姜半夏、土鳖虫、红花、麝香配伍组成中成药豨蛭络达胶囊。具有化痰活血，息风通络功能。用于缺血性中风（轻型脑梗死）中经络，急性期风痰瘀血痹阻脉络证。症见半身不遂，口眼歪斜，语言不清，偏身麻木，头晕。脉弦滑。

癫狂惊痫

与天冬、麦冬、玄参、贝母、橘红、远志、石菖蒲、连翘、茯苓、茯神、钩藤、丹参、朱砂、铁落花配伍组成生铁落饮（《医学心悟》）。具有镇心祛痰，安神定志功能。用于痰火上扰的癫狂证。

与天麻、石菖蒲、僵蚕、川贝母、丹参、远志、全蝎、麦冬、淡竹叶、生姜、琥珀、人参、冰片、人工牛黄配伍组成中成药癫痫康胶囊。具有镇惊息风，化痰开窍功能。用于癫痫风痰闭阻，痰火扰心，神昏抽搐，口吐涎沫者。

【调剂应付】

1.处方写生天南星，生南星付天南星生品；写天南星，南星，天南星片，制天南星付制天南星；写胆制天南星，胆南星块，陈南星，胆南星付胆南星。

2.用于外治痈肿，蛇虫咬伤具有散结消肿功能付天南生品；用于顽痰咳嗽，风痰眩晕，中风痰壅，口眼歪斜，半身不遂，癫痫，惊风，破伤风，外用治痈肿，蛇虫咬伤，具有燥湿化痰，祛风止痉，散结消肿功能付制天南星；用于痰热咳嗽，咯痰黄稠，中风痰迷，癫狂惊痫，处方具有清化热痰，息风定惊功能付胆南星。

【备注】

1.商品药材天南星一般不分等级，均为统装货。以个大均匀，质坚实，色白，粉性足者为佳。

2.天南星生品属毒性药品种，收载于国务院颁布的《医疗用毒性药品管理办法》之中，其贮存、养护和调剂应严格执行相关规定。炮制品宜贮存于干燥环境，平时做好防霉变，防虫蛀的养护工作。

3.《中国药典·一部》载，天南星生品有毒，内服宜慎重，外用适量，研末以醋或酒敷患处。据了解浙江、上海等少数地区有生用的习惯，用于祛风止痉。

作者在此进言，在没有一定经验的情况下，应用天南星生品，尚需谨慎从事。

4.天南星含有生物碱，三萜皂苷，安息香酸，海韭菜苷，D-甘露醇及多种氨基酸。其所含生物碱，可能是天南星的有毒成分，草酸钙针晶为其主要刺激性成分。

5.生天南星为有毒中药品种，常以生姜、白矾等辅料加以炮制，其目的是为了降低毒性，增加疗效。经药理实验证实，生姜确实能降低天南星毒性，而增加其燥湿化痰，祛风定惊的作用。白矾为铝的复盐在水中离解后，又水解成氢氧化铝。氢氧化铝在水中呈凝胶状态，本身负有电荷，易与天南星中的有毒成分结合，或吸附毒质而解毒或降低毒性。

6.胆汁含有胆酸盐、胆色素等成分，具有镇静，解毒，利胆及消炎作用。天南星和胆汁均有抗惊厥和中枢抑制作用，胆南星作用的强弱与胆汁的多少有关，两者起协同作用。提示胆南星的质量，可用总胆汁酸的含量作为控制标准。

现代习用的炮制法为制天南星、胆南星两种。炮制的目的其一是为了降低毒性，缓解燥烈之性；其二是发挥辅料的协同治疗作用，由此达到"减毒增效"的目的。

7.由于天南星块茎内含有毒性生物碱，人们误食、服用过量，以及皮肤接触都会引起中毒。中毒主要表现对黏膜的刺激性，并对神经系统有抑制作用。皮肤与之接触有强烈的刺激作用，初为瘙痒，而后麻木。误食后口腔、咽喉发痒，灼辣，麻木，舌疼痛肿大，语言不清，味觉丧失，张口困难，大量流涎，口腔黏膜糜烂，以致死亡脱落。全身反应有头昏，心慌，四肢发麻，呼吸开始缓慢不均而麻痹，严重者昏迷，窒息或惊厥。最后因呼吸衰竭而死亡。皮肤接触生品，也可致过敏瘙痒等反应。生品天南星的这种刺激作用，可通过炮制、煎煮的方法而减轻或消除。

木香——煨木香

为菊科植物木香的干燥根。

【处方用名】

木香、生木香、广木香、南木香、云木香、川木香、五木香、蜜香、炙木香、制木香、煨木香。

【饮片性状】

木香生品：为类圆形或不规则的厚片。外表皮黄棕色至灰褐色，有纵皱纹。断面棕黄色至棕褐色。中部有明显菊花心状的放射纹理，形成层环棕色，褐色油点（油室）散在。气香特异，味微苦。

煨木香：形如木香切片。色稍深，气微香，味微苦。

【性味与归经】

辛、苦，温。归脾、胃、大肠、三焦、胆经。

【功效归类】

理气药。

【功能与主治】

木香生品：芳香而辛散温通，具有行气止痛健脾消食功能。用于胸胁、脘腹胀痛，泻痢后重，食积不消，不思饮食。

煨木香：除去部分油质，微苦带涩，性温温中。具有行气止痛力缓而实肠止泻功能。用于脾虚泄泻，肠鸣腹痛。

【应用举例】

木香生品

胸胁、脘腹胀痛

与陈皮、枳壳、香附、乌药、厚朴、广藿香、泽泻配伍组成排气饮（《成方切用》）。具有理气除满功能。用于气机不畅，兼有湿阻气滞上逆，食滞，脘腹胀痛者。

与丹参、川芎、赤芍、红花、香附、山楂配伍组成中成药乐脉颗粒。具有行气活血，化瘀通脉功能。用于气滞血瘀所致的头痛，眩晕，胸痛，心悸；冠心病心绞痛，复发脑梗死见上述证候者。

泻痢后重

与槟榔、青皮、陈皮、莪术、炒黄连、黄柏、大黄、炒香附、黑牵牛配伍组成木香槟榔丸（《儒门事亲》）。具有行气导滞，攻积泄热功能。用于积滞内停证。症见脘腹痞满胀痛，大便秘结，以及赤白痢疾，里急后重。舌苔黄腻，脉实。

与萸黄连配伍组成中成药香连丸。具有清热化湿，行气止痛功能。用于大肠湿热所致的痢疾。症见大便脓血，里急后重，发热腹痛；肠炎，细菌性痢疾见上述证候者。

食积不消、不思饮食

与炒白术、酒黄连、甘草、茯苓、炒六神曲、陈皮、砂仁、炒麦芽、山楂、山药、煨肉豆蔻配伍组成健脾丸（《证治准绳》）。具有健脾消食功能。用于脾胃虚弱，食少内停证。症见食少难消，脘腹痞胀，大便溏薄。舌苔腻微黄，脉虚弱。

与麸炒枳实、砂仁、麸炒白术配伍组成中成药香砂枳术丸。具有健脾开胃，行气消痞功能。用于脾虚气滞，脘腹痞闷，饮食不振，大便溏软。

煨木香

脾虚泄泻、肠鸣腹泻

与苍术、陈皮、茯苓、六神曲等临证配伍组方。具有增强温中止泻功能。用于寒湿中阻，脾胃运化不健，大肠传化失司，大便泄泻，腹痛肠鸣；与肉豆蔻、白术、党参、炮姜等临证配伍组方。具有温补脾胃，固肠止泻功能。用于脾胃虚弱，肠鸣腹泻。

与党参、炒白术、补骨脂、麸炒山药、黄芪、炮姜、酒当归、炒白芍、醋延胡索、地榆炭、煅赤石脂、儿茶、制甘草配伍组成中成药固本益肠片。具有健脾温肾，涩肠止泻功能。用于脾肾阳虚所致的泄泻证。症见腹痛绵绵，大便清稀或有黏液血便，食少腹胀，腰酸乏力，形寒肢冷。舌淡苔白，脉虚；慢性肠炎见上述证候者。

【调剂应付】

1.处方写木香，生木香付木香生品；写炙木香，制木香，煨木香付煨木香。

2.用于胸胁，脘腹胀痛，泻痢后重，食积不消，不思饮食，处方具有行气止痛，健脾消食功能付木香生品；用于脾虚泄泻，肠鸣腹痛，处方具有行气止痛，实肠止泻功能付煨木香。

【备注】

1.商品药材木香国产有云木香、川木香，分一、二等。一般以身干，质坚实，香气浓，油多，无虫蛀，无霉变者为佳。

2.产于印度、巴基斯坦、缅甸者称广木香（此处所产木香多经广州进口，故称）。时下广木香在我国已栽培成功，主产于云南丽江地区和迪庆州者，称云木香；川木香主产四川阿坝甘孜及西藏东部地区。

3.木香多含挥发油，气味芳香浓郁，宜贮存于干燥，密闭环境。长期暴露在空气中易引起走油，质脆易碎等现象。因此，宜选用双层无毒塑料袋承装，袋中放入少量木炭或明矾，置于避光干燥处。贮存温度不宜过高，以免香气走失。木香一般不易生虫，但吸潮后易霉变。

4.老木香形如枯骨，表面灰棕色，断面油性明显，香气浓郁，味辛苦；新木香为圆柱形，表面灰黄色，断面油性较明显，有香气。各档木香泛油，虫蛀程度不一。若发现外表颜色呈棕黑或内色黑褐，即为泛油现象。宜贮存于避光，通风，干燥处。

5.木香含有挥发油，入水煎剂不宜久煎。一般在水煎剂煎得前5~10分钟入药即可。

6. 有研究报道，经过对木香生品，纸煨品，清炒品，麸煨品种挥发油的含量、物理常数（比重、折光率）的测定分析表明，各种炮制品比生品中的挥发油含量有所减少，而挥发油组分无明显变化。

7. 对小鼠肠蠕动作用的观察表明，不同炮制品水煎液对肠蠕动均有促进作用，以清炒最强，麸煨、纸煨次之。离体肠管实验表明，煨木香水煎剂抑制肠管蠕动的作用显著。煨木香的挥发油乳剂对肠蠕动抑制作用，亦较生品显著增强。同时煨制前后的木香，在复方水煎剂中挥发油的层析结果也表明，其挥发油组分已发生变化，认为煨木香的炮制，在于改变挥发油的性质，增强对肠蠕动抑制作用。为临床用于涩肠止泻，选用煨木香入药提供了部分科学依据。

五味子——醋五味子

为木兰科植物五味子的干燥成熟果实，习称「北五味子」。

【处方用名】

五味子、生五味子、北五味子、辽五味、南五味子、山五味、五梅子、炙五味子、制五味子、醋蒸五味子、醋五味、醋五味子。

【饮片性状】

五味子生品：为不规则的球形或扁球形。表面红色、紫红色或暗红色，皱缩，显油润；有的表面为黑红色或出现"白霜"。果肉柔软，种子1~2个，肾形，表面棕黄色，有光泽，种皮薄而脆。果肉气微，味酸；种子破碎后，有香气，味辛，微苦。

醋五味子：形如五味子。表面乌黑色，油润，稍有光泽。有醋香气。

【性味与归经】

酸、甘，温。归肺、心、肾经。

【功效归类】

收涩药·敛肺涩肠药。

【功能与主治】

五味子生品：具有收敛固涩，益气生津功能。用于久嗽虚喘，自汗盗汗，津伤口渴，内热消渴。

醋五味子：增强酸涩收敛作用，涩精止泻，补肾宁心功能更强。用于梦遗滑精，遗尿尿频，久泻不止，心悸失眠。

【应用举例】

五味子生品

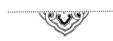

久嗽虚喘

与紫菀、知母、川贝母、桔梗、甘草、阿胶、人参、茯苓配伍组成紫菀汤（《医方集解》）。具有养肺清热，化痰止咳功能。用于肺虚久嗽，咳痰吐血，发热，咳喘等证。

与浙贝母、橘红、款冬花、党参、前胡、苦杏仁、远志、麻黄、马兜铃等配伍组成中成药气管炎咳嗽痰喘丸。具有散风镇咳，祛痰定喘功能。用于外感风邪，肺热脾湿引起的咳嗽痰盛，气促哮喘，不能躺卧，喉中作痒，胸膈满闷，老年痰喘等症。

自汗盗汗

与人参、麦冬、配伍组成生脉散（《内外伤辨惑论》）。具有益气生津，敛阴止汗功能。用于气阴不足证。症见体倦气短懒言，口渴多汗，咽干舌燥，及久咳伤肺，气阴两伤，干咳短气，自汗者。脉虚弱。

与人参、麦冬，黄芪配伍组成中成药强身口服液。具有补气提神，固表止汗，生津止渴功能。用于体质虚弱，心悸气短，虚汗口渴，体疲乏力，食欲不振。

津伤口渴、内热消渴

与山药、黄芪、知母、鸡内金、葛根、天花粉配伍组成玉液汤（《医学衷中参西录》）。具有益气生津，润燥止渴功能。用于消渴证。症见气不布津，肾虚胃燥，口渴引饮，小便数量多，或小便混浊，困倦气短。脉虚细无力。

与红参、黄芪、黄精、茯苓、白术、葛根、黄连、大黄、甘草配伍组成中成药参精止渴丸。具有益气养阴，生津止渴功能。用于气阴两亏，内热津伤所致的消渴证。症见少气乏力，口干多饮，易饥，形体消瘦；2 型糖尿病见上述证候者。

醋五味子

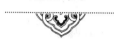

梦遗滑精

与熟地黄、山药、山茱萸、枸杞子、杜仲、牛膝、肉苁蓉、巴戟天、小茴香、茯苓、远志、石菖蒲、大枣配伍组成滋阴大补丸（《成方切用》）。具有滋养心肾，并补阴阳功能。用于心肾两虚，失眠健忘，腰膝酸软、遗精白浊，瘦弱食减，衰弱无力等症。

与枸杞子、女贞子、制附子、炒芡实、炒车前子、炒补骨脂、覆盆子、桑椹、沙苑子、炒韭菜子、淫羊藿、金樱子配伍组成中成药益肾灵颗粒。具有温阳补肾功能。用于肾气亏虚，阳气不足所致的阳痿，早泄，遗精或弱精症。

遗尿尿频

与熟地黄、菟丝子、白术、益智、补骨脂、附子、茯苓、韭菜子配伍组成巩堤丸（《景岳全书》）。具有温补肾脾功能。用于膀胱不摄所致的小便不禁。

与鹿茸、菟丝子、淫羊藿、枸杞子、炮穿山甲、王不留行、地龙、虎杖、木通、萹蓄、车前子、黄柏、白花蛇舌草、黄芪、茯苓、莱菔子、蜈蚣、甘草配伍组成中成药前列回春胶囊。具有益肾活血，清热通淋功能。用于肾气不足，湿热瘀阻所致的淋证。症见尿频，尿急，尿痛，排尿滴沥不爽，阳痿早泄；慢性前列腺炎见上述证候者。

久泻不止

与党参、山药、莲子肉、山茱萸、补骨脂、巴戟天、菟丝子、肉豆蔻、陈皮、砂仁、车前子配伍组成脾肾双补丸（《先醒斋医学广笔记》）。具有补脾健肾，涩肠固脱功能。用于脾肾虚弱，腹痛久泻等。

与煨肉豆蔻、盐炒补骨脂、制吴茱萸、去核大枣配伍组成中成药四神丸。具有温肾散寒，涩肠止泻功能。用于肾阳不足所致的泄泻证。症见肠鸣腹胀，五更溏泄，食少不化，久泻不止，面黄肢冷。

心悸失眠

与人参、茯苓、玄参、丹参、桔梗、远志、酒当归、麦冬、天冬、柏子仁、酸枣仁、地黄配伍组成天王补心丹（《校注妇人良方》）。具有滋阴清热，养血安神功能。用于阴虚血少，神志不安证。症见心烦心悸，虚烦神疲，梦遗健忘，手足心热，口舌生疮。舌红少苔，脉细而数。

与炒酸枣仁、川芎、知母、麦冬、制何首乌、丹参、茯苓配伍组成中成药安神胶囊。具有补血滋阴，养血安神功能。用于阴血不足，失眠多梦，心悸不宁，五心烦热，盗汗耳鸣。

【调剂应付】

1. 处方写五味子，生五味子付五味子生品；写炙五味子，制五味子，醋蒸五味子，醋五味子付醋五味子。

2. 用于久嗽虚喘，自汗盗汗，津伤口渴，内热消渴，处方具有收敛固涩，益气生津功能付五味子生品；用于梦遗滑精，遗尿尿频，久泻不止，心悸失眠，处方具有涩精止泻，补肾宁心功能付醋五味子。

3. 处方写五味子多付北五味子，除特殊标注必需应用南五味子者例外。

【备注】

1. 商品药材五味子以个大，色紫红，肉厚，柔润光泽，气味浓者为佳。北五味子按其果实表面颜色和干瘪粒的多少，分为两个质量等级。一等，为不规则球形或椭圆形。表面紫红色或暗紫色，皱缩，肉厚，质柔润。果肉味酸，种子有香气。干瘪粒率不超过 2%；二等，表面黑红色或淡红色，皱缩，肉较薄，干瘪粒率不超过 20%。

2. 五味子不易虫蛀，但含有较多的糖分和树脂状物质，在冬季往往不易干透，到夏季吸湿返潮，发热，变色，霉变。五味子受潮霉变常粘连结块，表面出现霜样霉膜。南五味子粒小，肉薄，干硬不易萌霉。北五味子肉厚，质润多汁易霉变，所以必需晒干后贮存于阴凉，干燥，通风处。

3. 入水煎剂宜捣碎。

4. 研究表明，经炒制、酒蒸、醋蒸后的五味子，具有保肝作用的木脂类成分，煎出量均较生品提高，说明古人认为五味子"入补药熟用"具有一定道理。醋五味子中有机酸的煎出量较生品显著增加，这与醋制品可增强收敛作用的传统之说相符合。药理研究表明，五味子生品及炮制品，均有明显的保肝作用，对不同原因导致的小鼠肝损伤，均有较好的保护作用，其中醋五味子作用最强，这与"醋制入肝经"的中医理论相一致。止咳祛痰平喘实验表明，五味子炮制后止咳作用明显减弱，主要是因为挥发油中的萜类止咳成分，在炮制后质和量都发生了变化，与"入嗽药生用"的古代认识相吻合。

车前子 —— 盐车前子

为车前科植物车前或平车前的干燥成熟种子。

【处方用名】

车前子、生车前子、车前仁、车轱轮菜子、猪耳朵棵子、风眼前仁、炒车前子、炒车前、炙车前子、制车前子、盐制车前子、盐炒车前子、盐车前子。

【饮片性状】

车前子生品：为椭圆形、不规则长圆形或三角状圆形，略扁。表面黄棕色至黑褐色，有细皱纹，一面有灰白色凹点状种脐。质硬。气微，味淡，嚼之带黏性。

盐车前子：形同车前子。表面黑褐色。气微香，味微咸。

【性味与归经】

甘，寒。归肝、肾、肺、小肠经。

【功效归类】

利水渗湿药·利尿通淋药。

【功能与主治】

车前子生品：味甘性寒。具有清热利水通淋，渗湿止泻，明目，祛痰功能。用于热淋涩痛，水肿胀满，暑湿泄泻，目赤肿痛，痰热咳嗽。

盐车前子：经盐炒制后，药味甘微咸，性寒偏平和，泄热而不伤阴，并引药下行，增强在肾经的作用。用于肾虚水肿，眼目昏暗，虚痨梦泄。

【应用举例】

车前子生品

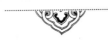

热淋涩痛

与木通、瞿麦、萹蓄、滑石、制甘草、煨大黄、栀子配伍组成八正散（《太平惠民和剂局方》）。具有清热泻火，利水通淋功能。用于湿热下注，发为热淋，石淋证。症见尿频涩痛，淋沥不畅，甚或癃闭不通，小腹胀满，口燥咽干。舌红苔黄，脉数实。

与萹蓄、栀子、盐黄柏、盐知母、制大黄、益母草、牡丹皮、制附子、甘草配伍组成中成药复肾宁片。具有清热利湿，通阳化瘀功能。用于湿热下注，瘀血阻滞的热淋证。症见尿频，尿急，尿痛，腰痛；慢性尿路感染（急慢性膀胱炎、急慢性肾盂肾炎）见上述证候者。

水肿胀满

与熟地黄、山药、川牛膝、山茱萸、泽泻、茯苓、牡丹皮、官桂、炮附子配伍组成济生肾气丸（《济生方》）。具有温补肾阳，利水消肿功能。用于肾阳不足，小便不利，腰重脚肿，或全身水肿。

与熟地黄、制山茱萸、牡丹皮、山药、茯苓、泽泻、肉桂、制附子、牛膝配伍组成中成药济生肾气丸。具有温肾化气，利水消肿功能。用于肾阳不足，水湿内停所致的肾虚水肿，腰膝酸重，小便不利，痰饮咳喘。

暑湿泄泻

与茯苓、猪苓、人参、香薷配伍组成车前子散（《杨氏家藏方》）。具有解暑益气，利水止泻功能。用于小儿伏暑吐泻，烦渴引饮，小便不通。

与苦参、黄连、黄芩、白芍、金银花、甘草、颠茄流浸膏配伍组成复方苦参肠炎康片。具有清热燥湿止泻功能。用于湿热泄泻证。症见泄泻急迫或泻而不爽，肛门灼热，腹痛，小便短赤；急性肠炎见上述证候者。

目赤肿痛

与栀子、决明子、甘草、秦皮、黄连、赤芍、微炒大黄、川芎、竹叶配伍组成车前子散（《太平圣惠方》）。具有疏风清热，解毒泻肝明目功能。用于因肝风热邪所致的眼球猝生翳障，疼痛。

与桔梗、熟大黄、天花粉、石膏、麦冬、玄参、栀子、蒺藜、蝉蜕、甘草、陈皮、菊花、当归、黄芩、赤芍、黄连、枳壳、薄荷脑、连翘、荆芥油配伍组成中成药明目上清片。具有清热散风，明目止痛功能。用于外感风热所致的暴发火眼，红肿作痛，头晕目眩，眼边刺痒，大便燥结，小便赤黄。

痰热咳嗽

与大黄、五味子配伍研末为丸（《太平圣惠方》）。具有清肺热功能。用于肺热咳嗽证。症见肺脏气实，心胸壅闷，咳嗽喘促，大肠气滞。

与熟地黄、附片、牡丹皮、牛膝、盐补骨脂、砂仁、茯苓、盐益智、肉桂、山药、泽泻、金樱子肉配伍组成中成药固肾定喘丸。具有温肾纳气，健脾化痰功能。用于肺脾气虚，肾不纳气所致的咳嗽，气喘，动则尤甚；慢性支气管炎，肺气肿，支气管哮喘见上述证候者。

盐车前子

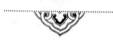

肾虚水肿

与炮附子、茯苓、泽泻、山茱萸、炒山药、牡丹皮、官桂、川牛膝、熟地黄配伍组成加味肾气丸（《严氏济生方》）。具有温补肾阳，利水消肿功能。用于肾阳不足，水湿内停证。症见肾虚腰重，水肿，小便不利。

与地黄、山药、酒萸肉、茯苓、牡丹皮、泽泻、桂枝、制附子、牛膝配伍组成中成药金匮肾气丸。具有温肾补阳，化气行水功能。用于肾虚水肿，腰膝酸软，小便不利，畏寒肢冷。

眼目昏暗

与熟地黄、菟丝子配伍组成驻景丸（《证治准绳》）。具有补肝肾，滋阴明目功能。用于肝肾不足，视力不佳，视物昏花，或生目翳，迎风流泪。

与熟地黄、盐菟丝子、枸杞子、五味子、白芍、黄精、黄芪、党参、川芎、菊花、炒决明子、密蒙花、炒鸡内金、金荞麦、山楂、升麻配伍组成中成药金花明目丸。具有补肝，益肾，明目功能。用于老年性白内障早、中期属肝肾不足，阴血亏虚证。症见视物模糊，头晕耳鸣，腰膝酸软。

虚痨梦泄

与菟丝子、枸杞子、覆盆子、五味子配伍组成五子衍宗丸（《证治准绳》）。具有补肾益精，固精功能。用于肾虚证。症见腰痛遗精，阳痿早泄，精冷不育，妇女不孕，尿后余沥等证。

与枸杞子、炒菟丝子、覆盆子、蒸五味子配伍组成中成药五子衍宗丸。具有补肾益精功能。用于肾虚精亏所致的阳痿不育，遗精早泄，腰痛，尿后余沥。

【 调剂应付 】

1. 处方写生车前子付车前子生品；写车前子，制车前子，盐车前子付盐车前子。

2. 用于热淋涩痛，水肿胀满，暑湿泄泻，目赤肿痛，痰热咳嗽，处方具有清热利水通淋，渗湿止泻，明目，祛痰功能付车前子生品；用于肾虚水肿，眼目昏暗，虚痨梦泄，处方具有泄热而不伤阴，引药下行增强在肾经的作用付盐车前子。

【 备注 】

1. 商品药材车前子有车前（大粒车前）、平车前（小粒车前）两种规格，车前主产南方各省；平车前以华北、东北、西北地区所产为主。两种规格，均为统装货。以籽粒饱满，质地坚硬，大小均匀，身干，无杂质者为佳。

2. 炒车前子属盐制饮片，容易吸收空气中的水分而受潮，因温度过高使盐分从表面析出。再者车前子籽粒细小，虫蛀后常吐丝成串或结块，故应贮存于通风，干燥，防潮处。

3. 车前子粒小质轻，含有黏液质，与群药同煎时易引起糊化结底，及使药液溢出等现象。为此，传统认为应用水煎剂时，用细纱布包煎。近年有人根据临床用药车前子生品、炒车前子、盐车前子进行包煎与不包煎的对比试验。结果表明，在糊化结底方面，同一品种包煎与不包煎无明显差异。但生品与炮制品两者差异明显，生品糊化强，易结底，炮制品无糊化现象。因此，包煎适用于生品，而炮制品无需用细纱布包煎。

4. 车前子含多种黄酮成分和多量黏液质，并含车前烯醇酸，琥珀酸，腺嘌呤，车前糖，胆碱等。为探索炮制品对车前子中黄酮类成分的影响，分别对车前子生品、盐制品、清炒品提取物黄酮类作定向性反应，均为正反应。纸层析、紫外光谱、红外光谱比较，结果都一致。黄酮类成分定量分析表明，清炒品含量较高，盐制品次之，生品较低，即清炒和盐制可提高黄酮类成分含量。表现为寒性稍缓，渗湿止泻作用增强。

5. 车前子以酒制和炒制法出现最早，历代也以炒制和酒制炮制方法应用较普遍。今时以盐制和炒制较常用，《中国药典·一部》只收载车前子生品和盐制品两个炮制品种。

瓦楞子 —— 煅瓦楞子

为蚶科动物毛蚶、泥蚶或魁蚶的贝壳。

【处方用名】

瓦楞子、生瓦楞子、瓦屋子、瓦垄子、毛蚶、蚶壳、蚶子壳、煅瓦楞、煅瓦楞子。

【饮片性状】

瓦楞子生品：为不规则碎片或粒状。白色或灰白色，较大碎块仍显瓦楞线，有光泽。质坚硬，研粉后为白色无定形粉末。气微，味淡。

煅瓦楞子：为不规则碎片或颗粒。灰白色，光泽消失。质地酥脆，研粉后为灰白色或深灰色、灰白色，无定形粉末，无颗粒。

【性味与归经】

咸，平。归肺、胃、肝经。

【功效归类】

化痰止咳平喘药·清化热痰药。

【功能与主治】

瓦楞子生品：具有消痰化瘀，软坚散结功能。用于顽痰胶结，黏稠难咯，瘿瘤瘰疬，癥瘕痞块。

煅瓦楞子：煅制后质地酥脆，便于粉碎入药。具有制酸止痛功能。用于胃痛泛酸。

【应用举例】

瓦楞子生品

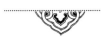

顽痰胶结、黏稠难咯

与瓜蒌、陈皮配伍组成瓦粉瓜蒌丸（《古今医统》）。具有化痰散结，理气宽胸功能。用于顽痰结滞，咯吐难出，久咳不已，气塞烦闷，痰火痨嗽。

瘿瘤瘰疬

与海藻、蛤壳、昆布、文蛤、诃子、五灵脂、猪靥、浙贝母等配伍组成含化丸（《证治准绳》）。具有消痰散瘀，软坚散结功能。用于瘿瘤瘰疬。

癥瘕痞块

与香附、桃仁、牡丹皮、川芎、大黄、当归、红花配伍组成瓦楞子丸（《女科指掌》）。具有活血散结，调经止痛功能。用于临经阵痛血不行，按之硬满，属实痛者。

煅瓦楞子

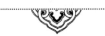

胃痛泛酸

与海螵蛸、木香、延胡索、甘草配伍组成甘楞散（《奇效良方》）。具有制酸止痛功能。用于肝郁气滞，胃脘疼痛，呕吐酸水等症。

与海星、陈皮炭、煅牡蛎、黄芪、炒白术、枯矾、干姜、胡椒配伍组成中成药海洋胃药。具有益气健脾，温中止痛功能。用于脾胃虚弱所致的胃脘疼痛，呕吐吞酸，喜温喜按，大便不调；胃及十二指肠溃疡见上述症候者。

【调剂应付】

1. 处方写瓦楞子，生瓦楞子付瓦楞子生品；写煅瓦楞子付煅瓦楞子。

2. 用于顽痰胶结，黏稠难咯，瘿瘤瘰疬，癥瘕痞块，处方具有消痰化瘀，软坚散结功能付瓦楞子生品；用于胃痛泛酸，处方具有制酸止痛功能付煅瓦楞子。

【备注】

1. 商品瓦楞子不分等级，均为统装货。以个头均匀，清洁，无残肉，无沙土者为佳。

2. 入水煎剂宜捣碎，先煎。

3. 瓦楞子主含碳酸钙，煅制后生成氧化钙，氧化钙较碳酸钙易于吸收，从而增强制酸的作用。

研究表明，不同产地的瓦楞子经煅制后，砷的含量均呈下降趋势。与生品相比，降低均为 40.7%~96.3%，且由于煅制时间越长，砷含量降低越明显。比较瓦楞子生品及煅制品中钙盐的含量，结果煅制品中钙盐含量较生品显著升高；水煎液中钙盐差异更为显著，煅制品是生品的 4.6 倍。证明瓦楞子煅制后，有利于有效成分的煎出从而提高疗效。

水蛭｜烫水蛭

为水蛭科动物蚂蟥、水蛭或柳叶蚂蟥的干燥全体。

【处方用名】

水蛭、生水蛭、蚂蟥、马条、马虫黄、蟆蜞、蚂蟥蜞、肉钻子、炙水蛭、制水蛭、炒水蛭、烫水蛭。

【饮片性状】

水蛭生品：为不规则小段。扁平，有环纹，背部褐色，腹部黄棕色。质韧，有腥气。

烫水蛭：为不规则扁块状或圆柱形，略鼓起。表面棕黄色至黑褐色，附有少量白色滑石粉。断面松泡，灰白色至焦黄色，气微腥。

【性味与归经】

咸、苦，平；有小毒。归肝经。

【功效归类】

活血化瘀药·破血消癥药。

【功能与主治】

水蛭生品：具有破血通经，逐瘀消癥功能。因药力峻猛，多入水煎剂。用于血瘀经闭，癥瘕痞块，中风偏瘫，跌打损伤。

烫水蛭：经烫制后，质地变得酥脆，易于粉碎，多入丸散剂。药性较生品缓和，功能与主治同生品。

67

【应用举例】

水蛭生品

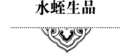

血瘀经闭、癥瘕痞块

与黄芪、莪术、当归、知母、桃仁配伍组成理冲丸（《医学衷中参西录》）。具有破血逐瘀功能。用于妇女经闭不行或产后恶露不尽，结为癥瘕，以致阴虚作热，阳虚作冷，食少痨嗽，虚证沓来。

与熟大黄、炒土鳖虫、炒虻虫、炒蛴螬、煅干漆、桃仁、地黄、白芍、黄芩、炒苦杏仁、甘草配伍组成中成药大黄䗪虫丸。具有活血破瘀，通经消癥功能。用于瘀血内停所致的癥瘕，闭经证。症见腹部肿块，肌肤甲错，面部黯黑，潮热羸瘦，经闭不行。

中风偏瘫

与虻虫、黄芪、川芎、桃仁、大黄配伍组成加味抵当汤煎剂（《北京中医》·董荣芬方）。用于缺血性中风。经与对照组治疗，临床症状和血流变指标均获得改善。

与人参、全蝎、赤芍、蝉蜕、土鳖虫、蜈蚣、檀香、降香、制乳香、炒酸枣仁、冰片配伍组成中成药通心络胶囊。具有益气活血，通络止痛功能。用于冠心病心绞痛属心气虚乏，血瘀络阻证。症见胸部憋闷，刺痛，绞痛，固定不移，心悸自汗，气短乏力。舌质紫黯或有瘀斑，脉细涩或结代。亦用于气虚血瘀络阻型中风病。症见半身不遂或偏身麻木，口舌歪斜，语言不利。

跌打损伤

与没药、乳香、血余炭配伍组成接骨如神散（《普济方》）。具有活血续伤，消肿止痛功能。用于跌打损伤，筋伤骨折所致的瘀肿疼痛。

【调剂应付】

1.处方写生水蛭付水蛭生品；写水蛭，制水蛭，烫水蛭付烫水蛭。

2.用于血瘀经闭，癥瘕痞块，中风偏瘫，跌打损伤，处方具有破血痛经，逐瘀消癥功能入水煎剂付水蛭生品；烫水蛭功能主治与生品相同，一般多入丸散制剂。

【备注】

1. 商品药材水蛭不分等级，为统装货。以身干，条形整齐，扁平，黑褐色，断面不平坦，无明显胶质，腹中无泥土，无杂质者为佳。

2. 水蛭干品易吸湿受潮和虫蛀，宜贮存于通风，阴凉，干燥处。平时做好防霉变，防虫蛀的养护工作。

3. 与花椒同斗贮存，可防虫蛀。

4. 研究者对水蛭及炮制品中氨基酸的分析结果认为，清炒品与砂炒品氨基酸总量和人体必需氨基酸总量相比，均较生品大为降低；而滑石粉炒后氨基酸总量和人体必需氨基酸总量相比有所增加。因此，作为破血逐瘀药的水蛭，临床应用以滑石粉炒制为宜。

5. 据实验研究及临床应用经验均证明，水蛭毒性极低，烫后虽然实现易碎、矫味，但也会降低其疗效。有人建议利用粉碎机将其制粉，装入胶囊中吞服，这种做法既可以保持药效，也便于服用。研究结果认为，水蛭素是抗凝血的活性成分，遇热易受破坏，故在抗凝方面宜用生品。

升麻—蜜升麻

为毛茛科植物大三叶升麻、兴安升麻或升麻的干燥根茎。

【处方用名】

升麻、生麻、川升麻、绿升麻、花生麻、北升麻、关升麻、炙升麻、制升麻、蜜制升麻、蜜升麻。

【饮片性状】

升麻生品：为不规则则的厚片。表面黑褐色或棕褐色，粗糙不平，有坚硬的细须根残留。上面有数个圆形空洞和茎基痕，洞内壁显网状沟纹。下面凹凸不平，具须根痕。体轻，质坚硬，不易折断。断面不平坦，有裂隙，纤维性，黄绿色或淡黄白色。气微，味微苦而涩。

蜜升麻：形如升麻切片。表面黄棕色或棕褐色，味甜而微苦。

【性味与归经】

辛、微甘，微寒。归肺、脾、胃、大肠经。

【功效归类】

解表药·发散风热药。

【功能与主治】

升麻生品：具有发表透疹，清热解毒功能。用于风热头痛，齿痛，口疮，咽喉肿痛，麻疹不透，阳毒发斑。

蜜升麻：具有升举阳气功能。用于脱肛，子宫脱垂。

升麻生品

风热头痛

与葛根、白芷、薄荷、石膏、陈皮、川芎、制半夏、甘草配伍组成升麻芷葛汤（《审视瑶函》）。具有辛凉解肌，散风止痛功能。用于阳明经头风头痛，身热口渴。

与磁石、石膏、滑石、南寒水石、硝石、芒硝、栀子、竹心、穿心莲、珍珠层粉、沉香、人工牛黄、冰片配伍组成中成药新雪颗粒。具有清热解毒功能。用于外感热病，热毒壅盛证。症见高热，烦躁；扁桃体炎，上呼吸道感染，气管炎，感冒见上述证候者。

齿痛、口疮、咽喉肿痛

与当归身、黄连、地黄、牡丹皮配伍组成清胃散（《脾胃论》）。具有清胃凉血功能。用于胃热证。症见牙痛牵引头痛，面颊发热，其牙喜冷恶热，或牙宣出血，或牙龈红肿溃烂，或唇舌颊腮肿痛，口气热臭。舌红苔黄，脉滑大而数。

与大黄、黄芩、龙胆、黄柏、栀子、知母、防风、陈皮、白芷、冰片、薄荷脑、地黄、石膏配伍组成中成药唇齿清胃丸。具有清胃火功能。用于由胃火引起的牙龈肿痛，口干唇裂，咽喉痛。

麻疹不透、阳毒发斑

与葛根、前胡、苦杏仁、桔梗、枳壳、荆芥穗、防风、薄荷、木通、连翘、牛蒡子、淡竹叶、甘草配伍组成宣毒发表汤（《痘疹仁端录》）。具有疏风解表，透疹解毒功能。用于麻疹初起，欲出不出者。

蜜升麻

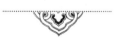

脱肛、子宫下垂

与人参、制黄芪、制甘草、白术配伍组成举元煎（《景岳全书》）。具有益气升提功能。用于中气不足证。症见气虚下陷，血崩，血脱，亡阳垂危之证。

与制黄芪、党参、制甘草、炒白术、当归、柴胡、陈皮配伍组成中成药补中益气丸。具有补中益气，升阳举陷功能。用于脾胃虚弱，中气下陷所致的泄泻，脱肛，阴挺证。症见体倦乏力，食少腹胀，便溏久泻，肛门下坠或脱肛，子宫脱垂。

【调剂应付】

1. 处方写升麻，生升麻付升麻生品；写制升麻，蜜升麻付蜜升麻。

2. 用于风热头痛，齿痛，口疮，咽喉肿痛，麻疹不透，阳毒发斑，处方具有清热解毒，发表透疹功能付升麻生品；用于脱肛，子宫脱垂，处方具有升举阳气功能付蜜升麻。

【备注】

1. 商品药材升麻按产地分关升麻（大三叶升麻）、北升麻（兴安升麻）和川升麻（升麻）3 个品种，均为统装货。饮片以不规则结节状，皮黑，肉黄色或带绿，体轻，质坚硬，断面为丝瓜网状者为佳。

2. 升麻生品与蜜制品，因功效不同应分斗贮存。贮存条件宜通风,干燥。

3. 升麻主含有机酸和酚类成分，有机酸和酚类成分具有抗炎，解热，解毒作用。因此，用其清热解毒是多用生品；蜜制后，升麻中阿魏酸和酚类成分含量升高，致使对肠管、子宫、膀胱、支气管作用增强，消化道的腺体分泌增多。故蜜制升麻对平滑肌的镇痛、镇静作用增强。

综上通过有机酸和酚类的变化和药理作用，证明了升麻"清热解毒生用，升阳举陷蜜制用"传统理论的合理性。

4. 采用小鼠福尔马林致痛反应、热板法、醋酸扭体实验和小鼠自发活动及举双肢法，观察升麻和兴安升麻生品与蜜制品的镇痛和镇静活性。结果表明，升麻和兴安升麻蜜制品的镇痛和镇静活性，均明显强于各自的生品。

丹参——酒丹参

为唇形科植物丹参的干燥根和根茎。

【处方用名】

丹参、紫丹参、血参、赤参、炙丹参、制丹参、酒制丹参、酒丹参。

【饮片性状】

丹参生品：为类圆形或椭圆形的厚片。外表皮棕红色或暗红色，粗糙，具纵皱纹。断面有裂隙或略平整而致密，有的为角质样。皮部棕红色，木部灰黄色或紫褐色，有黄白色放射状纹理。气微，味微苦涩。

酒丹参：形如丹参切片。表面红褐色，略具酒香气。

【性味与归经】

苦，微寒。归心、肝经。

【功效归类】

活血化瘀药·活血调经药。

【功能与主治】

丹参生品：其性偏寒凉，具有活血祛瘀，清心除烦，凉血消痈功能。用于胸痹心痛，脘腹胁痛，癥瘕积聚，热痹疼痛，心烦不眠，疮疡肿痛。

酒丹参：借酒之辛散之力，缓和丹参寒凉之性，增强活血祛瘀，通经止痛功能。用于月经不调，痛经经闭。

【应用举例】

丹参生品

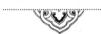

胸痹心痛

与瓜蒌、薤白、炒酸枣仁、党参、制鳖甲、半夏、川楝子、郁金、远志配伍组成心绞痛方（《中药方剂学》）。具有通阳祛痰，活血止痛功能。用于冠心病心绞痛。

与三七、冰片配伍组成中成药复方丹参滴丸。具有活血化瘀，理气止痛功能。用于气滞血瘀所致的胸痹证。症见胸闷，心前区刺痛；冠心病心绞痛见上述证候者。

脘腹胁痛

与檀香、砂仁配伍组成丹参饮（《时方歌括》）。具有活血祛瘀，行气止痛功能。用于血瘀气滞之心胃诸痛。

与柴胡、灵芝、五味子配伍组成中成药五灵丸。具有疏肝益脾活血功能。用于乙型慢性活动性及迁延性肝炎属肝郁夹瘀证。症见纳呆，腹胀嗳气，疲乏无力。

癥瘕积聚

与当归、乳香、没药配伍组成活络效灵丹（《医学衷中参西录》）。具有活血祛瘀，通络止痛功能。用于气血凝滞证。症见心腹疼痛，腿痛臂痛，及风湿痹痛，跌打瘀肿，癥瘕积聚及疮疡初起等。

与苦参、山豆根、半枝莲、三棱、莪术、补骨脂、乌梅、白扁豆、苦杏仁、防己配伍组成中成药参莲胶囊。具有清热解毒，活血化瘀，软坚散结功能。用于气滞血瘀，热毒内阻而致的中晚期肺癌、胃癌的辅助治疗。

热痹疼痛

与苍术、粉萆薢、薏苡仁、防己、忍冬藤、防风、黄柏等临证配伍组方。具有祛风除湿，清热消肿，通络定痛功能。用于湿热阻络所致的痹病。

与夏枯草、土茯苓、防己、薏苡仁、当归、泽兰、川牛膝、丝瓜络、豨莶草、黄芪、女贞子、枸骨叶配伍组成中成药滑膜炎颗粒。具有清热祛湿，活血通络功能。用于湿热闭阻，瘀血阻络所致的痹病。症见关节肿胀疼痛，痛有定处，屈伸不利；急、慢性滑膜炎及膝关节术后见上述症候者。

心烦不眠

与犀角（现用水牛角代）、玄参、麦冬、金银花、地黄、竹叶心、连翘、黄连配伍组成清营汤（《温病条辨》）。具有清营解毒，透热养阴功能。用于邪热初入营分。症见身热夜甚，口渴或不渴，时有谵语，心烦不眠，或斑疹隐隐。舌绛而干，脉细数。

与当归、川芎、地龙、牡丹皮、地黄、炒酸枣仁、柏子仁、茯苓、陈皮、竹茹配伍组成中成药脑震宁颗粒。具有凉血止血，化瘀通络，养血安神功能。用于瘀血阻络型脑外伤证。症见头痛，头晕，烦躁，心悸，健忘，失眠。

疮疡肿痛

与黄芪、白芍、甘草、乳香、没药、天花粉配伍组成内托生肌散（《医学衷中参西录》）。用于疮疡破溃后，气血亏损不能化脓生肌，或其疮数年不愈，外边疮口甚少，里面溃烂甚大，且有串至他处，不能敷药者。

与川芎、当归、红花、黄连、芦荟、没药、乳香、三七、麝香、朱砂配伍组成中成药麝香三妙膏。具有消肿，解毒，止痛功能。用于乳痈，疖肿，疔毒，疮疡，黄水疮等。

酒丹参

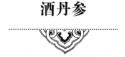

月经不调

以本品不拘多少，为末，酒调下，方名丹参散（《妇人大全良方》）。用于妇人经脉不调，或前或后，或多或少，产前胎不安，产后恶血不下诸症。

与当归、熟地黄、醋炒五灵脂、山楂炭、川芎、肉桂、木香、益母草、青皮、白芍、炮姜、醋香附、茺蔚子、延胡索、红花配伍组成中成药痛经丸。具有温经活血，调经止痛功能。用于下焦寒凝血瘀所致的痛经，月经不调。症见经行错后，经量少有血块，行经小腹冷痛、喜暖。

痛经经闭

与当归、地黄、赤芍、沙参、麦冬、枸杞子、川楝子、红藤、败酱草等临证配伍组方（《现代名医临证心得》·朱小南方）。具有清热凉血通瘀功能。用于热结血滞型闭经证。症见发热，口干咽痛，腹痛，经闭，尿赤。舌红，苔少或薄少津，脉弦细带数。

与去毛鹿茸、制淫羊藿、仙茅、续断、桑寄生、菟丝子、枸杞子、覆盆子、山药、去芯莲子、茯苓、黄芪、白芍、炒酸枣仁、赤芍、鸡血藤、钩藤配伍组成中成药调经促孕丸。具有温肾健脾，活血调经功能。用于脾肾阳虚，瘀血阻滞所致的月经不调，经闭，痛经，不孕证。症见月经错后，经水量少，有血块，行经小腹冷痛，经水日久不行，久不受孕，腰膝冷痛。

【调剂应付】

1. 处方写丹参，生丹参付丹参生品；写炙丹参，制丹参，酒丹参付酒丹参。

2. 用于胸痹心痛，脘腹胁痛，癥瘕积聚，热痹疼痛，心烦不眠，疮疡肿痛，处方具有活血祛瘀，清心除烦，凉血消痈功能付丹参生品；用于月经不调，痛经经闭，处方具有活血祛瘀，通经止痛功能付酒丹参。

【备注】

1. 商品药材丹参因产地不同分为，丹参、南丹参、甘肃丹参。皆以表面紫红，条粗，质坚实者为佳。

2. 商品药材丹参野生品和栽培品两种规格，其形态简述如下。

（1）野生品：表面棕红色或暗棕红色，粗糙，具纵皱纹。老根外皮疏松，常成鳞片状剥落，质硬而脆，断面疏松，有裂隙或略平整而致密，皮部棕红色，木部灰黄色或紫褐色，导管束黄白色放射状排列。气微，味微苦涩。

（2）栽培品：较粗壮直径 0.5~1.5cm。表面红棕色，具纵皱纹，外皮紧贴不易剥落，质坚实，断面较平整，略呈角质样。

3. 丹参所含菲醌类成分具有不稳定性，温度、湿度、贮存时间对丹参质量影响较大。贮存温度在 30℃ 以下，相对湿度 70%~75%，安全水分在 11%~14% 之间为宜。平时做好防霉变，虫蛀，腐烂，泛油等养护工作。贮存时间不宜过长，以 1~2 年为宜。贮存时间过长则表皮部位颜色变浅，肉质部色泽变深，且角质化，丹参酮降解。

4. 不宜与藜芦配伍同用。

5. 对丹参饮片及不同炮制品中，水溶性总酚的含量测定结果表明，丹参饮片经酒、醋制或炒炭后，水溶性总酚浸出量显著增高，说明丹参经酒、醋等辅料炮制后，能显著提高丹参水溶性总酚浸出量，与文献所载，酒制助其活血调经，能增强活血，镇痛作用相符。

生品丹参经黄酒、白酒制后的水煎液，和生品丹参醇提液均有明显降低全血黏度、血浆黏度、红细胞压积、血沉、血浆总蛋白、纤维蛋白原、红细胞电泳、聚集指数等作用；酒制与生品丹参水煎液比较，均有增强趋势，说明酒制确有增强丹参活血作用，并且白酒较黄酒制作用稍好。

乌梅——乌梅肉 乌梅炭

为蔷薇科植物梅的近成熟果实。

【处方用名】

乌梅、乌梅果、乌梅实、青梅、梅实、梅子、酸梅、熏梅、乌梅肉、乌梅炭。

【饮片性状】

乌梅生品：为球形或扁球形。表面乌黑色或棕黑色，果肉柔软，皱缩不平，基部有圆形果梗痕。果核坚硬，椭圆形，棕黄色，表面有凹点。种子扁卵形，淡黄色。气微，味极酸。

乌梅肉：为不规则块状。乌黑色或棕黑色。质柔软。去核，味极酸。

乌梅炭：形如乌梅。皮肉鼓起，质较脆，表面焦黑色。味酸略有苦味。

【性味与归经】

酸、涩，平。归肝、脾、肺、大肠经。

【功效归类】

收涩药·敛肺涩肠药。

【功能与主治】

乌梅生品(包括乌梅肉)：具有生津止渴，敛肺止咳，温脏安蛔功能。用于虚热消渴，肺虚久咳，蛔厥呕吐腹痛。

乌梅炭：涩性增强。具有涩肠止泻功能。用于久泻久痢。

【应用举例】

乌梅生品（包括乌梅肉）

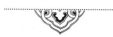

虚热消渴

与天花粉、人参、麦冬、黄芪、葛根配伍组成玉泉丸（《沈氏尊生书》）。具有生津止渴功能。用于消渴病。症见烦渴多饮。

与天花粉、葛根、地黄、五味子、人参、麦冬、茯苓、黄芪、甘草配伍组成中成药玉泉胶囊。具有生津止渴，清热除烦，养阴益气功能。用于气阴不足型糖尿病。症见口渴多饮，消食善饥；糖尿病属上述症候者。

肺虚久咳

与人参、款冬花、桑白皮、桔梗、五味子、阿胶、贝母、罂粟壳配伍组成九仙散（《卫生宝鉴》）。具有敛肺止咳，益气养阴功能。用于久咳肺虚证。症见久咳不已，咳甚则气喘自汗，痰少而黏，脉虚数。

与陈皮、党参、川贝母、法半夏、甘草、食盐配伍组成中成药参贝陈皮颗粒。具有止咳化痰，生津消渴功能。用于肺虚咳嗽，津少口渴。

蛔厥呕吐腹痛

与细辛、干姜、当归、制附子、花椒、桂枝、黄柏、黄连、人参配伍组成乌梅丸（《伤寒论》）。具有温脏安蛔功能。用于蛔厥证。症见烦闷呕吐，时发时止，得食即吐，甚则吐蛔，手足厥逆，腹痛时作。脉伏或弦紧。

与花椒、细辛、黄连、黄柏、干姜、制附子、桂枝、人参、当归配伍组成中成药乌梅丸。具有缓肝调中，清上温下功能。用于蛔厥，久痢，厥阴头痛证。症见腹痛下痢，巅顶头痛，时发时止，燥烦呕吐，手足厥冷。

乌梅炭

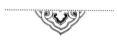

久泻久痢

与黄连、黄柏、艾叶、炮姜配伍组成连梅丸（《杨氏家藏方》）。具有清热止痢功能。用于小儿下痢赤白，脐腹疼痛，里急后重。

与干姜、黄连、罂粟壳、木香、延胡索配伍组成中成药固肠止泻丸（结肠炎丸）。具有调和肝脾，涩肠止痛功能。用于肝脾不和所致的泄泻证。

症见腹痛腹泻，两胁胀满；慢性结肠炎见上述证候者。

【调剂应付】

1. 处方写乌梅付乌梅生品；写乌梅肉付乌梅肉；写乌梅炭付乌梅炭。

2. 用于虚热消渴，肺虚久咳，蛔厥呕吐腹痛，处方具有生津止咳，敛肺止咳，温脏安蛔功能付乌梅生品或乌梅肉；用于久泻久痢，处方具有涩肠止泻功能付乌梅炭。

【备注】

1. 商品药材乌梅为统装货，分乌梅（带核）和乌梅肉（去核）两种。以个大，肉厚，柔软，核小，外表乌黑色，味酸者为佳。

2. 商品乌梅生品，形圆色黑，皱缩肉质。果核硬，棕色，核上密布针眼状凹点。具有烟熏气，味酸。

3. 本品易霉变，应贮存于通风，干燥处。伏天多雨季节，应加强养护工作。

4. 现代研究表明，乌梅的有效成分为果肉中的有机酸及水浸物，而且核中这两种化合物含量甚少，但核占整个乌梅重量的一半以上。因此，去核为去掉非药用部位，可提高乌梅的临床效果。

乌梅炭增加了收涩止血作用，其水煎液可明显缩短小鼠的凝血时间，而乌梅水煎液却无凝血作用。乌梅炭水浸出物、有机酸、鞣质含量均较乌梅明显降低，说明炒炭可使乌梅中的成分部分破坏，且由于增加了苦涩味，具有收敛止血的作用。

巴戟天——巴戟肉 盐巴戟天 制巴戟天

为茜草科植物巴戟天的干燥根。

【处方用名】

巴戟天、巴戟肉、去木心巴戟天、肥巴戟、巴戟、巴吉、巴几、盐巴戟、盐巴戟天、炙巴戟、制巴戟、制巴戟天。

【饮片性状】

巴戟天生品：为扁圆柱形，略弯曲，长短不等。表面灰黄色或暗灰色，具纵纹和横裂纹，有的皮部横向断离，露出木部。质韧。断面皮部厚，紫色或淡紫色，易与木部剥离。木部坚硬，黄棕色或黄白色。气微，味甘而微涩。

巴戟肉：为扁圆柱形短段或不规则块状。表面灰黄色或暗灰色，具纵纹和横裂纹。断面皮部厚，紫色或淡紫色，中空。气微，味甘而微涩。

盐巴戟天：为扁圆柱形短段或不规则块状。表面灰黄色或暗灰色，具纵纹和横裂纹。断面皮部厚，紫色或淡紫色，中空。气微，味甘咸而微涩。

制巴戟天：为扁圆柱形短段或不规则块状。表面灰黄色或暗灰色，具纵纹和横裂纹。断面皮部厚，紫色或淡紫色，中空。气微，味甘而微涩。

【性味与归经】

甘、辛，微温。归肾、肝经。

【功效归类】

补虚药·补阳药。

【功能与主治】

巴戟天生品（包括巴戟肉）：具有补肝肾，祛风湿功能用于肾虚兼风湿痹痛，风冷腰痛，步行艰难。

盐巴戟天：经盐制后引药入肾，温而不燥。补肾助阳作用缓和，久服无伤阴之弊。用于肾阳不足，阳痿遗精，腰膝酸软，宫冷不孕，月经不调，少腹冷痛。

制巴戟天：经甘草制后，增强了甘温补益功能。具有补肾健脾功能。用于筋骨痿软，身重无力。

【应用举例】

巴戟天生品（包括巴戟肉）

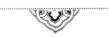

风湿痹痛，风冷腰痛，步行艰难

与羌活、肉桂、五加皮、干姜、牛膝、杜仲配伍组成巴戟丸（《太平圣惠方》）。具有补肾阳，祛风湿功能。用于肾气虚弱，为风邪所乘而致风冷，腰胯疼痛，行步不得。

与制何首乌、枸杞子、绞股蓝、玫瑰茄、余甘子、灵芝、黑豆配伍组成中成药福寿胶囊。具有滋补肝肾，调养脏腑，益气养血，扶正固本功能。用于改善中老年人的疲倦乏力，头晕耳鸣，失眠多梦，腰膝酸软，畏寒肢冷，夜尿频或余沥等。

盐巴戟天

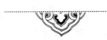

阳痿遗精、腰膝酸软

与熟地黄、白术、当归、枸杞子、酒炒杜仲、酒蒸仙茅、山茱萸、羊脂炒淫羊藿、酒洗肉苁蓉、韭菜子、微炒蛇床子、制附子、肉桂配伍组成赞育丹（《景岳全书》）。具有温肾壮阳，益精补血功能。用于肾阳不足，阳痿精衰，虚寒无子。李飞按：阳气大虚者可加人参、鹿茸。

与鹿茸、海马、阿胶、牡丹皮、黄芪、驴肾、狗肾、人参、当归、杜仲、肉桂、枸杞子、菟丝子、附子、肉苁蓉，熟地黄、茯苓、白术、山茱萸、淫羊藿、补骨脂、覆盆子、葫芦巴、麦冬、锁阳、仙茅、续断、牛膝、玄参、甘草配伍组成中成药男宝胶囊。具有壮阳补肾功能。用于肾阳不足引起的性欲淡漠，阳痿滑泄，腰腿酸痛，阴囊湿冷，精神萎靡，食欲不振等症。

宫冷不孕

与制附子、炒白术、人参、炒黑杜仲、酒浸炒菟丝子、炒山药、炒芡实、肉桂、盐补骨脂配伍组成温胞饮（《傅青主女科》）。具有温补肾阳功能。用于妇人下部寒冷不孕。

与补骨脂、茯苓、甘草、蛤蟆油、枸杞子、黄芪、海马、韭菜子、鹿茸、麻雀肉、山药、蛇床子、人参、锁阳、淫羊藿配伍组成中成药海马巴戟胶囊。具有温肾壮阳，填精益髓功能。用于气血两亏，体质虚弱，精力不足，阳痿早泄等症。

月经不调

与高良姜、紫金藤、青盐、肉桂、吴茱萸配伍组成巴戟丸（《太平惠民和剂局方》）。具有补肾脏，暖丹田，兴阳道，减小便，填精益髓，驻颜润肌功能。用于子宫久冷，月脉不调，或多或少，赤白带下。

与狗脊、杜仲、续断、淫羊藿、仙茅、肉苁蓉、覆盆子、党参、黄芪、何首乌、熟地黄、当归、枸杞子、金樱子、甘草配伍组成中成药巴戟口服液。具有补肾壮腰，固精止遗，调经功能。用于肾阳虚所致的神疲乏力，阳痿，早泄，滑泄，夜尿频，腰膝软弱，月经不调，闭经。

少腹冷痛

与白术、白茯苓、白扁豆、山药、白果、莲子配伍组成温脐化湿汤（《傅青主女科》）。具有利湿而温寒，使冲任无邪气之乱功能。用于下焦寒湿相争，经水将来三五日前而脐下作痛，状如刀刺者。

与补骨脂、葱子、蜂蜜、茯苓、蛤蚧、枸杞子、韭菜子、牡丹皮、肉苁蓉、山药、山茱萸、熟地黄、菟丝子、阳起石、淫羊藿、泽泻、制何首乌配伍组成中成药温肾助阳药酒。具有温肾助阳功能。用于肾阳不足所致的阳痿证。症见腰膝酸软，小便清长，少腹及阴器发凉，畏寒怕冷，精神萎靡，阴茎不能勃起或勃起不坚。舌苔淡白，脉沉细数。

制巴戟天

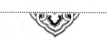

筋骨痿软、身重无力

与熟地黄、枸杞子、制附子、菊花、花椒配伍组成巴戟天丸（《圣济总录》）。具有益真气，长肌肉，悦颜色，明目功能。用于由虚痨所致的腰膝酸软，面色晦暗，眩晕耳鸣，视物昏花。

与山药、熟地黄、姜汁炒杜仲、肉苁蓉、山茱萸、茯苓、菟丝子、泽泻、牛膝、蒸五味子、煅赤石脂配伍组成中成药无比山药丸。具有健脾补肾功能。用于脾肾两虚，食少肌瘦，腰膝酸软，目眩耳鸣。

【调剂应付】

1.处方写巴戟天，生巴戟天付巴戟天生品；写巴戟肉，去木心巴戟天付巴戟肉；写盐制巴戟天，盐巴戟天付盐巴戟；写甘草制巴戟，制巴戟天付制巴戟。

2.用于肾虚兼风湿痹痛，风冷腰痛，步行艰难，处方具有补肝肾，祛风湿功能付巴戟天生品或巴戟肉；用于肾阳不足所致的阳痿遗精，腰膝酸软，宫寒不孕，月经不调，少腹冷痛，处方具有补肾助阳功能付盐巴戟；用于筋骨痿软，身重无力处方具有补肾健脾功能付制巴戟天。

【备注】

1.商品药材巴戟天不分等级，均为统装货。以身条肥状，呈连球状，肉厚色紫质软，内心梗细，无虫蛀者为佳。而条细瘦，肉薄色灰者品质较次。

2.巴戟天属易泛油品种，盐制后易吸收空气中的水分而变潮，因温度过高使盐分从表面析出。所以，在高温潮湿季节要加强养护。

3.巴戟天传统用药要求"去心"，目的是"免人烦躁"。据现代研究，巴戟天的"木心"，与根皮化学成分有一定的差别。其微量元素锌、铁、锰等根皮含量较高，而有毒的铅则在木心中含量较高，其他有关化学成分也有一定的差别。至于"木心"与根皮的药理作用异同，"木心"是否可致"令人烦躁"，或具有其他副作用，还有待于人们为此付出更进一步研究和探讨。

4.巴戟天主要含有蒽醌（茜素型）、环烯醚萜苷、寡糖和多糖类成分。巴戟天补肾壮阳的有效部位为寡糖和总蒽醌类成分；抗风湿作用的有效部位为水晶兰苷为代表环烯醚萜苷类成分。盐制后巴戟天中水晶兰苷含量、寡糖、蒽醌的含量明显增加，故盐巴戟的抗风湿和补肾壮阳作用明显增强。蒽醌类成分如1,2-二甲氧基-3-羟基蒽醌，1-甲氧基-2-羟基蒽醌等在甘草水制后均增加，总多糖含量也有明显增加，与制巴戟炮制后脾肾双补作用增强有关。

同时，对巴戟天的木心和肉中化学成分进行了比较发现，巴戟天木心中有效成分的含量均明显低于巴戟肉，故去心可以提高炮制品的有效成分含量，从而提高疗效。

甘草——制甘草

为豆科植物甘草、胀果甘草或光果甘草的干燥根和根茎。

五画

【处方用名】

甘草、干草、生甘草、生草、粉草、粉甘草、甜草、国老草、国老、甘草梢、蜜制甘草、蜜甘草、炙甘草、制甘草。

【饮片性状】

甘草生品：为类圆柱形或椭圆形厚片。外表皮红棕色或灰棕色，具有纵皱纹。断面略显纤维性，中心黄白色，有明显放射状纹理及形成层环。质坚实，具粉性。气微，味甜而特殊。

制甘草：形如甘草切片。外表皮红棕色、棕色或灰棕色，微有光泽。断面黄色至深黄色，形成层明显，射线放射状。略有黏性，具焦香气，味甜。

【性味与归经】

甘，平。归心、肺、脾、胃经。

【功效归类】

补虚药·补气药。

【功能与主治】

甘草生品：味甘药性偏凉，具有清热解毒，祛痰止咳，调和诸药功能。用于痈肿疮毒，咳嗽痰多，缓解药物毒性，烈性。

制甘草：经蜜制后药性转为偏温，具有补脾和胃，缓急止痛，益气复脉功能。用于脾胃虚弱，倦怠乏力，脘腹，四肢挛急疼痛，心动悸，脉结代。

【应用举例】

甘草生品

痈肿疮毒

与白芷、贝母、防风、赤芍、当归尾、炒皂角刺、穿山甲、天花粉、乳香、没药、金银花、陈皮配伍组成仙方活命饮（《校注妇人良方》）。具有清热解毒，消肿溃坚，活血止痛功能。用于疮疡肿毒初起，红肿焮痛，或身热微恶寒。舌苔薄白或微黄，脉数有力。

与姜黄、大黄、黄柏、苍术、厚朴、陈皮、天南星、白芷、天花粉配伍组成中成药如意金黄散。具有清热解毒，消肿止痛功能。用于热毒瘀滞肌肤所致的疮疡肿痛，丹毒流注。症见肌肤红肿热痛，亦可用于跌打损伤。

咳嗽痰多

与贝母、知母、石膏、黄芩、栀子、茯苓、桑白皮、瓜蒌仁、陈皮、五味子配伍组成二母宁嗽丸（《古今名方发微》）。具有清热化痰，止咳宁嗽功能。用于外感，气管炎咳嗽，吐黄稠痰，咽干口燥属肺热者。

与浙贝母、金银花、前胡、炒苦杏仁、桑白皮、桔梗、射干、麻黄、川芎配伍组成中成药金贝痰咳清颗粒。具有清肺止咳，化痰平喘功能。用于痰热阻肺所致的咳嗽，痰黄黏稠，喘息；慢性支气管炎急性发作见上述证候者。

缓解药物毒性、烈性

与绿豆配伍同煎内服，可以缓解或减轻服药后出现的头晕、恶心、肌肉痉挛等药物中毒症状。

与黑豆配伍同煎内服，能解食物与砒霜中毒。

与苦杏仁配伍同煎内服，可缓解铅中毒。

本品煎汤拌滑石粉内服，可治有机磷农药中毒。

制甘草

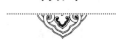

脾胃虚弱、倦怠乏力

与人参、白术、茯苓配伍组成四君子汤（《太平惠民和剂局方》）。具有益气补中，健脾养胃功能。用于脾胃气虚，运化乏力证。症见面色萎白，四肢无力，语言低微，不思饮食，肠鸣泄泻，吐逆，或大便溏软。舌淡苔薄白，脉虚软无力。

与党参、炒白术、茯苓、当归、炒白芍、川芎、熟地黄配伍组成中成药八珍颗粒。具有补气益血功能。用于气血两虚，面色萎黄，食欲不振，四肢乏力，月经过多。

脘腹、四肢挛急疼痛

与白芍配伍组成芍药甘草汤（《伤寒论》）。具有酸甘化阴，缓急止痛功能。用于阴血亏虚，筋脉失养证。症见胫脚挛急（小腿部肌肉阵阵痉挛），或腹中疼痛。舌红少津，脉细。

与肉桂、高良姜、砂仁、延胡索、白芍、小茴香、牡蛎配伍组成中成药仲景胃灵丸。具有温中散寒，健胃止痛功能。用于脾胃虚弱证。症见食欲不振，寒凝胃痛，脘腹胀满，呕吐酸水或清水。

心动悸、脉结代

与人参、地黄、桂枝、阿胶、麦冬、麻仁、生姜、大枣配伍组成制甘草汤（《伤寒论》）。具有益气养血，滋阴复脉功能。用于气虚血少证。症见虚羸少气，心悸心慌，虚烦失眠，大便干结。舌淡红少苔，脉结代或虚数。

与生姜、人参、地黄、桂枝、阿胶、麦冬、黑芝麻、大枣配伍组成中成药制甘草合剂。具有益气滋阴，通阳复脉功能。用于气虚血少，心动悸，脉结代。

【调剂应付】

1. 处方写甘草，生甘草付甘草生品；写蜜制甘草，制甘草付制甘草。

2. 用于痈肿疮毒，咳嗽痰多，缓解药性、烈性，处方具有清热解毒，祛痰止咳，调和诸药功能付甘草生品；用于脾胃虚弱，倦怠无力，脘腹，四肢挛急疼痛，心动悸，脉结代，处方具有补脾和胃，缓急止痛，益气复脉功能付制甘草。

【备注】

1. 商品药材甘草以外皮细而紧，色红棕，断面色黄白，粉性足，味甜者为佳。

2. 甘草宜贮存于通风，干燥处。平时做好防虫蛀，防霉变的养护工作。甘草属易受潮发生霉变和虫蛀品种，贮存环境控制相对湿度在80%以下，安全水分不超过12.0%。若发现生霉忌水洗，以防变色。发现生虫蛀迹象，立即剔除。甘草蜜制品需密闭贮存，避免吸潮发黏或发霉变质。贮存条件宜通风，干燥，阴凉，同时避免阳光直射。

3. 不宜与海藻、京大戟、红大戟、甘遂、芫花配伍同用。

4.《中国药典·一部》只收载甘草、制甘草两个炮制品种。除此而外，尚有粉甘草与甘草梢两个饮片规格。粉甘草的炮制方法，是将甘草趁鲜用刀刮去外皮，晒干后切片。粉甘草片周边淡黄色，有刀削痕迹；甘草梢取材于整枝甘草最前端极细部分切成小段片。现在在流通领域单独购买甘草梢实属难事。饮片加工企业将甘草梢，掺杂在直径粗大的切片中进入销售终端。

5. 目前药材市场上，甘草的主流商品来自栽培品。一般将产自于内蒙古西部、陕西、甘肃、青海、新疆等地者习称西草；将产自内蒙古东部、黑龙江、吉林、辽宁、河北、山西等地者习称东草。此外，胀果甘草主产于新疆、陕西、甘肃；光果甘草主产于新疆。

6.《中国药典·一部》在收载的甘草与制甘草两种饮片品种中，将"脘腹、四肢挛急"这一治疗症状，列入甘草生品的功能与主治项内。甘草是临床常用之品，究其"缓急止痛"是甘草生品还是制甘草，这是医师遣方用药和药师审方、调剂操作所关注的事宜。

中药学认为，甘草生品虽味甘性平，但药性偏凉，在清热解毒，祛痰止咳，调和诸药功效表现突出；而经蜜制后，药性发生了变化，由偏凉转偏温，药效主补，常入补益方剂之中如症见脾胃虚弱，倦怠乏力，心动悸，脉结代，投之有验。蜜制甘草还有"缓急止痛"功效，《伤寒论》中芍药甘草汤是治疗"胫脚挛急"的代表方剂；乌头汤用于治疗"疼痛不得屈伸"，"拘急不得转侧"；其他如甘草附子汤、小建中汤等治痛之方剂均以蜜制甘草入药。当今众多专家学者在其著述中，均阐明了"补中缓急宜制用"的观点。龚千锋教授在全国规划教材（第九版）《中药炮制学》甘草炮制研究项下，增加了最新动物实验成果，支持了蜜制甘草有增加止痛这一观点。因此，本书将甘草"缓急止痛"作用，归纳于蜜制甘草项下。这种做法符合饮片炮制品功效，和临床应用的实际。

7. 免疫学指标碳粒廓清试验表明，制甘草能提高小鼠巨噬细胞功能，提高机体免疫功能与健脾益气作用是相关的，制甘草优于生品。制甘草在对抗 $BaCl_2$（氯化钡）诱发小白鼠心律失常方面，其作用强于生甘草。蜜制甘草注射液对氯仿，肾上腺素，乌头碱，毒 K 和氯化钡，诱发的动物心律失常均有对抗作用。并能减慢心率，延长 P–R 和 Q–T 间期，对抗异丙基肾上腺素的正性心率作用。

用生甘草水煎液，制甘草水煎液，生甘草水煎液加蜂蜜分别给小白鼠灌胃，测定其痛阈（热板法和扭体法）。结果表明，制甘草作用非常显著，3 者止痛效果的顺序是，制甘草组＞生甘草加蜜组＞生甘草组。制甘草组与生甘草组比较，差异非常显著；与生甘草加蜜组比较，差异显著；生甘草组与生甘草加蜜组比较，则差异不显著说明甘草蜜制后，确能增强止痛作用。这种效果的取得不是甘草和蜂蜜的累加作用，而是炮制后发生了某些变化，使作用明显加强。

【处方用名】

艾叶、生艾叶、干艾叶、五月艾、白艾、蕲艾、香艾、甜艾、陈艾、家艾、艾草、医草、艾蒿叶、艾细绒、艾绒、醋艾、艾炭、醋艾炭。

【饮片性状】

艾叶生品：为多皱缩、破碎，有短柄梗状。完整叶展平后为卵状椭圆形，羽状深裂，裂片椭圆状披针形，边缘有不规则的粗锯齿；上表面灰绿色或深黄绿色，有稀疏的柔毛和腺点；下表面而密生灰白色绒毛。质柔软。气清香，味苦。

艾绒：为艾叶经过加工轧成的纤维，灰绿色。质地绵软，手握可成团。气清香。

醋艾炭：为不规则的碎片，表面黑褐色，有细条状叶柄。具醋香气。

【性味与归经】

辛、苦，温；有小毒。归肝、脾、肾经。

【功效归类】

止血药·温经止血药。

【功能与主治】

艾叶生品：具有散寒止痛，祛湿止痒功能。外治用于祛湿止痒。

艾绒：功效与艾叶相似。其质地绵软，性温走窜，气味芳香，药力较优。制作艾条置于体表穴位进行熏炙，具有热气内注筋骨，温煦气血，透达经络的功能。用于风湿痹证。

醋艾炭：经火炒喷醋制后，辛散之性大减，取其酸敛走肝，温经止血，散寒止痛功能。用于吐血，衄血，崩漏，月经过多，胎漏下血，少腹冷痛，经寒不调，宫冷不孕等虚寒性出血证。

【应用举例】

艾叶生品

皮肤瘙痒

与地肤子、白鲜皮、防风、透骨草、红花等临证配伍组成外用熏洗药（经验方）。具有除湿止痒，祛风疗疮功能。用于寒湿邪毒，外溢肌肤而致的皮肤湿疹，手足癣，瘙痒甚者。

与薄荷、苍术、地肤子、独活、黄柏、黄芩、金银花、苦参、蛇床子、石菖蒲、土荆皮、茵陈、栀子配伍组成中成药洁尔阴洗液。具有清热燥湿，杀虫止痒功能。用于妇女湿热带下证。症见阴部瘙痒红肿，带下量多，色黄如豆渣状，口苦口干，尿黄便结。适用于真菌性，滴虫性及非特异性阴道炎。舌红苔黄腻，脉弦数。

艾绒

风湿痹证

与桂枝、高良姜、广藿香、降香、香附、白芷、丹参、陈皮、川乌配伍组成中成药药艾条。具有行气血，逐寒湿功能。用于风寒湿痹证。症见肌肉酸麻，关节四肢疼痛，脘腹冷痛。

醋艾炭

吐血、衄血

与侧柏叶、干姜临证配伍组成柏叶汤（《金匮要略》）。具有温阳止血，引血归经功能。用于中气虚寒所致的吐血证。症见面色萎黄。舌淡苔白，脉虚无力。

崩漏、月经过多、胎漏下血

与当归、川芎、白芍、熟地黄、阿胶配伍组成胶艾汤（《金匮要略》）。具有养血止血，调经安胎功能。用于妇女冲任虚损所致的崩漏下血，月经

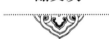

过多,淋漓不止,产后或流产损伤冲任,下血不绝,或妊娠下血、腹中疼痛者。

与熟地黄、荆芥穗、平贝母、槲寄生、酒制菟丝子、黄芪、炒白术、麸炒枳壳、黄芩、砂仁、姜厚朴、甘草、川芎、白芍、羌活、当归配伍组成中成药保胎丸。具有益气养血,补肾安胎功能。用于气血不足,肾气不固所致的胎漏,胎动不安证。症见小腹坠痛,或见阴道少量出血,或屡经流产,伴神疲乏力,腰膝酸软。

少腹冷痛、经寒不调、宫冷不孕

与香附、吴茱萸、川芎、酒炒白芍、黄芪、酒洗花椒、续断、地黄、官桂配伍组成艾附暖宫丸(《仁斋直指方论·附遗》)。具有温经暖宫,养血活血功能。用于妇女子宫虚冷,带下白淫,面色萎黄,四肢酸痛,倦怠无力,饮食减少,经脉不调,肚腹时痛,久无子息。

与当归、地黄、酒炒白芍、川芎、制黄芪、制吴茱萸、肉桂、续断、醋制香附配伍组成中成药艾附暖宫丸。具有理气养血,暖宫调经功能。用于血虚气滞,下焦虚寒所致的月经不调和痛经。症见经行后错,经量少有血块,小腹疼痛,经行小腹冷痛喜热,腰膝酸痛。

【调剂应付】

1.处方写艾叶,生艾叶付艾叶生品;写艾绒付艾绒;写醋艾,艾叶炭,醋制艾炭,醋艾炭付醋艾炭。

2.用于外治皮肤瘙痒,处方具有散寒止痛,祛湿止痒功能付艾叶生品;用于熏灸体表穴位,处方具有散寒止痛功能付艾绒;用于吐血,衄血,崩漏,月经过多,胎漏下血,少腹冷痛,宫冷不孕等虚寒性出血证,处方具有温经止血,散寒止痛功能付醋艾炭。

【备注】

1.商品药材艾叶通常不分等级,均为统装货。以叶背面色灰白,绒毛多,香气浓郁,质地柔软,无杂质者为佳。

2.艾叶属易气味散失品种,宜贮存于密闭,干燥处。

3.艾叶的挥发油类成分有平喘,镇咳,祛痰及消炎作用。并有利胆,抗菌,增强机体免疫功能等作用。醋艾炭较艾叶挥发油含量明显降低,且随炮制期间温度的升高,时间的延长逐渐降低。挥发油中所含神经性毒性成分侧柏酮,经加热炮制后大部分被破坏,故炮制后毒性降低。艾叶生品鞣质含量最高，确无明显的止血作用，制炭后止血作用明显增强，但其鞣质含量未见相应增加，相反有不同程度的降低，说明艾叶止血作用强弱，与鞣质含量的高低关系不大，醋艾炭发挥止血作用的有效成分，有待进一步研究。

4. 艾叶中所含苦艾素能兴奋血管收缩中枢和运动中枢，大量能引起抽搐。口服大量艾叶后，30 分钟可出现中毒症状：喉头干渴，恶心，呕吐，继而出现全身无力，头晕、耳鸣，四肢震颤，严重者可致死；孕妇可致出血或流产；慢性中毒有感觉过敏，共济失调，幻想，神经炎，癫狂样痉挛等症状。

石膏——煅石膏

为硫酸盐类矿物硬石膏族石膏，主含含水硫酸钙（CaSO$_4$·2H$_2$O）。

【处方用名】

石膏、生石膏、石羔、生石羔、熟石羔、石高、生石高、熟石高、白虎、细理石、纤维石膏、熟石膏、煅石膏。

【饮片性状】

石膏生品：为纤维状的集合体，呈长块状、板块状或不规则块状。白色，灰白色或淡黄色，有的半透明。体重，质软，纵断面具绢丝样光泽。气微，味淡。

煅石膏：为白色粉末或酥松块状物。表面透出微红色的光泽，不透明。体较轻，质软，易碎，捏之成粉。气微，味淡。

【性味与归经】

石膏生品：甘、辛，大寒。归肺、胃经。

煅石膏：甘、辛、涩，寒。归肺、胃经。

【功效归类】

清热药·清热泻火药。

【功能与主治】

石膏生品：具有清热泻火，除烦止渴功能。用于外感热病，高热烦渴，肺热喘咳，胃火亢盛，头痛，牙痛。

煅石膏：具有收敛，生肌，敛疮，止血功能。外治用于溃疡不敛，湿疹瘙痒，水火烫伤，外伤出血。

【应用举例】

石膏生品

外感热病、高热烦渴

与知母、制甘草、粳米配伍组成白虎汤（《伤寒论》）。具有清热生津功能。用于阳明经热盛证。症见壮热，烦渴，口干舌燥，面赤恶热，大汗出。脉洪大有力。

与金莲花、大青叶、知母、地黄、玄参、炒苦杏仁配伍组成中成药金莲清热颗粒。具有清热解毒，生津利咽，止咳祛痰功能。用于感冒热毒壅盛证。症见高热，口渴，咽干，咽痛，咳嗽，痰稠；流行性感冒，上呼吸道感染见上述证候者。

肺热喘咳

与苦杏仁、制甘草、麻黄配伍组成麻黄杏仁甘草石膏汤（《伤寒论》）。具有辛凉宣泄，清肺平喘功能。用于外感风邪证。症见身热不解，有汗或无汗，咳逆气急，甚或鼻煽，口渴。舌苔薄白或黄，脉浮滑而数。

与麻黄、地龙、牛蒡子、葶苈子、人工牛黄、炒苦杏仁、羚羊角配伍组成中成药清肺消炎丸。具有清肺化痰，止咳平喘功能。用于痰热阻肺证。症见咳嗽气喘，胸胁胀痛，吐痰黄稠；上呼吸道感染，急性支气管炎，慢性支气管炎急性发作，及肺部感染见上述证候者。

胃火亢盛、头痛、牙痛

与熟地黄、麦冬、知母、牛膝配伍组成玉女煎（《景岳全书》）。具有清胃滋阴功能。用于胃热阴虚证。症见头痛，牙痛，齿松牙衄，烦热口渴。舌干红，苔黄而干。

与黄连、桔梗、甘草、知母、玄参、地黄、牡丹皮、天花粉、连翘、栀子、黄柏、黄芩、赤芍配伍组成中成药清胃黄连丸。具有清胃泻火，解毒消肿功能。用于肺胃火盛所致的口舌生疮，齿龈，咽喉肿痛。

煅石膏

外治溃疡不敛、湿疹瘙痒、水火烫伤、外伤出血

与炉甘石、赤石脂配伍组成三石散（《疡医大全》）。具有收敛生肌功能。用于水火烫伤。

与冰片、水飞朱砂配伍组成中成药赛霉安散。具有清热止血，收敛祛湿，化腐生肌功能。用于口，鼻，喉黏膜发炎，出血，牙周溃疡，皮肤碰伤，刀伤，慢性溃疡，子宫颈腐烂，阴道炎，痔疮，肛瘘，褥疮等症，也可作新生婴儿脐粉。

【调剂应付】

1. 处方写石膏，生石膏付石膏生品；写熟石膏，煅石膏付煅石膏。

2. 用于外感热病，高热烦渴，肺热喘咳，胃火亢盛，头痛，牙痛，处方具有清热泻火，除烦止渴功能付石膏生品；用于外治溃疡不敛，湿疹瘙痒，水火烫伤，外伤出血，处方具有收敛，生肌，敛疮，止血功能付煅石膏。

3. 用于内服药付石膏生品；用于外用付煅石膏。

【备注】

1. 商品药材石膏以色白，块大，质酥松，断面具绢丝样光泽，无杂质者为佳。

2. 石膏入水煎剂宜捣碎，先煎，久煎；煅石膏外用适量，研细撒布患处。

3. 石膏生熟品种，形态与功效各异，宜分别贮存于干燥容器中。

4. 石膏为含水硫酸钙（$CaSO_4 \cdot 2H_2O$），加热至80℃~90℃开始失水，至225℃可全部脱水，转化成煅石膏为无水硫酸钙（$CaSO_4$），其物理性状已不同于石膏生品。

对石膏生品和煅制品的电镜观察，失水率测定和25种无机元素，及其溶出液中无机元素含量测定表明，生品和煅制品中无机元素含量以煅制品含量为高，而溶出液中无机元素含量则以生品样品液中为高，制品样品液中为低，并随结晶水含量减少，无机元素煎出量随之减少。

5. 石膏表层的红棕色及灰黄色矿物质和质次的硬石膏中含砷量较高，接近《中国药典·一部》规定的限量（重金属不得超过百万分之十，含砷量不得超过百万分之二）。有报道服用石膏中毒死亡的病例，其原因为石膏中混有含砷化物所引起。故应将表层内部夹石、杂质除净，并注意石膏的来源与质量，确保临床用药的安全有效。

6. 现代认为石膏生熟异治，生用内服专于清热泻火，除烦止渴；煅后专于收敛生肌。其目的是改变药性，产生新的治疗作用。究其原因，石膏在煅制过程中不仅失去结晶水，而且其结晶结构完全松散或破坏，这种松散结构发挥了煅石膏的收敛生肌作用。

7. 石膏一般多在复方中应用。复方混煎的效果优于单煎，如白虎汤、竹叶白虎汤，以钙离子为指标，合煎均高于单煎。有报道，如复方中存在有机酸、鞣质、维生素、生物碱盐等，可使石膏在汤液中钙含量增加，而碱性物质、淀粉、黏液质、蛋白质可使钙离子减少。可见，中药合煎的传统特色值得重视。

石决明 —— 煅石决明

【处方用名】

石决明、生石决明、生石决、石决、决明、九孔石决、九孔螺、九孔石决明、鲍鱼壳、鲍壳、炙石决、制石决、煅石决、煅石决明。

【饮片性状】

石决明生品：为不规则的块状或碎块。外表面粗糙，呈灰棕白色。具有青灰色斑，内表面有珍珠样彩色光泽。质坚硬，不易破碎。研碎后呈白色粗粉。气微，味微咸。

煅石决明：为不规则的碎块或细粉状。灰白色或青灰色，无光泽。质地酥脆。断面呈层状。

【性味与归经】

咸，寒。归肝经。

【功效归类】

平肝息风药·平抑肝阳药。

【功能与主治】

石决明生品：具有平肝潜阳功能。用于头痛眩晕。

煅石决明：经煅制后，咸寒之性降低，缓和平肝潜阳功能，同时煅后质地酥脆，利于粉碎和煎出有效成分。增强固涩收敛，清肝明目的功能。用于目赤翳障，视物昏花，青盲雀目。

为鲍鱼科动物杂色鲍、皱纹盘鲍、羊鲍、澳洲鲍、耳鲍或白鲍的贝壳。

97

【应用举例】

石决明生品

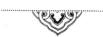

头痛眩晕

与天麻、钩藤、栀子、黄芩、川牛膝、杜仲、益母草、桑寄生、首乌藤、朱茯神配伍组成天麻钩藤饮（《中医内科杂病证治新义》）。具有平肝息风，清热活血，补益肝肾功能。用于肝阳偏亢，肝风上扰证。症见头痛，眩晕，失眠。舌红苔黄，脉弦。

与天麻、钩藤、栀子、黄芩、牛膝、盐杜仲、益母草、桑寄生、首乌藤、茯苓配伍组成中成药天麻钩藤颗粒。具有平肝息风，清热安神功能。用于肝阳上亢所引起的头痛，眩晕，耳鸣，眼花，震颤，失眠；高血压见上述证候者。

煅石决明

目赤翳障、视物昏花、青盲雀目

与车前子、人参、菊花、槐子、熟地黄、茺蔚子配伍组成坠翳决明散（《太平圣惠方》）。用于眼内障。

与麝香、水飞珍珠、煅炉甘石、黄连、黄柏、大黄、猪胆膏、蛇胆、紫苏叶、荆芥、冬虫夏草、冰片配伍组成中成药麝珠明目滴眼液。具有清热，消翳，明目功能。用于肝虚内热所致的视物不清，干涩不舒，不能久视；早、中期年龄相关性白内障见上述证候者。

【调剂应付】

1. 处方写石决明，生石决明付石决明生品；写炙石决，制石决，煅石决明付煅石决明。

2. 用于头痛眩晕，处方具有平肝潜阳功能付石决明生品；用于目赤翳障，视物昏花，青盲雀目，处方具有固涩收敛，清肝明目功能付煅石决明。

【备注】

1. 商品药材石决明一般以个大完整，无破碎，壳厚，内外洁净，内面光彩鲜艳，一般认为九孔石决明（杂色鲍）品质较佳。

2. 入水煎剂宜捣碎，先煎。

3. 石决明经煅制后，水煎液中的钙含量显著增高，为生品的4.5倍。另据报道，石决明经火煅醋淬后煎液中的钙含量最高，煅醋淬品水煎剂对兔正常血压呈降低趋势。煅制品煎剂不稳定，生品微有上升趋向，除去钙的水煎剂具有明显的升压作用。生品石决明质地坚硬，其成分难以溶出；煅制品质地松脆，并可使碳酸钙分解，生成氧化钙。再用醋淬，可生成醋酸钙，与炮制后易于粉碎和煎煮相吻合。比较石决明生品与煅制品及其水煎液中钙盐的含量。研究结果，石决明生品、煅制品中钙盐的含量分别是50.86%和53.62%；生品、煅制品水煎液中的钙盐的含量分别是0.152%和0.685%，证明石决明煅制后可增加钙盐的溶出率。

石榴皮——石榴皮炭

为石榴科植物石榴的干燥果皮。

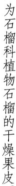

【处方用名】

石榴皮、番石榴皮、西榴皮、安石榴皮、石榴壳、炒石榴皮、石榴皮炭。

【饮片性状】

石榴皮生品：为不规则的片状或瓢状，大小不一。外表面红棕色、棕黄色或暗棕色，略有光泽，粗糙，有多数疣状突起。有时可见突起的筒状宿萼及粗短果梗或果梗痕。内表面黄色或红棕色，有隆起成网状的果蒂粗糙，种子脱落后的小凹坑及隔瓢残迹。断面黄色或鲜黄色，略呈颗粒状。质硬而脆，断面黄色，略显颗粒状。气微，味苦涩。

石榴皮炭：形如石榴皮切条或块状。表面黑黄色，略具焦斑，内部棕褐色，断面焦黄色。

【性味与归经】

酸、涩，温。归大肠经。

【功效归类】

收涩药·敛肺涩肠药。

【功能与主治】

石榴皮生品：具有驱虫止带功能。用于虫积腹痛，白带。

石榴皮炭：经炒制后收涩药性增强。具有涩肠止泻，止血功能。用于久泻久痢，脱肛，便血，崩漏。

【应用举例】

石榴皮生品

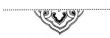

虫积腹痛

与南瓜子、雷丸、槟榔等临证配伍组方（《中药临床应用》）。用于驱绦虫；与苦楝根皮、使君子等临证配伍组方，用于驱蛔虫；与贯众、雷丸、槟榔等临证配伍组方，用于驱蛲虫。

与使君子、贯众、槟榔、雷丸、炒牵牛子、制百部、木香、茯苓、山药、甘草配伍组成中成药小儿积散。具有驱虫止痛，健脾益气功能。用于小儿蛔虫，蛲虫等症之腹痛，面黄体弱，偏食，食滞疳积，肛门瘙痒等。

白带

与海螵蛸、椿根皮等临证配伍组方。用于妇女赤白带下。

石榴皮炭

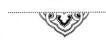

久泻久痢

与龙骨、诃子配伍组成石榴皮散（《圣惠方》）。具有涩肠止泻功能。用于赤白痢，日夜行数不减。

与扭肚藤、救必应、火炭母、车前草配伍组成中成药腹可安片。具有清热利湿功能。用于大肠湿热所致的泄泻证。症见腹痛，腹泻，呕吐；急性肠炎见上述证候者。

脱肛

与白矾、老枣树皮临证配伍组方（《小方子治大病全书》）。水煎待温用脱脂棉蘸药水清洗脱肛部位。

与赤石脂、地榆、丁香、伏龙肝、广藿香、寒水石、肉豆蔻配伍组成中成药小儿腹泻散。具有温中固肠，健脾止泻功能。用于小儿久泻不止，面色㿠白，食欲不振，神倦乏力。

便血、崩漏

与阿胶、大黄炭、鸡冠花、地榆炭等临证配伍组方。用于崩漏下血。

与诃子、黄连、琥珀、苦地胆、三七、五倍子、猪胆汁膏、枯矾、水飞雄黄、槐花、乌梅配伍组成中成药化痔灵片。具有凉血，收敛，消炎功能。用于内外痔疮。

【调剂应付】

1. 处方写石榴皮，生石榴皮付石榴皮生品；写石榴皮炭付石榴皮炭。

2. 用于虫积腹痛，白带，处方具有驱虫止带功能付石榴皮生品；用于久泻久痢，脱肛，便血，崩漏，处方具有涩肠止泻，止血功能付石榴皮炭。

【备注】

1. 商品药材石榴皮不分等级，均为统装货。以身干，个大，皮厚，张大，外表整洁者为佳。

2. 石榴皮生熟品种宜分区、分斗贮存于干燥，通风环境。伏天多雨季要做好防潮，防霉变，防虫蛀的养护工作。

3. 石榴皮的炮制方法，从唐代以后制炭的方法一直沿用至今，可见石榴皮制炭能增进收涩作用，这一点已成为历代医药学家的共识。现今石榴皮只有生品和炒炭两个炮制品种，故驱虫必须生用，治疗崩漏下血止痢以应用炒炭品为佳。泻痢之证生熟均可。一般脾虚久泻可选用石榴皮炭，菌痢则宜生用，单独一味即有疗效；若与秦皮、椿根皮、黄连配伍疗效更佳。小儿疳积宜生用，既可杀虫，又可止泻痢。

4. 石榴皮所含成分，可致运动障碍及呼吸麻痹。轻度中毒可见眩晕，视觉模糊，软弱，小腿痉挛，震颤，蚁走感。严重者可见瞳孔散大，部分目盲，剧烈头痛，眩晕，呕吐，腹泻，常发生惊厥及强直，膝反射亢进。最终因呼吸麻痹而死亡。中毒原因多为内服过量。

生姜——生姜汁 生姜皮 干姜 炮姜 姜炭

生姜为姜科植物姜的新鲜根茎；生姜汁为新鲜根茎经捣（榨）取的汁液；生姜皮为从姜新鲜根茎剥取的外表皮；干姜为姜的干燥根茎；炮姜与姜炭为干姜的炮制品。

【处方用名】

生姜、鲜姜、嫩姜、姜块、姜片、生姜汁、姜液、姜汁、姜水、生姜皮、生姜衣、姜皮、干姜、干生姜、干姜块、干姜片、淡干姜、白姜、老姜、犍姜、均姜、炮姜、泡姜、干姜炭、黑姜、黑姜炭、炮姜炭、姜炭。

【饮片性状】

生姜生品：为不规则块状，略扁，具指状分枝。表面黄褐色或灰棕色，有环节，分枝顶端有茎痕或芽。质脆，易折断。断面浅黄色，内皮层环纹明显，维管束散在。香气特异，味辛辣。

生姜汁：为鲜姜的根茎经捣（榨）取汁，或加水共煎，去渣，而制取的黄白色液体。气香，味辛辣。

生姜皮：为鲜姜根茎经剥取的外表皮，呈半卷曲不整齐的碎片。表面黄白色或灰黄色，有的可见环节痕。体轻，质柔软，气香，味微辛辣。

干姜：为扁平块状，具指状分枝，或切制成不规则厚片、丁块。表面灰黄色或浅灰棕色，粗糙，具纵纹和明显的环节。分枝处常有鳞叶残存，分枝顶端有茎痕或芽。质坚实。断面黄白色或灰白色，粉性或颗粒性。内皮层环纹明显，维管束及黄色油点散在。气香特异，味辛辣。

炮姜：为不规则膨胀块状，具指状分枝。表面棕黑色或棕褐色，内部棕黄色。质松泡。断面边缘处现棕黑色，中心棕黄色，细颗粒性，维管束散在。气香特异，味微辛辣。

姜炭：形如干姜块。表面焦黑色，内部棕褐色，体轻，质松脆。味微苦，微辣。

【 性味与归经 】

生姜生品：辛，微温。归肺、脾、胃经。

生姜汁：辛，温。归肺、脾、胃经。

生姜皮：辛，凉。归肺、脾经。

干姜：辛，热。归脾、胃、心、肺经。

炮姜：辛，热。归脾、胃、肾经。

姜炭：苦，涩，温。归脾、肝经。

【 功效归类 】

生姜生品、生姜汁、生姜皮：解表药·发散风寒药。

干姜：温里药。

炮姜、姜炭：止血药·温经止血药。

【 功能与主治 】

生姜生品：具有解表散寒，温中止呕，化痰止咳，解鱼蟹毒功能。用于风寒感冒，胃寒呕吐，寒痰咳嗽，解鱼蟹中毒。

生姜汁：功同生姜，但偏于开痰止呕功能。用于胃寒呕吐，咳嗽痰多，或为饮片炮制及中成药制剂生产的辅料。

生姜皮：具有和脾，行水，消肿功能。用于小便不利，皮肤水肿胀满。

干姜：具有温中散寒，回阳通脉，温肺化饮功能。用于脘腹冷痛，呕吐泄泻，肢冷脉微，寒饮喘咳。

炮姜：具有温经止血，温中止痛功能。用于阳虚失血，吐衄崩漏，脾胃虚寒，腹痛吐泻。

姜炭：具有温经止血，暖中止泻功能。用于多种虚寒性失血，如崩漏，泄泻。

【应用举例】

生姜生品

风寒感冒

与桂枝、芍药、制甘草、大枣配伍组成桂枝汤(《伤寒论》)。具有解肌发表,调和营卫功能。用于外感风寒表证。症见发热头痛,汗出恶风,或鼻鸣干呕。舌苔薄白,脉浮缓。

与桂枝、葛根、白芍、炒苦杏仁、大枣配伍组成中成药表虚感冒颗粒。具有散风解肌,和营退热功能。用于感冒风寒表虚证。症见发热恶风,有汗,头痛项强,咳嗽痰白,鼻鸣干呕。舌苔薄白,脉浮缓。

胃寒呕吐

与吴茱萸、人参、大枣配伍组成吴茱萸汤(《伤寒论》)。具有温肝暖胃,降逆止呕功能。用于胃中虚寒,食谷欲呕,或胃脘作痛,吞酸嘈杂。

与白扁豆、白术、白芷、半夏、冰片、苍术、陈皮、丁香、豆蔻、茯苓、甘草、广藿香、厚朴、六神曲、麦芽、木香、肉桂、砂仁、山楂、细辛、香附、泽泻配伍组成中成药温中止泻丸。具有健脾暖胃,消积舒气,止痛止泻功能。用于脾胃虚弱,食滞胀气,腹痛呕吐,寒湿肠鸣泄泻。

寒痰咳嗽

与五味子、炮附子、紫菀、款冬花、肉桂、吴茱萸、细辛、茯苓、半夏、制甘草配伍组成生姜五味子汤(《小品方》)。具有温肺化痰,散寒止咳功能。用于寒饮咳嗽。

与陈皮、法半夏、青皮、苦杏仁、麻黄、紫苏叶、五味子、桑白皮、制甘草配伍组成中成药风寒咳嗽丸。具有宣肺散寒,祛痰止咳功能。用于外感风寒,肺气不宣所致的咳喘证。症见头痛鼻塞,痰多咳嗽,胸闷气喘。

解鱼蟹中毒

与苏叶配伍,可解食鱼蟹之毒。

解生半夏、生南星等药物之毒,以及蟹等食物中毒。

与砂仁、桂、甘草配伍组成伐阴汤(《医方类聚》引《吴氏集验方》)。用于解菌蕈毒。

生姜汁

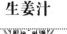

胃寒呕吐、咳嗽痰多

与韭菜汁、藕汁、梨汁、牛奶配伍组成五汁安中饮（《新增汤头歌诀》·引张任侯方）。具有养血润燥，消瘀化痰功能。用于火盛血枯，或瘀血寒痰阻滞胃口所致的反胃噎膈。

与麻黄、去皮炒苦杏仁、石膏、制甘草、前胡、白前、蜜百部、紫菀、蜜款冬花、煅蛤壳、葶苈子、盐水制化橘红、桔梗、茯苓、炒半夏曲、远志、旋覆花、煅海浮石、炒紫苏子、党参、大枣、醋制五味子、炒桂枝、薤白、酒白芍、桑叶、射干、黄芩、青黛、蒲公英配伍组成中成药气管炎丸。具有散寒镇咳，祛痰定喘功能。用于外感风寒引起的气管发炎，肺热，气促哮喘，喉中发痒，痰涎壅盛，胸膈满闷，年老痰喘。

炮制与制剂辅料

经用性味辛温的生姜汁，炮制过的苦寒性中药饮片，可以实现抑其苦寒药性，增强化痰止呕的作用。如姜制黄连、竹茹等；生姜汁还有解毒作用，用于炮制有毒或有副作用的中药材，可实现降低毒性，缓解或消除副作用的功效，如姜制半夏、姜制厚朴等。

与胆南星、制半夏、陈皮、茯苓、枳实、苦杏仁、瓜蒌仁、黄芩配伍组成清气化痰丸（《医方考》）。在《中医药学高级丛书·方剂学》等著述中，对本方的制法均提到"姜汁为丸"。

生姜皮

小便不利、皮肤水肿胀满

与桑白皮、陈皮、大腹皮、茯苓皮配伍组成五皮散（《华佗中藏经》）。具有利湿消肿，理气健脾功能。用于皮水证。症见一身悉肿，肢体沉重，心腹胀满，上气喘急，小便不利，以及妊娠水肿等。舌苔白腻，脉沉缓。

与苍术、陈皮、大腹皮、冬瓜皮、茯苓、桂枝、黄柏、椒目、香加皮、益母草、泽泻配伍组成中成药肾炎消肿片。具有健脾渗湿，通阳利水功能。用于脾虚气滞，水湿内行所致的水肿。症见肢体浮肿，晨起面肿甚，按之凹陷，身体重倦，尿少，脘腹胀满。舌苔白腻，脉沉缓；急、慢肾炎见上述症候者。

干姜

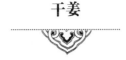

脘腹冷痛

与人参、制甘草、附子、白术配伍组成附子理中丸（《太平惠民和剂局方》）。具有温中祛寒，补益脾胃功能。用于脉微肢厥，昏睡露睛，或寒中内脏之霍乱吐利，转筋，口噤，四肢强直等脾肾阳虚之阴寒重证。

与制附子、党参、炒白术、甘草配伍组成中成药附子理中丸。具有温中健脾功能。用于脾胃虚寒，脘腹冷痛，呕吐泄泻，手足不温。

呕吐泄泻

与黄连、半夏、制甘草、桂枝、党参、大枣配伍组成黄连汤（《伤寒论》）。具有平调寒热，和胃降逆功能。用于上热下寒证。症见胸脘痞闷，烦热，气逆欲呕，腹中痛，或肠鸣泄泻。舌苔白滑，脉弦。

与炒白术、党参、丁香、豆蔻、制甘草配伍组成中成药丁蔻理中丸。具有温中散寒，补脾健胃功能。用于脾胃虚寒，脘腹挛痛，呕吐泄泻，消化不良。

肢冷脉微

与制甘草、附子、人参配伍组成四逆加人参汤（《伤寒论》）。具有回阳益气，救逆固脱功能。用于阳亡气脱，四肢厥冷，畏寒蜷卧，汗多气促。脉沉微者。

与淡附子、制甘草配伍组成中成药四逆汤。具有温中祛寒，回阳救逆功能。用于阳虚欲脱，冷汗自出，四肢厥逆，下利清谷。脉微欲绝。

寒饮喘咳

与麻黄、芍药、细辛、制甘草、桂枝、五味子、半夏配伍组成小青龙汤（《伤寒论》）。具有解表散寒，温肺化饮功能。用于外感风寒，内停水饮证。症见恶寒发热不渴，无汗，浮肿，身体疼重，胸痞，干呕，咳喘。脉浮。

与麻黄、葛根、紫苏叶、防风、桂枝、白芷、陈皮、苦杏仁、桔梗、甘草配伍组成中成药风寒感冒颗粒。具有解表发汗，疏风散寒功能。用于风寒感冒，发热，头痛，恶寒，无汗，咳嗽，鼻塞，流鼻涕。

炮姜

阳虚失血

与棕榈、乌梅配伍组成如圣散（《圣济总录》）。具有温经止血功能。用于冲任虚寒，崩漏下血，淋漓不断，血色淡无血块者。

吐衄崩漏

与制甘草、五味子配伍组成甘草炮姜汤（《不知医必要》）。具有温经止血功能。用于大吐大衄，外有寒冷之状者。

与当归、桃仁、益母草、赤芍、艾叶、川芎、制甘草、荆芥、阿胶配伍组成中成药加味生化颗粒。具有活血化瘀，温经止痛功能。用于瘀血不尽，冲任不固所致的产后恶露不绝证。症见恶露不止，色紫暗或有血块，小腹冷痛。

脾胃虚寒、腹痛吐泻

与高良姜、荜茇、肉桂配伍组成大已寒丸（《太平惠民和剂局方》）。用于久寒积冷，脏腑虚弱，心腹疠痛，胸胁胀满，泄泻肠鸣，自利自汗，米谷不化，阳气暴衰，阴气独盛，手足厥冷，伤寒阴盛，神昏脉短，四肢怠惰。

与肉桂、附片、党参、炒白术、制甘草配伍组成中成药桂附理中丸。具有补肾助阳，温中健脾功能。用于肾阳衰弱，脾胃虚寒，脘腹冷痛，呕吐泄泻，四肢厥冷。

姜炭

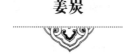

崩漏

与吴茱萸、当归、桂枝、制甘草、炒白芍、牡丹皮、制半夏、川芎、党参、麦冬、阿胶配伍组成温经汤（《金匮要略》）加减方（《浙江中医杂志》·廖爱民方）。具有温经散寒，养血祛瘀功能。用于功能性子宫功能出血。症见苔白腻，舌淡或经血黯淡质稀者，去牡丹皮、麦冬，重用半夏、炮姜炭，加艾叶炭。

与当归、川芎、桃仁、制甘草、益母草、红花配伍组成中成药新生化颗粒。具有活血，祛瘀，止痛功能。用于产后恶露不行，少腹疼痛。也可使用于上节育环后引起的阴道流血，月经过多。

与赤石脂、粳米配伍组成桃花汤（《伤寒论》）。具有涩肠止泻功能。用于久痢不愈证。症见下痢脓血，色暗不鲜，腹痛喜按喜温。舌质淡苔白，脉迟弱或微细。

与党参、白术、黄芪、赤石脂、葛根、防风、白芍、延胡索、当归、儿茶、罂粟壳、砂仁、木香、补骨脂、制甘草配伍组成中成药肠胃宁片。具有健脾益肾，温中止痛，涩肠止泻功能。用于脾肾阳虚所致的泄泻。症见大便不调，五更泄泻，时带黏液，伴腹胀腹痛，胃肠不舒，小腹坠胀；慢性结肠炎，溃疡性结肠炎，肠功能紊乱见上述证候者。

【调剂应付】

1. 处方写生姜，生姜片，鲜姜付生姜生品；写生姜汁，姜汁付生姜汁；写生姜皮，姜皮付生姜皮；写干姜，干姜片，淡姜片，老姜付干姜；写炮姜付炮姜；写姜炭，黑姜，炮姜炭付姜炭。

2. 用于风寒感冒，胃寒呕吐，寒痰咳嗽，解鱼蟹中毒，处方具有解表散寒，温中止呕，化痰止咳，解鱼蟹毒付生姜生品；用于胃寒呕吐，咳嗽痰多，饮片炮制与中成药制剂生产的辅料，处方具有开痰止呕功能付生姜汁；用于小便不利，皮肤水肿胀满，处方具有和脾，行水，消肿功能付生姜皮；用于脘腹冷痛，呕吐泄泻，肢冷脉微，寒饮喘咳，处方具有温中散寒，回阳通脉，温肺化饮功能付干姜；用于阳虚失血，吐衄崩漏，脾胃虚寒，腹痛吐泻，处方具有温经止血，温中止痛功能付炮姜；用于多种虚寒性出血如崩漏，泄泻，处方具有温经止血，暖中止泻功能付姜炭。

【备注】

1. 商品药材生姜以块大，色白，粉性足，具有特异香气，味辛辣，无腐烂者为佳。生姜汁以黄白色液体，气香，味辛辣为佳；生姜皮以姜皮薄厚均匀，块大片状，碎片少，黄白色或灰黄色，体轻，质柔软，气香，味微辛辣，无霉变异味者为佳；干姜以外表皮灰黄色或灰棕色，粉性足，气香特异，味辛辣，无泥沙，无虫蛀，霉变者为佳；干姜有原干姜和干姜片两种规格，无等级之分，均为统装货；炮姜以外表膨胀块状，表面棕黑色或棕褐色，内部棕黄色，质松泡，气香特异，味微辛辣者为佳；姜炭以表面焦黑色，内部棕褐色，体轻，质脆，味微苦，微辣者为佳。

2.生姜及其附属品或炮制品，宜贮存于通风，干燥处。由于贮存环境通风及温湿度不在允许范围内，将会导致贮存药材出现霉变和虫蛀现象。因此，此类商品不宜贮存量过大，应坚持"勤进勤出""先进先出""易变先出"的原则，及时合理地掌控饮片的贮销动态，平时做好养护工作。

3.干姜的主要成分为挥发油（精油），以姜酮及烯醇为主，而干姜的辛辣成分为姜辣醇类。炮制过程中经高温加热处理制成炮姜和姜炭后，其挥发油的组分和含量均有所改变，产生了新的分解产物如姜辣酮、姜酚等。炮姜的抗溃疡作用及姜炭的止血作用，均显著增强。这与中医临床用炮姜、姜炭作为温中止痛、温经止血药物，而不用生姜、干姜的经验相一致。为此，《中国药典·一部》将"炮姜"从生姜中分列出来，作为单独一味饮片品种收载。

仙茅

酒仙茅

为石蒜科植物仙茅的干燥根茎。

【处方用名】

仙茅、仙毛、先毛、生仙茅、茅参、炙仙茅、制仙茅、酒制仙茅、酒仙茅。

【饮片性状】

仙茅生品：为圆柱形，略弯曲，或不规则的厚片（段）。外表面棕色至褐色，粗糙，有的可见细孔状须根痕和纵横皱纹。质硬而脆易折断。断面不平坦，灰白色至棕褐色，近中心处色较深。气微香，味微苦、辛。

酒仙茅：形如仙茅切片或段。表面色泽较深，微有酒香气。

【性味与归经】

辛，热；有毒。归肾、肝、脾经。

【功效归类】

补虚药·补阳药。

【功能与主治】

仙茅生品：药性辛热，具有散寒祛湿功能。用于腰膝冷痛，筋骨痿软。

酒仙茅：经酒制后毒性降低，增强了补肾阳，强筋骨功能。用于阳痿精冷、阳虚冷泻。

【应用举例】

仙茅生品

腰膝冷痛、筋骨痿软

与羌活、防风、狗脊、白术、茯苓、干姜、九节菖蒲、牵牛子、威灵仙、何首乌、苍术配伍组成草还丹（《博济方》）。具有补肾壮阳，强筋健骨，保生延寿功能。用于肾阳虚证。症见腰膝冷痛，筋骨痿软，眩晕耳鸣。

与熟地黄、骨碎补、菟丝子、枸杞子、女贞子、牛膝、黑豆、防己配伍组成中成药骨仙片。具有补益肝肾，强壮筋骨，通络止痛功能。用于肝肾不足所致的痹病。症见腰膝骨节疼痛，屈伸不利，手足麻木；骨质增生见上述证候者。

酒仙茅

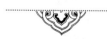

阳痿精冷

与淫羊藿、巴戟天、五加皮、阳起石等临证配伍组方。具有补肾壮阳功能。用于肾阳不足，命门火衰，阳痿不举，精冷不育。

与制雄蚕蛾、蛇床子、肉苁蓉、淫羊藿、盐补骨脂、盐菟丝子、人参、炒白术、当归、熟地黄、枸杞子配伍组成中成药蚕蛾公补片。具有补肾壮阳，养血填精功能。用于肾阳虚损，阳痿早泄，性功能衰退。

阳虚冷泻

与肉豆蔻、补骨脂、吴茱萸等临证配伍组方。具有补命门之火，温脾止泻功能。用于脾肾阳虚，脘腹冷痛，少食腹泻等症。

【调剂应付】

1.处方写仙茅，生仙茅付仙茅生品；写制仙茅，酒仙茅付酒仙茅。

2.用于腰膝冷痛，筋骨痿软，处方具有散寒祛湿功能付仙茅生品；用于阳痿精冷，阳虚冷泻，处方具有补肾阳，强筋骨功能付酒仙茅。

【备注】

1. 商品药材仙茅不分等级，均为统装货。以身干，片（段）形粗大，棕褐色，质坚实，无破碎者为佳。

2. 仙茅生品，贮存于干燥环境中。酒仙茅宜置于密闭、阴凉处。平时加强防潮，防虫蛀的养护工作。

3. 仙茅中含有皂苷类，酚类，仙茅苷，微量元素等物质。测定不同产地仙茅酒制前后的仙茅苷含量，结果证明，酒制后仙茅苷的含量明显提高。

比较仙茅酒制前后小鼠急性毒性的变化。结果显示，生品和酒制品的最大耐受剂量分别为 208.8g 生药 /kg 和 245.7g 生药 /kg，分别相当于临床用药剂量的 1392 倍和 1638 倍。表明按仙茅临床剂量单独服用毒性较低，经酒制后毒性进一步降低。

4. 实验证明，仙茅可明显增长小鼠腹腔，巨噬细胞吞噬百分数与吞噬指数；对环磷酰胺所致，免疫功能受抑制小鼠 T 淋巴细胞的降低，有明显提高作用。仙茅有明显延长睡眠时间的作用；对印防己毒素所致小鼠惊厥，能明显推迟其潜伏期。仙茅能使大白鼠垂体前叶重量，卵巢重量，子宫重量明显增加。此外据报道，仙茅还有雄性激素样作用，抗炎作用，耐缺氧作用，抗高温作用和抗菌作用。

5. 比较仙茅生品和酒制品，醇提取液和水煎液的色谱图，结合紫外光谱分析，发现酒制品中化学成分确实发生了量和质的变化。认为酒制品的显著变化，是其化学成分整体变化所导致，有效成分溶出增加，毒性成分降低。

6. 动物毒性实验，给小鼠一次灌胃最大容量的仙茅醇浸剂 150g 生药 /kg，7 天内无一死亡，说明仙茅毒性很低，一般不容易中毒。但也有报道过量服用仙茅可引起中毒，其表现为先引起心律失常，严重者可出现抑制和麻痹，对心脏血液系统有毒副作用。

白术 — 麸炒白术

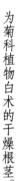

为菊科植物白术的干燥根茎。

【处方用名】

白术、生白术、冬术、贡术、于白术、丁潜术、炙白术、制白术、炒焦白术、焦白术、炒白术、麸炒白术。

【饮片性状】

白术生品：为不规则的厚片。外表皮灰黄色或灰棕色。断面黄白色至淡棕色，散生棕黄色的点状油室，木部具放射性纹理；烘干者断面角质样，色泽较深或有裂隙。气清香，味甘，微辛，嚼之略带黏性。

麸炒白术：形如白术切片。表面黄棕色或橘黄色、棕褐色，偶见焦斑。略有焦香气。

【性味与归经】

苦、甘，温。归脾、胃经。

【功效归类】

补虚药·补气药。

【功能与主治】

白术生品：具有健脾燥湿，利水消肿功能。用于痰饮眩悸，水肿。

麸炒白术：经麸炒后缓和其燥性。增强健脾益气，止汗，安胎功能。用于脾虚食少，腹胀泄泻，自汗，胎动不安。

【应用举例】

白术生品

痰饮眩悸

与半夏、天麻、茯苓、橘红、甘草配伍组成半夏白术天麻汤（《医学心悟》）。具有健脾祛湿，化痰息风功能。用于风痰所致的眩晕，头痛，兼胸膈痞闷。舌苔白腻，脉滑数。

与泽泻、菊花、陈皮、茯苓、制半夏、女贞子、墨旱莲、牛膝、甘草配伍组成中成药眩晕宁颗粒。具有健脾利湿，补益肝肾功能。用于痰湿中阻，肝肾不足引起的眩晕。症见头昏头晕。

水肿

与厚朴、木瓜、木香、草果仁、槟榔、炮附子、茯苓、炮姜、制甘草配伍组成实脾散（《济生方》）。具有温阳健脾，行气利水功能。用于阳虚水肿。症见半身以下肿甚，胸腹胀满，身重食少，手足不温，口中不渴，小便短少，大便溏薄。舌淡苔腻，脉沉迟或沉细。

与人参、盐制附子、黄芪、党参、茯苓、肉桂、木香、香加皮、葶苈子、大黄配伍组成中成药肾炎温阳片。具有温肾健脾，化气行水功能。用于慢性肾炎脾肾阳虚证。症见全身浮肿，面色苍白，脘腹胀满，纳少便溏，神倦尿少。

麸炒白术

脾虚食少

与木香、酒炒黄连、甘草、茯苓、人参、炒六神曲、陈皮、砂仁、炒麦芽、山楂、山药、煨肉豆蔻配伍组成健脾丸（《证治准绳》）。具有健脾消食功能。用于脾胃虚弱，食积内停证。症见食少难消，脘腹痞胀，大便溏薄。舌苔腻微黄，脉虚弱。

与人参、茯苓、山药、陈皮、木香、砂仁、制黄芪、当归、炒酸枣仁、制远志配伍组成中成药人参健脾丸。具有健脾益气，和胃止泻功能。用于脾胃虚弱所致的饮食不化，胸闷嘈杂，恶心呕吐，腹痛便溏，不思饮食，体弱倦怠。

腹胀泄泻

与炒白芍、炒陈皮、防风配伍组成痛泻要方（《丹溪心法》）。具有补脾柔肝，祛湿止泻功能。用于脾虚肝郁痛泻证。症见肠鸣腹痛，大便泄泻，泻必腹痛。舌苔薄白，脉两关不调，左弦而右缓者。

与制黄芪、党参、制甘草、当归、升麻、柴胡、陈皮配伍组成中成药补中益气丸。具有补中益气，升阳举陷功能。用于脾胃虚弱，中气下陷所致的泄泻，脱肛，阴挺。症见体倦乏力，食少腹胀，便溏久泻，肛门下坠或脱肛，子宫脱垂。

自汗

与黄芪、防风配伍组成玉屏风散（《世医得效方》）。具有益气固表止汗功能。用于表虚卫阳不固证。症见恶风自汗，面色㿠白及体虚易感风邪者。舌质淡，苔薄白，脉浮虚软。

与黄芪、党参、麻黄根、煅牡蛎、制五味子配伍组成中成药复芪止汗颗粒。具有益气固表，敛汗功能。用于气虚不固，多汗，倦怠，乏力。

胎动不安

与人参、黄芪、当归、续断、黄芩、川芎、白芍、熟地黄、砂仁、制甘草、糯米配伍组成泰山磐石散（《景岳全书》）。具有补气养血，安胎功能。用于妇人妊娠气血两虚，胎动不安证。症见面色淡白，倦怠无力，不思饮食，胎动不安，或屡有堕胎。舌淡，脉浮滑无力。

与熟地黄、醋艾炭、荆芥穗、平贝母、槲寄生、酒制菟丝子，黄芪、麸炒枳壳、砂仁、黄芩、姜厚朴、甘草、川芎、白芍、羌活、当归配伍组成中成药保胎丸。具有益气养血，补肾安胎功能。用于气血不足，肾气不固所致的胎漏，胎动不安证。症见小腹坠痛，或阴道少量出血，或屡经流产，伴神疲乏力，腰膝酸软。

【调剂应付】

1. 处方写生白术付白术生品；写白术，制白术，炒白术，麸炒白术付麸炒白术。

2. 用于痰饮眩悸，水肿，处方具有健脾燥湿，利水消肿功能付白术生品；用于脾虚食少，腹胀泄泻，自汗，胎动不安，处方具有健脾益气，止汗，安胎功能付麸炒白术。

【备注】

1. 商品药材白术以个大，质坚实，断面色黄白，气香浓者为佳。

2. 白术易虫蛀、霉变、泛油，所以不宜久贮。贮存过久易出现泛油和色泽变黑，从而影响饮片质量。因此，平时要做好养护工作。除此而外，应本着"勤进勤出""先进先出""近期先出"为原则，做到不积压不断货，以满足临床应用和营业销售的需要。

3. 在临床处方或书籍中，时而见到"土炒白术"这一炮制品。此种炮制品现已不被《中国药典·一部》收载。遇到处方写"土炒白术"，可调剂"麸炒白术"。在叶定江、张世臣、吴皓主编的《中医药学高级丛书·中药炮制学》中载道，古代白术炮制方法约有 50 多种，应用辅料 20 多种，其中主要炮制方法有生切、炒焦、土炒、麸炒等。自唐宋始，世世相传，沿用至今。生用健脾燥湿，利水消肿；麸炒、土炒后增强健脾作用，并能缓和其燥性，临床用于脾胃不和，脾虚泄泻等症。

4. 白术中含有挥发油约 1.5%，其主要成分为苍术酮和苍术醇等。白术的另一类活性成分为内酯类化合物，白术经炒制、炒焦、土炒、麸炒后，其挥发油约损失 15%，从而达到缓和"燥性"，减少对胃肠的刺激性，同时也有芳香健脾开胃的作用。

5. 中医理论认为"燥胜则干"。而在传统上，生白术性燥而祛湿利水，麸炒后燥性减缓而健脾作用增强。从白术生、麸炒品对大鼠饮水量及排尿量实验结果可见，白术生品可以增加大鼠饮水量及排尿量，表现出与传统理论相符的"燥湿利水"功效，麸炒品则未表现出如生品一般的利水作用。现有研究普遍认为，苍术酮为白术的主要燥性成分之一。主要表现在苍术酮可抑制中国白兔唾液腺分泌，增加昆明种小鼠饮水量，且有很强的利尿作用。而这些作用与其对 Na^+/K^+-ATP 酶的抑制作用有关。白术经炮制后，其所含的苍术酮可转化为具有抗炎、抗肿瘤、调节胃肠功能及抗菌等作用的白术内酯 I 、II 、III 等成分，对胃肠蠕动及营养物质的吸收方面的作用增强，且对脾虚模型动物的胃肠功能及胃肠激素水平调节作用也较生品强。因此，可将白术炮制品的原理归纳为"减酮减燥，增酯增效"，即通过炮制来增加白术的内脂类成分含量，从而增强炮制品的补益作用。而这一理论也与白术用于治疗痰饮水肿等脾失健运而致的水液内停之症，麸炒白术用于治疗脾虚食少导致的脾虚运化失常，食少胀满之症的情况相吻合。

白芍——炒白芍 酒白芍

为毛莨科植物芍药的干燥根。

【处方用名】

白芍、白芍药、生白芍、生白芍药、生芍、杭白芍、杭芍、炒白芍、炙白芍、制白芍、酒炒白芍、酒芍、酒白芍。

【饮片性状】

白芍生品：为类圆形或椭圆形的薄片。表面淡棕红色或类白色，片面光滑，角质样。断面类白色，或微带棕红色，形成层明显，可见稍隆起的筋脉纹呈放射状排列。质坚脆。气微，味微苦，酸。

炒白芍：形如白芍切片。表面微黄色或淡棕黄色，有的可见焦斑。有焦香气。

酒白芍：形如白芍切片。表面微黄色或淡棕黄色，有的可见焦斑。微有酒香气。

【性味与归经】

苦、酸，微寒。归肝、脾经。

【功效归类】

补虚药·补血药。

【功能与主治】

白芍生品：具有养血敛阴，平抑肝阳功能。用于血虚萎黄，月经不调，痛经，头痛眩晕，烦躁易怒，自汗盗汗。

炒白芍：具有寒性缓和，养血敛阴功能。用于肝旺脾虚所致的肠鸣腹痛，泄泻或泻痢日久，腹痛喜按喜温。

酒白芍：具有降低酸寒伐肝之性，入血分，调经止血，柔肝缓急止痛功能。用于胁肋疼痛，腹痛，产后腹痛，四肢挛痛。

【应用举例】

白芍生品

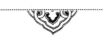

血虚萎黄、月经不调、痛经

与当归、川芎、熟地黄配伍组成四物汤（《太平惠民和剂局方》）。具有补血调经功能。用于营血虚滞证。症见头晕惊惕，目眩耳鸣，唇爪无华，妇人月经量少，或经闭不行，脐腹作痛。舌淡，脉弦细或涩。

与当归、川芎、醋香附、麸炒白术、赤芍、醋延胡索、熟地黄、大枣、甘草配伍组成中成药妇科调经片。具有养血柔肝，理气调经功能。用于肝郁血虚所致的月经不调，经期前后不定，行经腹痛。

头痛眩晕、烦躁易怒

与怀牛膝、赭石、龙骨、牡蛎、龟甲、玄参、天冬、川楝子、麦芽、茵陈、甘草配伍组成镇肝息风汤（《医学衷中参西录》）。具有镇肝息风功能。用于肝风内动证。症见头目眩晕，目胀耳鸣，脑中热痛，心中烦热，面色如醉，或时常噫气，或肢体渐觉不利，口眼渐形歪斜，甚或眩晕颠仆，昏不知人，移时始醒，或醒后不能复原。脉弦长有力者。

与羚羊角、珍珠、水牛角浓缩粉、人工牛黄、冰片、党参、黄芪、决明子、川芎、黄芩提取物、甘松、薄荷、郁金配伍组成中成药牛黄降压丸。具有清心化痰，平肝安神功能。用于心肝火旺，痰热壅盛所致的头晕目眩，头痛失眠，烦躁不安；高血压病见上述证候者。

自汗盗汗

与黄芪、白术、甘草配伍组成芍药黄芪汤（《赤水玄珠》）。具有敛阴止汗功能。用于虚痨自汗不止。

与熟地黄、黄连、黄芩、阿胶、茯苓配伍组成中成药更年宁心胶囊。具有滋阴清热，安神除烦功能。用于绝经前后诸种阴虚火旺证。症见潮热面红、自汗盗汗，心烦不宁，失眠多梦，头晕耳鸣，腰膝酸软，手足心热；更年期综合征见上述证候者。

炒白芍

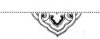

肠鸣腹痛

与白术、防风、陈皮配伍组成痛泻要方（《景岳全书》）。具有疏肝补脾功能。用于肝郁脾虚证。症见肠鸣腹痛，大便泄泻，泻必腹痛。舌苔薄白，脉弦缓。

与黄连、制吴茱萸配伍组成中成药戊己丸。具有泄肝和胃，降逆止呕功能。用于肝火犯胃，肝胃不和所致的胃脘灼热疼痛，呕吐吞酸，口苦嘈杂，腹痛泄泻。

泄泻或泻痢日久

与当归、黄连、槟榔、木香、甘草、大黄、官桂配伍物组成芍药汤（《素问病机气宜保命集》）。具有调和气血，清热解毒功能。用于湿热痢疾证。症见腹痛便脓血，赤白相兼，里急后重，肛门灼热，小便短赤。舌苔黄腻，脉弦数。

与盐酸小檗碱、木香、吴茱萸配伍组成中成药复方黄连素片。具有清热燥湿，行气止痛，止痢止泻功能。用于大肠湿热，赤白下痢，里急后重或暴注下泻，肛门灼热；肠炎，痢疾见上述证候者。

腹痛喜按喜温

与桂枝、制甘草、大枣、生姜、饴糖配伍组成小建中汤（《伤寒论》）。具有温中补虚，和中缓急功能。用于虚劳腹痛证。症见腹中时痛，喜得温按，按之痛减。舌淡苔白，脉虚数。

与制黄芪、制甘草、桂枝、党参、高良姜、大枣、干姜配伍组成中成药虚寒胃痛颗粒。具有益气健脾，温胃止痛功能。用于脾胃虚弱所致的胃痛。症见胃脘隐痛，喜温喜按，遇冷或空腹加重；十二指肠球部溃疡，慢性萎缩性胃炎见上述证候者。

酒白芍

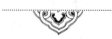

胁肋疼痛

与柴胡、枳壳、香附、陈皮、川芎、甘草配伍组成柴胡疏肝丸（《景岳全书》）。具有疏肝行气，活血止痛功能。用于肝气郁结，胁肋疼痛，往来寒热及痛经等。

与茯苓、麸炒枳壳、豆蔻、甘草、醋香附、陈皮、桔梗、姜厚朴、炒山楂、防风、炒六神曲、柴胡、黄芩、薄荷、紫苏梗、木香、炒槟榔、醋三棱、酒大黄、炒青皮、当归、姜半夏、乌药、醋莪术配伍组成中成药柴胡舒肝丸。具有疏肝理气，消胀止痛功能。用于肝气不舒，胸胁痞闷，食滞不消，呕吐酸水。

腹痛

与制甘草配伍组成芍药甘草汤（《伤寒论》）。具有养血益阴，缓急止痛功能。用于阴血不足，筋脉失养证。症见脚腿挛急或腹中疼痛。舌红少津，脉细。

与三七、延胡索、醋制香附、川楝子、醋制吴茱萸、甘草、白及、枯矾、煅瓦楞子等配伍组成中成药复方田七胃痛胶囊。具有温中理气，制酸止痛，化瘀止血功能。用于阳虚胃寒，气滞血瘀所致的胃痛。症见胃脘冷痛，痛处不移，喜温喜按，泛酸嘈杂，或有黑便；胃及十二指肠球部溃疡，慢性胃炎见上述证候者。

产后腹痛

与枳实配伍组成枳实芍药散（《金匮要略》）。具有行气和血，缓急止痛功能。用于产后小腹部胀满疼痛，痛甚可累及心胸，烦满不得卧。舌黯滞，苔薄白，脉弦。

与桂枝、茯苓、牡丹皮、桃仁配伍组成中成药桂枝茯苓胶囊。具有活血，化瘀，消癥功能。用于妇人瘀血阻络所致的癥块、经闭、痛经，产后恶露不尽；子宫肌瘤，慢性盆腔炎包块，痛经，子宫内膜异位症，卵巢囊肿见上述证候者；也可用于女性乳腺囊性增生病属瘀血阻络证。症见乳房疼痛，乳房肿块，胸胁胀闷。

四肢挛痛

与独活、桑寄生、秦艽、防风、细辛、当归、川芎、地黄、杜仲、牛膝、人参、茯苓、甘草、肉桂配伍组成独活寄生汤（《备急千金要方》）。具有祛风湿，止痹痛，益肝肾，补气血功能。用于风寒湿痹，肝肾两亏，气血不足证。症见腰膝冷痛，肢体屈伸不利，酸软气弱，或麻痹不仁，畏寒喜温。舌淡苔白，脉细弱。

与醋制黑木耳、当归、川芎、木瓜、盐杜仲、续断、酒蒸川牛膝、苍术、盐小茴香、木香、丁香、母丁香、制乳香、茯苓、土茯苓、制龟甲配伍组成中成药妙济丸。具有补益肝肾，祛湿通络，活血止痛功能。用于肝肾不足，风湿瘀阻所致的痹病。症见骨节疼痛，腰膝酸软，肢体麻木拘挛。

【调剂应付】

1. 处方写白芍，白芍药，生白芍付白芍生品；写炒白芍付炒白芍；写酒炒芍，酒芍付酒白芍。

2. 用于血虚萎黄，月经不调，痛经，头痛眩晕，烦躁易怒，自汗盗汗，处方具有养血敛阴，平抑肝阳功能付白芍生品；用于肝旺脾虚所致的肠鸣腹痛，泄泻或泻痢日久，腹痛喜按喜温，处方具有养血敛阴功能付炒白芍；用于胁肋疼痛，腹痛，产后腹痛，四肢挛痛，处方具有调经止血，柔肝缓急止痛功能付酒白芍。

【备注】

1. 商品药材白芍按产地分为杭白芍、川白芍、亳白芍、宝鸡白芍。浙江出产品质最佳，又因集散地在杭州故俗称"杭白芍"。现行药材白芍规格按大小，粗细分等级。均以根粗长、均匀，质坚实，粉性足，皮色整洁，无白心或裂痕者为佳。

2. 白芍饮片易虫蛀，易变色，不宜久贮。吸潮后颜色变暗，表面可见霉斑。受潮后宜在温和的阳光下通风晾晒，注意避免暴晒。日光太强，会使药材表面变色发红。

3. 不宜与藜芦配伍同用。

4. 白芍及白芍苷有镇痛，解痉，抗炎，抗溃疡及增强免疫功能的作用。白芍中牡丹酚、苯甲酰、芍药苷及氧化芍药苷，也有抗炎作用。白芍5种炮制品的水煎液均能使离体兔肠自发性收缩活动的振幅增大，且以醋制品作用最强。对氯化钡引起的兔肠收缩加强，生品有明显的拮抗作用，剂量增大，作用加强。其他炮制品，对氯化钡的拮抗作用不明显。对肾上腺素引起的肠管活动抑制，除生品和麸炒作用不明显外，清炒品、酒炒品、醋炒品均有不同程度的拮抗作用，并随剂量增加而作用加强，尤以醋制品拮抗作用最明显。

镇痛实验结果表明，白芍炮制品镇痛作用较生品明显。以5种不同方法炮制的芍药配伍组成的芍药甘草汤，均有不同程度的镇痛作用，尤以醋炒白芍甘草汤镇痛作用最为显著。对乙酰胆碱所致的小鼠肠管痉挛性收缩，均有明显的拮抗作用；对巴豆油所致的小鼠耳郭炎症，醋酸所致的小鼠腹腔炎症，及毛细血管通透性均有明显的抑制作用，各炮制品之间无明显差异。

白附子 —— 制白附子

为天南星植物独角莲的干燥块茎。

【处方用名】

白附子、生白附子、白附、独角莲、独角莲根、丁毒豆、疗毒豆、牛奶白附、鸡心白附、禹白附、制禹白附、炮白附子、制白附、制白附子片、制白附子。

【饮片性状】

白附子生品：为椭圆形或卵圆形。表面白色至黄白色，略粗糙，有环纹及须根痕，顶端有茎痕或芽痕。质坚硬，断面白色，粉性。气微，味淡，麻辣刺舌。

制白附子：为类圆形或椭圆形厚片。外表皮淡棕色，断面黄色，角质。味淡，微有麻舌感。

【性味与归经】

辛，温；有毒。归胃、肝经。

【功效归类】

化痰止咳平喘药·温化寒痰药。

【功能与主治】

白附子生品：辛温燥烈，毒性较强，多为外用。长于祛风痰，定惊搐，解毒散结，止痛功能。用于破伤风，瘰疬痰核，毒蛇咬伤。

制白附子：经姜、白矾炮制后，降低毒性，消除麻辣味，增强祛风痰作用。用于中风痰壅，口眼㖞斜，语言謇涩，惊风癫痫，痰厥头痛，偏正头痛。

【应用举例】

白附子生品

破伤风

与天南星、白芷、天麻、防风、羌活配伍组成玉真散（《外科正宗》）。具有祛风化痰，定搐止痉功能。用于破伤风证。症见牙关紧急，口撮唇紧，身体强直，角弓反张。脉弦紧。

与防风、天南星、白芷、天麻、羌活配伍组成中成药玉真散。具有息风，镇痉，解痛功能。用于金创受风所致的破伤风证。症见经脉拘急，手足抽搐。亦可外治跌打损伤。

瘰疬痰核

本品捣烂外敷。具有解毒散结功能。用于瘰疬痰核。

与全蝎、巴豆霜、蜈蚣、密陀僧、黄连、当归、五倍子、大黄、三棱、厚朴、川乌、香附、白芷、猪牙皂、红大戟、黄柏、羌活、桃仁、莪术、地黄、独活、麻黄、木瓜、天花粉、枳实、细辛、苦杏仁、蕲蛇、芫花、草乌、穿山甲、肉桂、槟榔、玄参、防风、蓖麻子、甘遂配伍组成中成药杜记独角膏。具有消肿止痛，解毒敛疮功能。用于风痰瘀阻经络证。症见关节肿痛，屈伸不利，风湿性关节炎，骨质增生见上述证候者。亦可用于痰毒瘀阻，疮疡不敛，瘰疬痰核。

毒蛇咬伤

与雄黄共研细末，用白水或白酒调敷患处。

制白附子

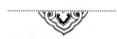

中风痰壅、口眼㖞斜

与僵蚕、全蝎配伍组成牵正散（《杨氏家藏方》）。具有祛风化痰，通络止痉功能。用于风邪中于头面经络证。症见口眼㖞斜，甚或面部肌肉抽动。舌淡红，苔白。

与血竭、赤芍、醋没药、当归、牛膝、丹参、川芎、桂枝、三七、豆蔻、郁金、麸炒枳壳、麸炒白术、人参、沉香、金钱白花蛇、麸炒僵蚕、天麻、防己、木瓜、全蝎、铁丝威灵仙、黄芪、泽泻、茯苓、杜仲炭、槐米、麦冬、醋制五味子、骨碎补、松香、山楂、肉桂、冰片、苏合香、安息香、朱砂配伍组成中成药消栓再造丸。具有活血化瘀，息风通络，补气养血，消血栓功能。用于气虚血滞，风痰阻络引起的脑卒中风后遗症，肢体偏瘫，半身不遂，口眼歪斜，语言障碍，胸中郁闷等症。

语言謇涩

与胆南星、僵蚕、全蝎、天麻、远志、石菖蒲、南木香、辰砂配伍组成神仙解语汤（《管见大全良方》）。具有祛风解痉，豁痰开窍功能。用于风痰阻络，语言謇涩，舌强不转，涎唾溢盛，及疗心脉闭滞，口不能言。

与黄芪、淫羊藿、石菖蒲、红参、三七、地龙、当归、红花、粉防己、赤芍、炒桃仁、石决明、天麻、仙鹤草、炒槐花、炒白术、葛根、玄参、黄连、连翘、泽泻、川芎、枸杞子、去钩全蝎、制何首乌、决明子、沉香、胆南星、细辛、木香、炒僵蚕、猪牙皂、冰片、豆腐制珍珠、大黄配伍组成中成药醒脑再造胶囊。具有化痰醒脑，祛风活络功能。用于风痰闭阻清窍所致的神志不清，言语謇涩，口角流涎，筋骨酸痛，手足拘挛，半身不遂；脑血栓恢复期及后遗症见上述证候者。

惊风癫痫

与寒水石、石膏、赤石脂、白石脂、紫石英、滑石、甘草、牡蛎、龙骨、大黄、干姜、桂枝配伍组成白附子风引汤（《癫痫治疗灵验方》）。用于癫痫证。

与甘草、胆南星、枳壳、朱砂、天竺黄、茯苓、全蝎、蝉蜕、僵蚕、琥珀、硝石配伍组成中成药小儿镇惊散。具有镇惊散热功能。用于小儿急热惊风，痰涎壅盛证。

痰厥头痛、偏正头痛

与白芷、天麻、胆南星、何首乌、当归、生姜等临证配伍组方（《中药临床应用》）。用于痰厥头痛，偏头痛和感冒所致的头痛。

【调剂应付】

1. 处方写白附子，禹白附子，生白附子付白附子生品；写炙白附子，制白附子，炮白附子付制白附子。

2. 白附子用于破伤风，瘰疬痰核，毒蛇咬伤，因其有毒，宜捣烂、熬膏或研末调敷患处，具有祛风痰，定惊搐，解毒散结止痛付白附子生品；

用于中风痰壅，口眼歪斜，语言謇涩，惊风癫痫，痰厥头痛，偏正头痛，处方具有增强祛风除痰而解痉功能付制白附子。

【备注】

1. 商品药材白附子不分等级，均为统装货。以身干，个匀，肥状饱满，色白，质坚，体重，粉性足者为佳。河南省禹县及长葛所产白附子品质属上乘，被誉为地理标志品种，故以禹白附子而誉满天下。

2. 制白附子宜贮存于干燥、通风环境处，平时做好防潮、防霉变、防虫蛀及鼠咬养护工作。

3. 白附子生品属毒性药品品种，收载于国务院颁布的《医疗用毒性药品管理办法》之中，其贮存、养护和调剂应严格执行相关规定。

4. 制白附子应与生姜、白矾共煮至无白心，有白心者为不规范品，不可为内服药用。

5. 白附子生品内服宜慎，一般炮制后应用。生品外用宜适量捣烂、熬膏或研末以及酒调敷患处。

6. 白附子因含毒蛋白草酸钙针晶而产生刺激性，即强烈的刺舌感。加白矾、生姜复制法炮制后，毒蛋白草酸钙针晶含量降低，蛋白变性刺激性也随之降低。表现为麻舌感减弱，毒性降低。由于炮制过程中制白附子质地疏松，增加有效成分的水煎出率，表现为镇静、抗炎、镇痛作用增强，可能是其炮制品祛寒，化痰能力增强的原因。

7. 白附子生品和制品，进行镇静、抗惊厥及镇痛作用的研究比较。结果表明，白附子生品和炮制品均有明显的镇静作用，能明显推迟因戊四唑及士的宁所致小鼠出现惊厥的时间和死亡时间，减少小鼠扭体反应次数。证明炮制品的药效学与生品一致，而炮制后又能使其毒性降低。

8. 白附子经过炮制后，麻舌感消除，毒性成分草酸钙毒针晶的含量下降。但其他化学成分如氨基酸、油酸和 β - 谷甾醇也均明显下降。而这些成分，都具有一定的生理活性。

白茅根——茅根炭

为禾本科植物白茅的根茎。

【处方用名】

白茅根、鲜茅根、茅根、毛根、兰根、茹根、地筋根、坚草根、茅草根、甜根、白根炭、白茅根炭、茅根炭。

【饮片性状】

白茅根生品：为圆柱状短段。表面黄白色或淡黄色，微有光泽，具纵皱纹，有时可见隆起的节，节间长短不等，呈浅黄棕色。断面皮部白色，多有裂隙，放射状排列，中柱淡黄色或中空，易与皮部剥离。体轻。质略脆。气微，味微甜。

茅根炭：形如白茅根短段。表面黑褐色至黑色，具纵皱纹，有时可见淡棕色稍隆起的节。略具焦香气，味苦。

【性味与归经】

甘，寒。归肺、胃、膀胱经。

【功效归类】

止血药·凉血止血药。

【功能与主治】

白茅根生品：具有凉血止血，清热利尿功能。用于血热所致吐血、衄血、尿血，热病烦渴，湿热黄疸，水肿尿少，热淋涩痛。

茅根炭：经炒炭后药味变涩，寒性减弱。清热凉血作用轻微，止血作用增强。具有收敛止血功能。用于出血证病情急骤者。

【应用举例】

白茅根生品

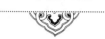

血热所致的吐血、衄血、尿血

与黄芩、犀牛角屑（水牛角代）、竹茹、桑根白皮、紫菀、大蓟、地黄汁配伍组成茅根饮子（《太平圣惠方》）。具有清热止血功能。用于伤寒，心肺热，嗽吐血或唾血。

与冰片、蟾酥、川芎、大蓟、丁香、红花、羚羊角、牡丹皮、牛胆、牛黄、藕节、青鱼胆、蛇胆、麝香、夏枯草、水牛角浓缩粉、小蓟、熊胆、珍珠、朱砂、猪胆配伍组成中成药八宝五胆药墨。具有消炎解毒，活血止痛，凉血止血，消肿软坚，防腐收敛功能。用于吐血，咳血，鼻衄、便血，赤白痢下，痈疽疮疡，无名肿毒，顽癣，皮炎，湿疹等。

热病烦渴

与人参、姜制厚朴、香薷配伍组成茅根散（《杨氏家藏方》）。用于伏热伤冷，心神烦躁，大渴不止，肠鸣腹痛，不思饮食。

与白芍、侧柏叶、大黄、荷叶、地黄、牡丹皮、水牛角浓缩粉、栀子配伍组成中成药清热地黄丸。具有清肝肺热，凉血止咳功能。用于肺胃积热，肺经火旺，引起咳嗽吐血，鼻孔衄血，咽干口渴，烦燥心跳，肠热便血，大便秘结。

湿热黄疸

与栀子仁、茵陈、地骨皮、制甘草、生姜、豆豉配伍组成茅根汤（《圣济总录》）。用于伤寒发黄，通身如金黄色。

与茵陈、泽兰、滑石、蒲公英、甘草配伍组成中成药茵白肝炎颗粒。具有清热解毒，利湿退黄，理气活血功能。用于急性黄疸型肝炎。对湿热型慢性肝炎也有疗效。

水肿尿少、热淋涩痛

以白茅根鲜品煎汤，去渣，温服方名白茅根汤（《医学衷中参西录》）。具有清热通淋，利尿消肿功能。用于阴虚小便不利，或湿热壅滞，以至小便不利，积成水肿。

与一枝黄花、马鞭草、车前草、葫芦壳、白前配伍组成中成药肾炎片。

具有清热解毒，利水消肿功能。用于急、慢性肾炎和泌尿道感染。

茅根炭

出血证病情急骤者

与大蓟、小蓟、荷叶、侧柏叶、茜草、栀子、大黄、牡丹皮、棕榈皮配伍组成十灰散（《十药神书》）。具有凉血止血功能。用于血热妄行所致的呕血，吐血等。

与荷叶、藕节、大蓟炭、小蓟炭、知母、黄芩炭、地黄炭、棕榈炭、焦栀子、玄参、白芍、当归、香墨配伍组成中成药荷叶丸。具有凉血止血功能。用于血热所致的咯血，衄血，尿血，便血，崩漏。

【 调剂应付 】

1. 处方写白茅根，生白茅根付白茅根生品；写白茅根炭，茅根炭付茅根炭。

2. 用于血热所致的吐血，衄血，尿血，热病烦渴，湿热黄疸，水肿尿少，热淋涩痛，处方具有凉血止血，清热利尿功能付白茅根生品；用于出血证病情急骤者，处方具有收敛止血功能付茅根炭。

【 备注 】

1. 商品药材白茅根不分等级，均为统装货。以条粗，色白，味甜，无杂质者为佳。

2. 白茅根生熟品种宜分区分斗贮存，不得混放。贮存环境宜通风，干燥。

3. 鲜品更应加强养护，防止霉变。本品霉变常从茎节部开始，在高温高湿之季，大宗进货时当格外留心，做好养护工作。

4. 白茅根有多种有效成分，其利尿作用与其所含丰富钾盐有关；白茅根多糖对正常人 T 淋巴细胞有免疫调节作用；白茅根鞣质具有收敛止血的作用，其止血凝血作用与其所含鞣质密切相关。

5. 白茅根炒炭后鞣质含量增加，对小鼠的出血和凝血时间较生品有显著缩短，且炭品的血浆复钙时间也有显著缩短。同时白茅根炒炭后 5- 羟甲基糠醛含量也有显著的增加，提示白茅根炒炭过程中有较多苷分解为苷元，推测此变化与茅根炭的止血效用增强有密切联系。

白扁豆——炒白扁豆

为豆科植物扁豆的干燥成熟种子。

【处方用名】

白扁豆、扁豆、藊豆、生扁豆、白眉豆、眉豆、蛾眉豆、梅豆、羊眼豆、小刀豆、炙白扁豆、制白扁豆、炒扁豆、炒白扁豆。

【饮片性状】

白扁豆生品：为扁椭圆或卵圆形。表面淡黄白色或淡黄色，平滑，略有光泽，一侧边缘有隆起的白色眉状种阜。质坚硬。种皮薄而脆，黄白色。气微，味淡，嚼之有豆腥气。

炒白扁豆：形如白扁豆。炒至表皮微黄色，具焦斑，有香气。

【性味与归经】

甘，微温。归脾、胃经。

【功效归类】

补虚药·补气药。

【功能与主治】

白扁豆生品：具有和中消暑功能。用于暑湿吐泻，胸闷腹胀。

炒白扁豆：具有健脾化湿功能。用于脾胃虚弱，食欲不振，大便溏泄，白带过多。

【应用举例】

白扁豆生品

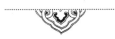

暑湿吐泻、胸闷腹胀

与香薷、厚朴配伍组成香薷散（《太平惠民和剂局方》）。具有祛湿解表，化湿和中功能。用于夏月外感于寒，内伤于湿，发热恶寒，头重头痛，无汗，胸脘痞闷，或腹痛吐泻。舌苔白腻，脉浮。

与芦根、苍术、葛根、广藿香、厚朴、滑石、槟榔、香薷、羌活配伍组成中成药流感茶。具有祛暑清热，解表化湿功能。用于暑热感冒。症见发热恶寒，头痛体倦，食欲不振，胸闷，呕恶。舌苔白腻。

炒白扁豆

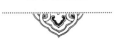

脾胃虚弱、食欲不振、大便溏泄

与人参、白术、薏苡仁、桔梗、山楂、六神曲、山药、麦芽、枳实、茯苓、黄连、豆蔻、泽泻、枳壳、广藿香、制甘草、莲子肉配伍组成资生健脾丸（《缪仲淳方》）。具有补脾健胃，消食导滞功能。用于脾胃虚弱，饮食停积，形体消瘦，面色萎黄，毛发稀疏，食欲不振，大便溏薄。舌苔薄白或微黄。

与人参、茯苓、炒白术、山药、莲子、炒薏苡仁、砂仁、桔梗、甘草配伍组成中成药参苓白术散。具有补脾胃，益肺气功能。用于脾胃虚弱，食少便溏，气短咳嗽，肢倦乏力。

白带过多

与炒白术、山药、炒芡实、莲子等临证配伍组方（《永类钤方》）。具有健脾化湿，固涩止带功能。用于脾虚湿盛，带下绵绵，神疲乏力。

【调剂应付】

1.处方写生白扁豆付白扁豆生品；写白扁豆，炒白扁豆付炒白扁豆。

2.用于暑湿吐泻，胸闷腹胀，处方具有和中消暑功能付白扁豆生品；用于脾胃虚弱，食欲不振，大便溏泄，白带过多，处方具有健脾化湿功能付炒白扁豆。

【备注】

1.商品药材白扁豆不分等级,均为统装货。以粒大饱满,色白而有光泽,无杂质,无霉变,无虫蛀者为佳。

2.贮存于干燥,通风环境。平时做好防虫蛀,防霉变的养护工作。被虫蛀的白扁豆,从外表皮可以看到细圆的蛀口。

3.入水煎剂宜捣碎,先煎。

4.白扁豆中所含血细胞凝集素 A 不溶于水,是白扁豆的毒性成分。凝集素 B 可溶于水,有抗胰蛋白酶活性作用,加热蒸气消毒或煮沸 1 小时后,活力损失 86%~94%。因此,加热处理能起到,增强健脾和"减毒增效"的目的。

瓜蒌子——炒瓜蒌子

为葫芦科植物栝楼或双边栝楼的干燥成熟种子。

【处方用名】

瓜蒌子、瓜蒌仁、瓜蒌实、生瓜蒌仁、栝楼子、栝楼仁、瓜米、栝米、炙瓜蒌子、制瓜蒌子、炒瓜蒌实、炒栝楼子、炒栝楼仁、炒瓜蒌子。

【饮片性状】

瓜蒌子生品：扁平，椭圆形。表面灰棕色，沿边缘有1圈沟纹。顶端较尖，有种脐，另一端钝圆或较窄。种皮坚硬，内种皮膜质，灰绿色，种仁黄白色，富油性。气微，味淡。

炒瓜蒌子：形如瓜蒌子。微鼓起，表面微黄色，偶有焦斑。气略焦香，味淡。

【性味与归经】

甘，寒。归肺、胃、大肠经。

【功效归类】

化痰止咳平喘药·清化热痰药。

【功能与主治】

瓜蒌子生品：寒滑之性明显，具有润肺化痰，滑肠通便功能。用于燥咳痰黏，肠燥便秘。

炒瓜蒌子：经炒制后寒滑之性减弱，具有润肺化痰功能。用于燥咳痰黏。

【应用举例】

瓜蒌子生品

燥咳痰黏

与黄芩、栀子、桔梗、麦冬、桑白皮、知母、贝母、橘红、茯苓、甘草配伍组成清金化痰汤（《统旨方》）。具有清热化痰，肃肺止咳功能。用于热痰壅肺，咳痰黄稠。舌苔黄腻，脉滑数。

与鱼腥草、桑白皮、苦杏仁、紫苏子、前胡、款冬花、紫菀、制半夏、陈皮、茯苓、甘草配伍组成中成药咳喘顺丸。具有宣肺化痰，止咳平喘功能。用于痰浊壅肺，肺气失宣所致的咳嗽，气喘，痰多，胸闷；慢性支气管炎，支气管哮喘，肺气肿见上述证候者。

肠燥便秘

与火麻仁、桃仁、柏子仁、郁李仁等临证配伍组方（《古今药方纵横》）。具有润肠通便功能。用于口干烦渴，肠燥便秘。

炒瓜蒌子

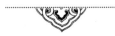

燥咳痰黏

与苦杏仁、陈皮、茯苓、麸炒枳实、酒炒黄芩、清半夏、胆南星、姜汁配伍组成清气化痰丸（《医方考》）。具有清热化痰，理气止咳功能。用于痰热咳嗽证。症见痰稠色黄，咯之不爽，胸膈痞闷，甚则气急呕恶。舌质红，苔黄腻，脉滑数。

与川贝母、知母、石膏、炒栀子、黄芩、蜜桑白皮、茯苓、陈皮、麸炒枳实、制甘草、蒸五味子配伍组成中成药二母宁嗽丸。具有清肺润燥，化痰止咳功能。用于燥热润肺所致的咳嗽。症见痰黄而黏不易咳出，胸闷气促，久咳不止，声哑喉痛。

【调剂应付】

1. 处方写瓜蒌子，生瓜蒌子付瓜蒌子生品；写炒瓜蒌子付炒瓜蒌子。

2. 用与燥咳痰黏，肠燥便秘，处方具有润肺化痰，滑肠通便功能付瓜蒌子生品；用于燥咳痰黏，处方具有润肺化痰功能付炒瓜蒌子。

3. 瓜蒌子生品含油脂令人闷气，有的患者服用剂量稍大可引起恶心，炒后气微香，可避免恶心副作用的出现，并能提高煎出效果。在临床应用上，生品与炒制品差异不太大，虽然炒瓜蒌子在清热和滑肠作用逊于生品，但清肺化痰和滑肠通便作用，仍以生品为佳。由于炒瓜蒌子气味较生品为好，作用相似，故以炒制品作为常规的调剂品种。

【备注】

1. 商品药材瓜蒌子不分等级，均为统装货。以个匀，颗粒饱满，味甘，油性足，无杂质者为佳。

2. 瓜蒌子属易泛油饮片品种，贮存条件要求避免高温、高湿，防止泛油或霉变。

3. 入水煎剂宜捣碎。

4. 不宜与川乌、制川乌、草乌、制草乌、附子配伍同用。

5. 据考证，炒瓜蒌子从宋代始入药。时至今日，仍以瓜蒌子生品和炒瓜蒌子为临床常用的饮片炮制品种。从中医角度分析，炒制既增加了瓜蒌子化痰止咳作用，又能除去部分油脂，从而起到减轻或消除滑肠的副作用。

6. 以瓜蒌子中 3,29- 二苯甲酰基栝楼仁三醇为指标，建立了 HPLC 法测定条件，对瓜蒌子、炒瓜蒌子、麸炒瓜蒌子、蛤粉炒瓜蒌子、蜜制瓜蒌子、瓜蒌子霜、瓜蒌仁、炒瓜蒌仁、瓜蒌子壳中该成分进行测定。结果 3,29- 二苯甲酰基栝楼仁三醇的质量分数大小依次为：瓜蒌仁＞炒瓜蒌仁＞瓜蒌子＞炒瓜蒌子＞麸炒瓜蒌子＞蛤粉炒瓜蒌子＞蜜制瓜蒌子＞瓜蒌子霜＞瓜蒌子壳。结论：瓜蒌子生品和炒瓜蒌子是较佳的瓜蒌子饮片，这与瓜蒌子临床应用现状相符合。

7. 瓜蒌子泻下主要物质是油脂、脂肪酸、炮制后油脂、脂肪酸被破坏，含量下降，滑肠作用减弱，故用于治疗肠燥便秘时应用瓜蒌子。瓜蒌子中的二萜和三萜类成分具有抗炎、祛痰作用，炮制后溶出率增加，故炒制品下气降痰作用增强。

半夏——

清半夏　法半夏　姜半夏

为天南星科植物半夏的干燥块茎。

【处方用名】

半夏、半下、生半夏、旱半夏、净半夏、半夏片、炙半夏、制半夏、法夏、法下、姜夏、姜下、清夏、清下、法半夏、姜半夏、清半夏。

【饮片性状】

半夏生品：为类球形，有的稍扁斜。表面白色或浅黄色，顶端有凹陷的茎痕，周围密布麻点状根痕。下面钝圆，较光滑。质坚实，断面洁白，富粉性。气微，味辛辣，麻舌而刺喉。

法半夏：为类球形或破碎成不规则颗粒状。表面淡黄白色、黄色或棕黄色。质较松脆或硬脆。断面黄色或淡黄色，颗粒状质稍硬脆。气微，味淡略甘，微有麻舌感。

姜半夏：为片状、不规则颗粒状或类球状。表面棕色至棕褐色。质硬脆，断面淡黄棕色，常具角质样光泽。气微香，味淡，微有麻舌感，嚼之略粘牙。

清半夏：为椭圆形、类球形或不规则片状。断面淡灰色至灰白色，可见灰白色点状或短线状维管束迹，有的残留栓皮下方显淡紫红色斑纹。质脆，易折断，断面略呈角质样，气微，味微涩，微有麻舌感。

【性味与归经】

半夏生品：辛，温；有毒。归脾、胃、肺经。

法半夏、姜半夏、清半夏：辛，温。归脾、胃、肺经。

【功效归类】

化痰止咳平喘药·温化寒痰药。

【功能与主治】

半夏生品：毒性较大，偏于消痞散结功能。用于痈肿痰核。

法半夏：具有燥湿化痰功能。用于痰多咳喘，痰饮眩悸，风痰眩晕，痰厥头痛，梅核气。

姜半夏：具有温中化痰，降逆止呕功能。用于痰饮呕吐，胃脘痞满。

清半夏：具有燥湿化痰功能。用于湿痰咳嗽，胃脘痞满，痰涎凝聚，咯吐不出。

【应用举例】

半夏生品

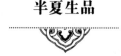

外用治痈肿痰核

取本品一粒，与半寸长葱白捣和组成半夏丸（《仙拈集》）。用于乳痈初起。应用绵裹塞鼻，左乳病塞右鼻；右乳病塞左鼻。用于乳痈初起。

与干姜、山奈、白芷、甘松、大黄、天南星、没药、乳香、冰片、薄荷脑、樟脑、陈皮、当归、丁香、胡椒、香加皮、细辛、荆芥、桂枝、辛夷、川芎、独活、牡丹皮、辣椒、苍术、颠茄流浸膏、水杨酸甲酯配伍组成中成药活血止痛膏。具有活血止痛，舒筋通络功能。用于筋骨疼痛，肌肉麻痹，痰核流注，关节酸痛。

法半夏

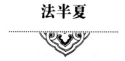

痰多咳喘

与去壳炒黄白果、麻黄、苏子、甘草、款冬花、苦杏仁、桑白皮、黄芩、生姜配伍组成定喘汤（《摄生众妙方》）。具有宣肺平喘，清热化痰功能。用于哮喘证。症见咳嗽痰多，痰色黄稠，胸闷气促，喉中哮鸣，或有恶寒发热等表证。舌苔黄或黄腻，脉滑数。

与化橘红、陈皮、茯苓、甘草、炒紫苏子、炒苦杏仁、紫菀、款冬花、麦冬、瓜蒌皮、知母、桔梗、地黄、石膏配伍组成中成药止咳橘红丸。具有清肺，止咳，化痰功能。用于痰热阻肺引起的咳嗽痰多，胸闷气短，咽干喉痒。

痰饮眩悸

与麻黄、蜜配伍组成半夏麻黄丸（《金匮要略》）。具有蠲痰降逆，通阳宣肺功能。用于水饮内停，或上凌于心肺为主要病机的病证。症见心下悸动不宁，或伴喘痰稀，心下痞塞，头目昏眩，恶心呕吐。舌质淡苔白滑或腻，脉缓滑等。

与泽泻、菊花、陈皮、白术、茯苓、女贞子、墨旱莲、牛膝、甘草配伍组成中成药眩晕宁颗粒。具有利湿化痰，补益肝肾功能。用于痰湿中阻，肝肾不足所致的眩晕证。症见头晕目眩，胸脘痞闷，腰膝酸软。

风痰眩晕、痰厥头痛

与天麻、茯苓、橘红、白术、甘草配伍组成半夏白术天麻汤（《医学心悟》）。具有健脾祛湿，化痰息风功能。用于风痰所致的眩晕，头痛，兼胸膈痞闷。舌苔白腻，脉滑数。

与天麻、制黄芪、人参、米泔制苍术、炒白术、茯苓、陈皮、泽泻、麸炒六神曲、炒麦芽、黄柏配伍组成中成药半夏天麻丸。具有健脾祛湿，化痰息风功能。用于脾虚湿盛，痰浊内阻所致眩晕，头痛，如蒙如裹，胸脘满闷。

梅核气

与厚朴、茯苓、生姜、苏叶配伍组成半夏厚朴汤（《金匮要略》）。具有行气散结，降逆化痰功能。用于七情郁结于咽喉所致梅核气。症见咽中如有物阻，咯吐不出，吞咽不下，但与饮食无碍，或伴胸膈满闷，善太息，诸症随情绪波动而时轻时重。舌苔白润或白滑，脉弦缓或弦滑。

与炒青皮、炒枳实、槟榔、紫苏梗、制厚朴、合欢皮、茯苓、砂仁、橘红、豆蔻、胆南星、蝉蜕、木蝴蝶、生姜、炒六神曲配伍组成中成药金嗓利咽丸。具有疏肝理气，化痰利咽功能。用于痰湿内阻，肝郁气滞所致咽部异物感，咽部不适，声音嘶哑；声带肥厚见上述证候者。

姜半夏

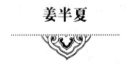

痰饮呕吐

与生姜配伍组成小半夏汤（《金匮要略》）。具有和中止呕，散饮降逆功能。用于痰饮呕吐。

与生姜配伍组成中成药小半夏合剂。具有止呕降逆，燥湿化痰功能。用于水湿停聚，胃气上逆所致的呕吐痰涎，心下痞满，头晕，心悸等。

胃脘痞满

与黄芩、干姜、人参、甘草、黄连、大枣配伍组成半夏泻心汤（《伤寒论》）。具有和胃降逆，开结除痞功能。用于胃气不和证。症见心下痞满不痛，或干呕，或呕吐，肠鸣下利。舌苔薄黄而腻，脉细数。

与丁香、沉香、木香、白术、醋制香附、盐炒砂仁、炒草豆蔻、陈皮、炒麦芽、姜制厚朴、广藿香、醋制青皮、炒六神曲、茯苓、甘草配伍组成中成药丁沉透膈丸。具有健脾和胃，行气消胀功能。用于胃脘疼痛，气郁结滞，胸膈痞满，嗳气吐酸，消化不良。

清半夏

湿痰咳嗽

与橘红、茯苓、制甘草配伍组成二陈汤（《太平惠民和剂局方》）。具有燥湿化痰，理气和中功能。用于湿痰咳嗽证。症见咳嗽痰多色白，胸膈胀满，恶心呕吐，头眩心悸。舌苔白润，脉滑。

与陈皮、茯苓、甘草配伍组成中成药二陈丸。具有燥湿化痰，理气和胃功能。用于痰湿停滞导致的咳嗽痰多，胸脘胀闷，恶心呕吐。

胃脘痞满

与山楂、六神曲、茯苓、连翘、莱菔子配伍组成保和丸（《丹溪心法》）。具有消食和胃功能。用于食积停滞证。症见脘腹痞满，腹胀时痛，嗳腐吞酸，厌食呕恶，或大便泄泻。脉滑。

与焦山楂、炒六神曲、陈皮、茯苓、连翘、炒莱菔子、炒麦芽配伍组成中成药保和丸。具有消食，导滞，化积和胃功能。用于食积停滞，脘腹胀满，嗳气吞酸，不欲饮食。

痰涎凝聚、咯吐不出

与陈皮、苦杏仁、麸炒枳实、酒炒黄芩、茯苓、胆南星、炒瓜蒌子配伍组成清气化痰丸（《医方考》）。具有清热化痰，理气止咳功能。用于痰热咳嗽证。症见痰稠色黄，咯之不爽，胸膈痞闷，甚则气急呕恶。舌质红，苔黄腻，脉滑数。

与黄芩、酒制大黄、橘红、甘草、沉香、生姜、鲜竹沥、青礞石、硝石配伍组成中成药竹沥达痰丸。具有豁除顽痰，清火顺气功能。用于痰热上壅，顽痰胶结，咳嗽痰多，大便干燥，烦闷癫狂。

【调剂应付】

1.处方写生半夏付半夏生品；写制半夏付与处方功能主治相适应的半夏炮制品；写法半夏付法半夏；写姜半夏付姜半夏；写清半夏付清半夏。

2.用于外治痈肿痰核，处方具有消痞散结功能付半夏生品；用于痰多咳喘，痰饮眩悸，风痰眩晕，痰厥头痛，梅核气，处方具有燥湿化痰功能付法半夏；用于痰饮呕吐，胃脘痞满，处方具有温中化痰，降逆止呕功能付姜半夏；用于湿痰咳嗽，胃脘痞满，痰涎凝聚，咯吐不出，处方具有燥湿化痰功能付清半夏。

【备注】

1.商品药材半夏一般按颗粒大小分为三个等级（一等品每公斤800粒以内，二等品每公斤1200粒以内，三等品每公斤3000粒以内），及统装规格。一般以个大，均匀类球形，色白或浅白黄色，质坚实，粉性足，无杂质，无虫蛀，无霉变者为佳品。

2.半夏生品属于毒性药品品种，收载于国务院颁布的《医疗用毒性药品管理办法》之中，其贮存养护和调剂，应严格执行相关规定。

新货干燥半夏不宜质变，若能保持不受潮，3~5年内不易发生虫蛀和霉变。若受潮后则变成粉红色、灰色以至黑色，并可发生霉变和虫蛀。在夏季如发现稍有虫蛀和霉变迹象时，可将半夏投入温水洗净后，在阳光下摊晒，晒后如有霉斑，可用硫黄熏，以保持药材整体的色泽洁白。

半夏的炮制品，如法半夏内加有白矾、甘草、石灰水；姜半夏内加有生姜、白矾；清半夏内加有白矾，这些辅料除适应医疗需要外，也有利于饮片的贮存，一般不易虫蛀。

3.关于半夏的用法用量，《中国药典·一部》载道：半夏生品内服宜慎，一般炮制后使用，3~9g。外用适量，磨汁涂或研末以酒调敷患处。

4.半夏生品及各种炮制品，不宜与川乌、制川乌、草乌、制草乌、附子配伍同用。

5. 半夏个子货应用时宜捣碎。

6. 夏生品有毒，为安全起见，在采取口尝检验品质时勿咽下，并及时漱口。

7. 在《伤寒论》《金匮要略》仲景先师所制含有半夏的方剂中，半夏旁边注角处标明"洗"字。对此，现代学者认为仲景所注"洗"字，即洗掉附着在半夏表面的泥沙杂物，以此提高药材的纯洁度，与药效无关。所以，有人认为仲景方中所用半夏多为生品。

半夏生品有毒，一般不宜内服，多作外用。据了解，时下浙江、上海等少数地区有应用半夏生品的习惯。对于必须应用半夏生品的内服处方，必须坚持做到以下 3 点：

（1）必须入水煎剂，并捣碎；

（2）必须应用常用剂量；

（3）水煎方法必须执行先煎熟透，宜文火浓煎，勿以武火急煎。

经临床观察和药理实验证明，半夏生品含有草酸钙针晶，是半夏主要刺激性毒性成分之一。半夏生品的毒性主要表现为对多种黏膜的刺激，导致失音、呕吐、水泻等副作用，严重者喉头水肿，可致呼吸困难，甚至窒息。半夏生品所含这种毒性成分不溶或难溶于水，只有通过高温煎煮的方法，方可实现减毒的目的。此外，半夏生品不宜入丸散剂。有实验结果证明，半夏汤剂的胚胎毒性不因炮制而有所降低，半夏蛋白影响了卵巢黄体功能，使内源性孕酮水平下降，导致蜕膜变性，造成胚胎流产，因此，孕妇应慎重使用。

8. 半夏炮制前后，对小鼠急性、亚急性和蓄积性毒性研究。结果认为，矾制半夏 80g/kg 对小鼠未见任何毒性反应。与相同剂量的生半夏组比较，说明白矾溶液对生半夏具有解毒功能。且矾制半夏对小鼠体重无影响，而半夏生品各组均有显著地抑制小鼠体重增长的作用。在对肝脏、肾脏和死亡的影响实验中，也可以看到矾制半夏的毒性，小于半夏生品。

姜矾半夏、姜煮半夏对大鼠的胃分泌功能，在胃蛋白酶和 PGE_2 的含量上均无明显影响，对胃黏膜损伤程度轻（30%、35%）。同时，灌胃给药两种姜半夏均可减缓胃肠运动，说明姜制半夏，不仅可以消除生半夏对胃肠黏膜的刺激，保护胃黏膜正常功能，同时又有拮抗生半夏加速胃肠运动导致的吐泻，而起到一种和胃降逆止呕的功能。本实验结果为"半夏性畏生姜，用之以制其毒，功益彰"的炮制理论提供了实验依据。

9. "制半夏"或"半夏（制）"，常出现在中医药学著作中，包括《中国药典·一部》、全国规划高等教材、中成药药品说明书和临床医生开具的处方中。《中国药典·一部》只收载包括半夏生品在内的4个炮制品种，即半夏、法半夏、姜半夏、清半夏。制半夏炮制方法如何，功能主治如何，查阅相关资料，陈述者甚微，这给初学中医药者或饮片调剂操作带来了烦恼和困惑。近阅江浙名医陈拯先生所著《中药临床生用与制用》一书，有所收获。该书在半夏临床应用条文中，著作者将半夏入药分为生药和制药两大类。生药（生半夏）将原药拣去杂质，筛去灰屑即成；制药（制半夏）取净生半夏清水浸泡8~16小时，润透、捞起、沥干、切片，再与白矾粉、姜汁（每100kg半夏，用白矾20kg，鲜生姜18kg捣汁或用干姜3kg煎汁）搅拌均匀，放入缸内腌伏，至口嚼无麻感即得。书中还说，半夏中有毒成分难溶于水，止呕和镇咳的有效成分能溶于热水。其有毒成分，不能单纯被姜汁所破坏，也不能在100℃加热3小时后完全破坏，但能被白矾所消除，故制半夏时必须加白矾。生姜则可协同半夏发挥止呕作用。

人们通常认为，制是制用、修制、修治、炮制、炮制品的简称，制又有之制其形、制其味、制其质、制其性之别。陈拯先生在该书中提及制半夏的炮制方法，与《中国药典·一部》所载姜半夏炮制选用辅料及操作方法近似。据此，从狭义上讲，制半夏为姜半夏的另一个名称；从广义上讲，制半夏是除半夏生品以外，泛指所有半夏炮制品，包括法半夏、姜半夏、清半夏。这几种半夏的炮制品在炮制工艺、辅料选择、功能主治各有所异。为了维护中医药学的科学性，发挥中药饮片生品与制品的功效，面对含有"制半夏"或"半夏（制）"的中药处方，调剂人员应在读懂处方，明确遣方用药基础之上，调剂功效适宜的半夏炮制品，或是请医师重新标注，且不可以由调剂人员随意而行。

六画

【处方用名】

地黄、生地黄、干地黄、干生地、怀地黄、淮地黄、细生地、地黄片、地黄块、熟干地黄、熟地黄、熟地、地黄炭、生地炭、熟地黄炭、熟地炭。

【饮片性状】

地黄生品：为类圆形或不规则的厚片。外表皮棕黑色或棕灰色，极皱缩，具不规则的横曲纹。断面棕黑色或乌黑色，有光泽，具黏性，中间隐现菊花心纹理。气微，味微甜。

熟地黄：为不规则的块片、碎块、大小、薄厚不一。表面乌黑色，有光泽，黏性大。质柔软而带韧性，不易折断。断面乌黑色，有光泽。气微，味甜。

地黄炭：为不规则的块片。表面焦黑色。质轻松鼓胀，外皮焦脆，中心部为棕黑色，并有蜂窝状裂隙。有焦苦味。

熟地黄炭：为不规则的块片。表面焦黑色而光亮。质脆。味甜，微苦涩。

【性味与归经】

地黄生品：甘，寒。归心、肝、肾经。

熟地黄：甘，微温。归肝、肾经。

【功效归类】

地黄生品：清热药·清热凉血药。

熟地黄：补虚药·补血药。

【功能与主治】

地黄生品：具有清热凉血，养阴生津功能。用于

地黄

熟地黄炭 熟地黄 地黄炭

为玄参科植物地黄的干燥根块。

143

热入营血，温毒发斑，吐血衄血，热病伤阴，舌绛烦渴，津伤便秘，阴虚发热，骨蒸痨热，内热消渴。

熟地黄：具有补血滋阴，益精填髓功能。用于血虚萎黄，心悸怔忡，月经不调，崩漏下血，肝肾阴虚，腰膝酸软，骨蒸潮热，盗汗遗精，内热消渴，眩晕，耳鸣，须发早白。

地黄炭：具有凉血止血功能。用于血热引起的咯血，衄血，便血，尿血，崩漏等各种出血证。

熟地黄炭：具有补血止血功能。用于崩漏或虚损性出血。

【应用举例】

地黄生品

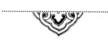

热入营血、温毒发斑

与犀角（现水牛角代用）、玄参、竹叶心、麦冬、丹参、黄连、金银花、连翘配伍组成清营汤（《温病条辨》）。具有清营解毒，透热养阴功能。用于热入营分证。症见身热夜甚，神烦少寐，时有谵语，目常喜开或喜闭，口渴或不渴，斑疹隐隐。本方也可用于流行性乙型脑炎，流行性脑脊髓膜炎，败血症等见上述证候者。舌绛而干，脉细数。

板蓝根、广藿香、连翘、芦根、石菖蒲、石膏、郁金、知母配伍组成中成药抗病毒口服液。具有清热祛湿，凉血解毒功能。用于风热感冒，温病发热及上呼吸道感染，流感，腮腺炎等病毒感染疾患。

吐血衄血

与犀角（现水牛角代用）、芍药、牡丹皮配伍组成犀角地黄汤（《小品方》录自《外台秘要》）。具有清热解毒，凉血散瘀功能。用于热入血分证。症见身热谵语，斑色紫黑；或喜忘如狂，漱水不欲咽，大便黑而易解者舌绛起刺，脉细数；或热伤血络证。症见吐血，衄血，便血，尿血等。舌红绛，脉数。

与白芍、百合、侧柏叶炭、陈皮、大蓟、甘草、荷叶、黄芩、牡丹皮、藕节、石斛、香墨、小蓟、浙贝母、焦栀子、竹茹、棕榈炭配伍组成中成药八宝治红丸。具有清热泻火，凉血止血功能。用于吐血，衄血，咳血。

热病伤阴、舌绛烦渴

与石膏、水牛角、黄连、栀子、桔梗、黄芩、知母、赤芍、玄参、连翘、甘草、牡丹皮、鲜竹叶配伍组成清瘟败毒散(《疫疹一得》)。具有清热解毒，凉血救阴功能。用于一切火热之证。症见大热烦躁，渴饮干呕，头痛如劈，昏狂谵语，或发狂吐衄。舌绛唇焦，脉沉细而数或浮大而数。

与板蓝根、黄芩、金银花、连翘、龙胆、麦冬、石膏、甜地丁、玄参、知母、栀子配伍组成中成药清热解毒口服液。具有清热解毒功能。用于热毒壅盛所致的发热面赤，烦躁口渴，咽喉肿痛等症；流感，上呼吸道感染见上述证候者。

津伤便秘

与玄参、麦冬配伍组成增液汤(《温病条辨》)。具有增液润燥功能。用于阳明温病，津液不足证。症见大便秘结，口渴。舌干红，脉细稍数或沉而无力。

与何首乌、当归、麦冬、玄参、麸炒枳壳配伍组成中成药通乐颗粒。具有滋阴补肾，润肠通便功能。用于阴虚便秘证。症见大便秘结，口干，咽燥，烦热，以及习惯性、功能性便秘见于上述证候者。

阴虚发热

与青蒿、鳖甲、知母、牡丹皮配伍组成青蒿鳖甲汤(《温病条辨》)。具有养阴透热功能。用于温病后期，邪热未尽，深伏阴分阴液已伤证。症见夜热早凉，热退无汗。舌红少苔，脉细数。

与阿胶、白及、百部、北沙参、鳖甲、川贝母、蜂蜡、龟甲、龙骨、麦冬、牡蛎、熟大黄、熟地黄、天冬、紫石英配伍组成中成药结核丸。具有滋阴降火，补肺止嗽功能。用于阴虚火旺引起的潮热盗汗，咯痰咯血，胸胁闷痛，骨蒸痨嗽，肺结核，骨结核。

骨蒸痨热

与人参、秦艽、茯苓、知母、桑白皮、桔梗、紫菀、柴胡、黄芪、地骨皮、半夏、赤芍、天冬、制鳖甲、制甘草配伍组成黄芪鳖甲散(《卫生宝鉴》)。具有滋阴清热，健脾益气，止咳化痰功能。用于虚痨烦热证。症见肌肉消瘦，肢体倦怠，咳嗽咽干，痰少盗汗，食欲不振，胸胁不利。舌淡，舌尖红赤，脉虚数。

与人参、熟地黄、山茱萸、山药、牡丹皮、泽泻、茯苓、天冬、麦冬配伍组成中成药人参固本口服液。具有滋阴益气，固本培元功能。用于阴虚气弱，虚痨咳嗽，心悸气短，骨蒸潮热，腰酸耳鸣，遗精盗汗，大便干燥。

内热消渴

与黄芪、山药、山茱萸、生猪胰子配伍组成滋膵饮（《医学衷中参西录》）。具有滋阴补肾功能。用于消渴病。症见饮多、溲多，日渐羸瘦。

与人参、山药、石膏、知母、黄芪、天花粉、茯苓、麦冬、地骨皮、玉米须、山茱萸、甘草配伍组成中成药降糖宁胶囊。具有益气，养阴，生津止渴功能。用于糖尿病属气阴两虚者。

熟地黄

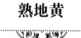

血虚萎黄、心悸怔忡、月经不调

与酒当归、川芎、白芍配伍组成四物汤（《太平惠民和剂局方》）。具有补血调经功能。用于营血虚滞证。症见惊惕头晕，目眩耳鸣，唇爪无华，妇人经量少或经闭不行，脐腹作痛。舌质淡，脉弦细或细涩。

与益母草、当归、酒白芍、川芎、党参、炒白术、茯苓、甘草配伍组成中成药八珍益母丸。具有益气养血，活血调经功能。用于气血两虚兼有血瘀所致的月经不调证。症见月经周期错后，行经量少，淋漓不净，精神不振，肢体乏力。

崩漏下血

与当归、川芎、白芍、阿胶、艾叶配伍组成胶艾四物汤（《金匮要略》）。具有补血调经，安胎止漏功能。用于血虚寒滞证。症见少腹疼痛，月经过多，或妊娠下血，胎动不安，或产后下血，淋漓不断。临床医师认为本方是治疗崩漏及安胎的经典方剂。

与地黄、去毛爪肠的乌鸡、鹿角胶、制鳖甲、煅牡蛎、桑螵蛸、人参、黄芪、当归、白芍、醋香附、天冬、甘草、川芎、银柴胡、丹参、山药、炒芡实、鹿角霜配伍组成中成药乌鸡白凤丸。具有补气养血，调经止带功能。用于气血两虚，身体瘦弱，腰膝酸软，月经不调，崩漏带下。

肝肾阴虚

与炒黄柏、酒浸炒知母、制龟甲配伍组成大补阴丸（《丹溪心法》）。具有滋阴降火功能。用于肝肾阴虚，虚火上炎之证。症见骨蒸潮热，盗汗，咳嗽咯血，吐血，或烦热易饥，足膝痛热。舌红少苔，尺脉数而有力。

与酒白芍、当归、酒萸肉、牡丹皮、山药、茯苓、泽泻配伍组成中成药归芍地黄丸。具有滋肝肾，补阴血，清虚热功能。用于肝肾两亏证。症见阴虚血少，头晕目眩，耳鸣咽干，午后潮热，腰腿酸痛，足跟疼痛。

腰膝酸软、骨蒸潮热、盗汗遗精

与山茱萸、山药、泽泻、牡丹皮、茯苓配伍组成地黄丸（《小儿药证直诀》）。本方是钱中阳从《金匮要略》中的肾气丸减桂、附而成。原方主治小儿"五软"（即发育不良）证。由于本方具有滋阴补肾功能。现今广泛用于肾阴不足引起的各种证候。症见腰膝酸软，头晕目眩，耳鸣耳聋，盗汗，遗精，消渴，骨蒸潮热，手足心热，牙齿动摇，小便淋沥。舌红少苔，脉沉细数。

与酒萸肉、牡丹皮、山药、茯苓、泽泻配伍组成中成药六味地黄丸。具有滋阴补肾功能。用于肾阴亏损证。症见头晕耳鸣，腰膝酸软，骨蒸潮热，盗汗遗精，消渴。

内热消渴

与人参、制黄芪、制甘草、地黄、天冬、麦冬、制枇杷叶、石斛、泽泻、麸炒枳壳配伍组成地黄饮子（《医方集解》）。具有滋阴润燥功能。用于消渴烦躁，咽干面赤。

与黄芪、红参、地黄、玄参、麦冬、天冬、党参、五味子、丹参、红花、当归、淫羊藿、黄连、知母、天花粉、鹿茸配伍组成中成药愈三消胶囊。具有养阴生津，益气活血功能。用于轻、中度2型糖尿病属气阴两虚夹瘀证。症见口渴喜饮，易饥多食，疲倦乏力，自汗盗汗。舌质黯，有瘀斑，脉细数。

眩晕、耳鸣

与地黄、当归、白芍、桔梗、玄参、贝母、麦冬、百合、甘草配伍组成百合固金汤（《慎斋医书》）。具有滋肾保肺，止咳化痰功能。用于肺肾阴亏，虚火上炎证。症见咳嗽气喘，痰中带血，咽喉燥痛，眩晕耳鸣，骨蒸盗汗。舌红少苔，脉细数。

与煅磁石、制山茱萸、牡丹皮、山药、茯苓、竹叶柴胡、泽泻配伍组成中成药耳聋左慈丸。具有滋肾平肝功能。用于肝肾阴虚，耳聋耳鸣，头晕目眩。

须发早白

与制何首乌、牛膝、菟丝子、枸杞子等临证配伍组方（《医用中药饮片学》）。具有增强补精益髓，抗老防衰功能。用于成人早衰，健忘恍惚，视物昏花，须发早白。

与制何首乌、酒牛膝、桑椹、酒女贞子、墨旱莲、制桑叶、黑芝麻、酒蒸菟丝子、金樱子、盐补骨脂、制豨莶草、制金银花配伍组成中成药首乌丸。具有补肝肾，强筋骨，乌须发功能。用于肝肾两虚所致的头晕目花，耳鸣，腰酸肢麻，须发早白；亦可用于高脂血症。

地黄炭

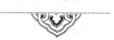

血热引起的咯血、衄血、便血、尿血、崩漏

与地骨皮、黄柏炭、茯苓、栀子炭、黄芩炭、香附、柴胡、女贞子、墨旱莲、车前草等临证配伍组方（《程为玉临床验案精选》）。具有清热凉血，调经止血功能。用于崩漏证。症见疲乏无力，头晕眼花，多梦。舌红苔薄黄而干，脉弦数。

与荷叶、藕节、大蓟炭、小蓟炭、茅根炭、棕榈炭、焦栀子、知母、黄芩炭、玄参、当归、白芍、香墨配伍组成中成药荷叶丸。具有凉血止血功能。用于血热所致的咯血，衄血，尿血，便血，崩漏。

熟地黄炭

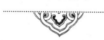

崩漏或虚损性出血

与艾叶、炮姜、侧柏叶、棕榈炭等临证配伍组方（江浙名医陈拯验方）。具有增强补血止血，固经止漏功能。用于冲任虚损，崩中漏下，若兼气虚者，宜配伍黄芪、党参益气摄血。

与白术、大枣、当归、党参、茯苓、甘草、黄芪、龙眼肉、木香、酸枣仁、远志配伍组成中成药黑归脾丸。具有补益心脾，养血安神功能。用于气血两亏，体力衰弱，惊悸不寐，崩中便血。

【调剂应付】

1.处方写怀生地，淮生地，怀地黄，淮地黄，生地黄，生地，地黄付地黄生品；写熟地黄，熟地付熟地黄；写生地炭，地黄炭付地黄炭；写熟地黄炭，熟地炭付熟地炭。

2.用于热入营血，温毒发斑，吐血衄血，热病伤阴，舌绛烦渴，津伤便秘，阴虚发热，骨蒸痨热，内热消渴，处方具有清热凉血，养阴生津功能付地黄生品；用于血虚萎黄，心悸怔忡，月经不调，崩漏下血，肝肾阴虚，腰膝酸软，骨蒸潮热，盗汗遗精，内热消渴，眩晕，耳鸣，须发早白，处方具有补血滋阴，益精填髓功能付熟地黄；用于血热引起的咯血，衄血，便血，尿血，崩漏等各种出血证，处方具有凉血止血功能付地黄炭；用于崩漏或内外虚损性出血，处方具有补血止血功能付熟地黄炭。

3.地黄与熟地黄，属物源相同的一对生熟品种。因炮制加工工艺不同，其药性有寒热之别，功效也各有偏重。临床医师在遣方用药时，往往将两药同用于一首处方中。处方中常见的"并开药"为"二地"。值此，药师在审方时要向调剂人员交代清楚，执行处方开具的品种和数量，如实进行调剂操作。

【备注】

1.商品药材地黄以块大，体重，断面乌黑者为佳；熟地黄不分等级，均为统装货。上品者以表面乌黑，有光泽，黏性大，质柔软油润，味甜。

2.地黄及各种炮制品，宜贮存于干燥，密闭处。做好防霉，防虫蛀，防鼠咬等养护工作。地黄质地柔软，富含糖分，显油润，具黏性，味甜，贮存不当易引起虫蛀，吸潮霉变。霉变多从表皮破损处开始，故破皮、折断或切片，不宜久贮；熟地黄属蒸煮类饮片，常含有较多的水分，蒸煮后易受霉菌浸染，饮片表面附着霉菌菌丝，故宜贮存于干燥，密闭之处。

3.地黄、熟地黄虽源于一物，但因加工炮制方法不同，其归经、功能与主治则各有不同。地黄加热蒸（炖）制后有部分多糖和低聚糖水解成还原糖，增加3倍左右，产生5-羟甲基糠醛等新成分，熟地黄还原糖等成分具有显著的补血、增强免疫功能等作用。因此熟地黄补血，抗衰老，增强免疫等作用增强，充分体现了"生泻熟补"的炮制作用。

4.熟地黄炒炭能显著缩短小鼠出血时间（$P < 0.01$）和凝血时间（$P < 0.01$），表明熟地黄炒炭后产生了止血和凝血作用。对地黄生品、地黄炭、熟地黄炭的水煎液治疗出血效果进行分析，结果均无显著性差异。体现了地黄炒炭后降低凉血成分和作用，增强止血功效。即"生凉熟止"的炮制作用。

地榆——地榆炭

为蔷薇科植物地榆或长叶地榆的干燥根。

【处方用名】

地榆、地杆、生地榆、地榆片、锦地榆、锦片、黄瓜香根、地榆根、炒地榆、制地榆、地榆炭。

【饮片性状】

地榆生品：为不规则的类圆形片或斜切片。外表皮灰褐色至深褐色。断面较平坦，粉红色，淡黄色或黄棕色，木部略呈放射状排列；或皮部有多数黄棕色锦状纤维。气微，味微苦涩。

地榆炭：形如地榆切片。表面焦黑色，内部棕褐色。质脆，具焦香气，味微苦涩。

【性味与归经】

苦、酸、涩，微寒。归肝、大肠经。

【功效归类】

止血药·凉血止血药。

【功能与主治】

地榆生品：味苦酸，性味微寒而降，具有凉血止血，解毒敛疮功能。用于便血，血痢，痔血，崩漏，水火烫伤，痈肿疮毒。

地榆炭：味苦酸涩，凉血之功不及地榆生品，以收敛止血为主。用于各种出血病证，属血热不甚者为宜。

【应用举例】

地榆生品

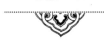

便血、痔血、血痢

与白芍、艾叶、小蓟根、阿胶、甘草配伍组成地榆散（《太平圣惠方》）。具有凉血止血功能。用于吐血，便血。

与熊胆粉、冰片配伍组成中成药消痔软膏。具有凉血止血，消肿止痛功能。用于炎性，血栓性外痔及1、2期内痔属风热瘀阻或湿热壅滞证。

崩漏

与侧柏叶、竹茹、漏芦配伍组成地榆汤（《千金翼方》）。具有凉血止血功能。用于妇女崩中漏血不绝。

与扶芳藤、黄芪、蒲公英配伍组成中成药止血灵胶囊。具有清热解毒，益气止血功能。用于气虚血热所致的出血证。症见月经过多，崩中漏下，产后恶露不净，痔疮出血，鼻衄；子宫肌瘤，功能性子宫出血，放环出血，产后子宫复旧不全，痔疮，鼻衄，见上述证候者。

水火烫伤

以本品研细末，麻油调敷（《中药学》）。具有泻火解毒功能。用于烫伤，可使渗出液减少，疼痛减轻，愈合加速。

与马尾连、紫草、黄芩、冰片、大黄配伍组成中成药烫伤油。具有清热解毒，凉血祛腐止痛功能。用于1、2度烧烫伤和酸碱灼伤。

痈肿疮毒

与金银花、乳香、没药等配伍组成小儿面疮赤肿痛方（《卫生总微方》）。具有解毒祛疮功能。用于小儿面焮赤肿，以及虫、蛇、犬咬伤。也可单独使用。

与黄连、黄芩、黄柏、栀子、大黄、槐米、半边莲、金银花、紫草、苦参、胡黄连、白蔹、地黄、桃仁、红花、当归、川芎、血竭、赤芍、木鳖子、土鳖虫、乳香、没药、木瓜、罂粟壳、五倍子、乌梅、棕榈、血余炭、白芷、苍术、冰片配伍组成中成药京万红软膏。具有活血解毒，消肿止痛，祛腐生肌功能。用于轻度水、火灼烫伤，疮疡肿痛，创面溃烂。

地榆炭

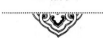

便血、痔血

与槐花、侧柏叶等临证配伍组方（民间验方）。具有清热凉血功能。用于大便下血，血色鲜红。

与炒槐角、黄芩、枳壳、当归、防风配伍组成中成药槐角丸。具有清热疏风，凉血止痛功能。用于肠风便血，痔疮肿痛。

崩漏

与椿根皮、茜草根、棕榈炭、地黄、当归等临证配伍组方。具有凉血止血，安冲固经功能。用于冲任夹热，胞宫受伤，崩中漏下，血色鲜红。

与当归、熟地黄、续断、白芍、山药、白术、白芷、煅牡蛎、海螵蛸、阿胶珠、血余炭配伍组成中成药妇良片。具有补血健脾，固经止带功能。用于血虚脾弱所致的月经不调，带下病。症见月经过多，持续不断，崩漏色淡，经后腹隐痛，头晕目眩，面色无华，或带多清稀。

水火烫伤

以本品研末麻油调成 50% 软膏（《单验方调查资料选编》）。用于烫伤。采取暴露法，每日敷创面数次。

【调剂应付】

1. 处方写地榆，生地榆付地榆生品；写炒地榆，地榆炭付地榆炭。

2. 用于便血，痔血，血痢，崩漏，水火烫伤，痈肿疮毒，处方具有凉血止血，解毒敛疮功能付地榆生品；用于各种出血病证，血热不甚者，处方具有收敛止血功能付地榆炭。

【备注】

1. 商品药材地榆以枝条粗壮，质坚硬，断面粉红色者为佳。

2. 本品易受潮、虫蛀、霉变，贮存环境要求保持通风、干燥。

3. 地榆生品与地榆炭属两个饮片品种，当分斗贮存。不得混斗，串斗。

4. 地榆制炭后，具有活血作用的三萜皂苷及苷元成分，发生了结构改变，含量下降。无止血作用的鞣质类成分单宁酸，炮制后含量降低，生成止血作用较强的鞣质单体成分，如鞣花酸、没食子酸及其衍生物。止血成分增加、活血成分减少，两方面共同作用，使地榆炭收敛止血作用明显增强。

百合——蜜百合

为百合科植物卷丹、百合或细叶百合的干燥肉质鳞叶。

【处方用名】

百合、生百合、百合片、百合蒜、干百合、甜百合、大百合、宣百合、重迈、炙百合、制百合、蜜制百合、蜜百合。

【饮片性状】

百合生品：为长椭圆形。表面黄白色至淡棕黄色或微带紫色，有数条纵直平行的白色维管束。顶端稍尖，基部较宽，边缘薄，微波状，略向内弯曲。质硬而脆，断面较平坦，角质样。气微，味微苦。

蜜百合：形同百合鳞叶。表面黄色，偶见焦斑，略具黏润，味微甜。

【性味与归经】

甘，寒。归心，肺经。

【功效归类】

补虚药·补阴药。

【功能与主治】

百合生品：性寒，具有清心安神功能。用于热病后余热未清，虚烦惊悸，失眠多梦，精神恍惚。

蜜百合：具有养阴润肺功能。用于阴虚燥咳，痨嗽咳血。

【应用举例】

百合生品

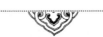

虚烦惊悸、失眠多梦、精神恍惚

与知母配伍组成百合知母汤（《金匮要略》）。具有养阴清热，补虚润燥功能。用于热病伤阴，气津不足，虚烦惊悸，心烦口渴，失眠多梦，甚则神志恍惚，沉默寡言，如寒无寒等。

与柴胡、郁金、龙齿、炒酸枣仁、制远志、炒白术、茯苓、炒栀子、石菖蒲、胆南星、姜半夏、当归、制甘草、大枣、浮小麦配伍组成中成药解郁安神颗粒。具有疏肝解郁，安神定志功能。用于情志不畅，肝郁气滞所致的失眠、心烦、焦虑、健忘；神经官能症，更年期综合征见上述证候者。

蜜百合

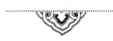

阴虚燥咳、痨嗽咳血

与地黄、熟地黄、麦冬、白芍、当归、贝母、甘草、玄参、桔梗配伍组成百合固金汤（《慎斋遗书》）。具有滋肾保肺，止咳化痰功能。用于肺肾阴亏，虚火上炎证。症见咳嗽气喘，痰中带血，咽喉燥痛，眩晕耳鸣，骨蒸盗汗。舌红少苔，脉细数。

与地黄、熟地黄、麦冬、川贝母、当归、白芍、桔梗、甘草、玄参配伍组成中成药百合固金丸。具有养阴润肺，化痰止咳功能。用于肺肾阴虚，烦咳少痰，痰中带血，咽干喉痛。

【调剂应付】

1. 处方写百合，生百合付百合生品；写制百合，蜜百合付蜜百合。

2. 用于煮粥，做菜，配制饮料，或用于热病后余热未清，虚烦惊悸，失眠多梦，精神恍惚，处方具有清心安神功能付百合生品；用于肺虚燥咳，痨嗽咳血，处方具有养阴润肺功能付蜜百合。

【备注】

1. 商品药材百合多为统装货。以瓣白，肉厚，质硬，筋少，呈半透明状。野生者瓣小而厚，味苦者品质为佳。栽培者瓣大而薄，味微苦，质稍逊，多供食用。

2. 本品易虫蛀，易受潮霉变，易变色。故宜贮存于干燥，通风之处。伏天雨季应加强日常养护。

3. 百合中主要含活性成分为百合多糖，甾体皂苷等。其水煎液具有止咳、平喘、祛痰、抗疲劳等活性，醇提取物有镇静作用。与百合的"补肺阴，宁心神"作用相吻合。蜜制后总多糖，水浸出物含量增加，使止咳作用增强。《中国药典·一部》收载百合生品与蜜百合两种饮片品种。炼蜜有"蜜制甘缓而润肺"之说。因此，百合蜜制后能增加其润肺止咳的作用，这是辅料与药物起到的协同作用所致。

百部 — 蜜百部

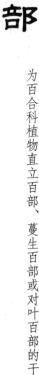

为百合科植物直立百部、蔓生百部或对叶百部的干燥根块。

【处方用名】

百部、百部根、生百部、腿百部、百部草、百步草、百奶、一卧虎、一窝虎、药虱药、炙百部、制百部、蜜制百部、蜜百部。

【饮片性状】

百部生品：为不规则厚片或不规则条形斜片。表面灰白色，棕黄色。有深纵皱纹。断面灰白色，淡黄棕色或黄白色，角质样。皮部较厚，中柱扁缩。质润软。气微，味甘、苦。

蜜百部：形如百部切片。表面棕黄色或褐棕色，略带焦斑，稍有黏性。味甜。

【性味与归经】

甘、苦，微温。归肺经。

【功效归类】

化痰止咳平喘药·止咳化痰药。

【功能与主治】

百部生品：具有止咳化痰，灭虱杀虫功能。用于外感咳嗽，疥癣及头虱，体虱，蛲虫病。

蜜百部：经蜜制后，可缓和生品对胃的刺激。增强了润肺下气止咳的功效。用于肺痨咳嗽，顿咳。

【应用举例】

百部生品

外感咳嗽

与桔梗、荆芥、紫菀、甘草、陈皮配伍组成止咳散（《医学心悟》）。具有止咳化痰，宣肺解表功能。用于风邪犯肺所致的外感咳嗽证。症见咳嗽咽痒，咯痰不畅，或微有恶风发热，头痛。舌苔薄白，脉缓或浮缓。

与紫菀、橘红、桔梗、枳壳、五味子、陈皮、干姜、荆芥、罂粟壳浸膏、甘草、氯化铵、前胡、薄荷素油配伍组成中成药止咳宝片。具有润肺祛痰，止咳平喘功能。用于外感风寒所致的咳嗽。症见痰多清稀，咳甚而喘；慢性支气管炎、上呼吸道感染见上述证候者。

疥癣杀虫

与白鲜皮、蓖麻子、黄柏、当归、地黄、黄蜡、雄黄配伍组成百部膏（《外科十法》）。具有润肤杀虫功能。用于湿热凝聚皮肤，致生牛皮癣，皮肤顽厚坚硬。

与紫珠叶、苦参、樟脑、仙鹤草、白矾、冰片、蛇床子、苯扎溴铵、硼酸配伍组成中成药妇炎灵胶囊（外用药）。具有清热燥湿，杀虫止痒功能。用于湿热下注引起的阴部瘙痒，灼痛，赤白带下，或兼尿频，尿急，尿痛等症，以及真菌性，滴虫性，细菌性阴道炎见上述证候者。

蜜百部

肺痨咳嗽

与天冬、麦冬、地黄、熟地黄、山药、沙参、川贝母、阿胶、茯苓、獭肝、三七、白菊花、霜桑叶配伍组成月华丸（《医学心悟》。具有滋阴润肺，镇咳止血功能。用于肺肾阴虚，久咳或痰中带血，或痨瘵久嗽。现今本方多用于肺结核，潮热，五心烦热，形瘦懒言，干咳无痰或咯痰而带血，口燥咽干，胸闷纳减，小溲短少，大便干结。舌红少津者。

与五味子、白及、枇杷叶、牡蛎、甘草、百合、冬虫夏草、蛤蚧粉配伍组成中成药利肺片。具有驱痨补肺，镇咳化痰功能。用于肺痨咳嗽，咯痰咯血，气虚哮喘，慢性气管炎。

顿咳

与制紫菀、制款冬花、白前、橘红、半夏、枇杷叶、茯苓、炒谷芽、远志、制甘草配伍组成温润辛金汤（《程门雪医案》）。具有润肺，化痰，降气功能。用于久咳伤肺，肺燥有痰，咳嗽气逆，食欲不佳。舌苔薄白，脉濡。

与玄参、天冬、牡丹皮、麦冬、制款冬花、木蝴蝶、地黄、板蓝根、青果、蝉蜕、薄荷油配伍组成中成药咽炎片。具有养阴润肺，清热解毒，清利咽喉，镇咳止痒功能。用于慢性咽炎引起的咽干，咽痒，刺激性咳嗽。

【调剂应付】

1. 处方写百部，生百部付百部生品；写制百部，蜜百部付蜜百部。

2. 用于外感咳嗽，疥癣杀虫，处方具有止咳化痰，灭虱杀虫功能付百部生品；用于肺痨咳嗽，顿咳，处方具有润肺下气止咳功能付蜜百部。

【备注】

1. 商品药材百部不分等级，均为统装货。习惯认为小百部品质优于大百部。直立百部、蔓生百部习称小百部，主产于安徽、山东、江苏、浙江、湖北、河南等地；对叶百部习称大百部，主产于湖南、湖北、广西、福建、四川、贵州等地。

2. 百部含有淀粉及苷类，这些物质极易吸潮、变色、泛油、霉变。在相对湿度85%时，7天左右即可以发生霉变。为了预防本品吸潮霉变现象的出现，减少水分含量是做好养护工作的首选措施。在夏季里可在日光下曝晒，晒后要及时贮存于干燥通风之处；第二点是减少库存，缩短库存周期，执行"先进先出""易变先出""勤进勤出"的原则；第三点平时加强对此类品种的养护工作。

3. 百部生品有小毒，对胃有一定的刺激，内服用量不宜过大，外用适量，水煎或酒浸。

4. 古代对于百部的炮制方法，有酒制，熬制，炒制，焙制等方法。《中国药典·一部》收载百部生品与蜜百部两种炮制品种。蜜制疗效的增强，是由于辅料的协同作用所致。据文献记载百部生品有小毒，对胃肠道有一定的刺激性，采用蜜制的炮制方法，既可以降低毒性，又可以保护胃肠道的正常功能。

当归 — 酒当归

为伞形科植物当归的干燥根。

【处方用名】

当归、当归片、生当归片、归片、秦当归、秦归、西当归、西归、全当归、全归、酒炒当归、酒归、酒当归。

【饮片性状】

当归生品：为类圆形，椭圆形或不规则薄片。外表皮黄棕色至棕褐色。断面黄白色或淡棕黄色，平坦，有裂隙，中间有浅棕色的形成环，并有多数的油点。香气浓郁，味甘、辛、微苦。

酒当归：形如当归切片。断面深黄色或棕黄色，略有焦斑。香气浓郁，并略有酒香气。

【性味与归经】

甘、辛，温。归肝、心、脾经。

【功效归类】

补虚药·补血药。

【功能与主治】

当归生品：质润具有补血活血，调经止痛，润肠通便功能。用于血虚萎黄，眩晕心悸，月经不调，虚寒腹痛，痈疽疮疡，肠燥便秘。

酒当归：经酒制后可增加活血通经功能。用于经闭痛经，风湿痹痛，跌扑损伤。

【应用举例】

当归生品

血虚萎黄、眩晕心悸

与白术、茯苓、黄芪、龙眼肉、炒酸枣仁、人参、木香、制甘草、远志配伍组成归脾汤（《正体类要》）。具有益气补血，健脾养心功能。用于心脾气血两虚证和脾不统血证。症见心悸怔忡，健忘失眠，盗汗虚热，体倦食少，面色萎黄。舌质淡苔薄白，脉细弱。以及便血，皮下紫癜，妇女崩漏，月经超前，量多色淡，或淋漓不止。舌淡，脉细弱。

与人参、土白术、茯苓、制甘草、熟地黄、麸炒白芍、制黄芪、陈皮、制远志、肉桂、酒蒸五味子配伍组成中成药人参养荣丸。具有温补气血功能。用于心脾不足，气血两亏，形瘦神疲，食少便溏，病后虚弱。

月经不调、虚寒腹痛

与吴茱萸、芍药、川芎、人参、桂枝、阿胶、牡丹皮、生姜、甘草、半夏、麦冬配伍组成温经汤（《金匮要略》）。具有温经散寒，养血祛瘀功能。用于冲任虚寒，瘀血阻滞之月经不调，或前或后，或逾期不止，或一月再行，傍晚发热，手心烦热，唇口干燥，或小腹冷痛，或久不受孕。

与艾叶炭、醋制香附、制吴茱萸、肉桂、川芎、酒炒白芍、地黄、制黄芪、续断配伍组成中成药艾附暖宫丸。具有理气养血，暖宫调经功能。血虚气滞，下焦虚寒所致的月经不调，痛经症。症见行经后错，经量少，有血块，小腹疼痛，经行小腹冷痛喜热，腰膝酸痛。

痈疽疮疡

与黄芪、炒穿山甲、皂角刺配伍组成透浓散（《外科正宗》）。具有补气养血，托毒溃脓功能。用于痈疡肿毒，不易外溃。

与金银花、连翘、大黄、桔梗、地黄、栀子、黄柏、黄芩、赤芍、川芎、白芷、白蔹、红粉、木鳖子、蓖麻子、玄参、苍术、蜈蚣、樟脑、穿山甲、没药、乳香、儿茶、血竭、轻粉配伍组成中成药拔毒膏。具有清热解毒，活血消肿功能。用于热毒瘀滞肌肤所致的疮疡证。症见肌肤红肿热痛，或已成脓。

与火麻仁、地黄、枳壳配伍组成润肠丸（《沈氏尊生书》）。具有润肠通便功能。用于虚人、老人、产妇血虚阴亏，津液不足，肠液枯少，大便燥结。

与桃仁、火麻仁、羌活、大黄配伍组成中成药润肠丸。具有润肠通便功能。用于实热津亏便秘。

酒当归

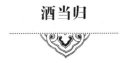

经闭痛经

与桃仁、红花、地黄、川芎、赤芍、牛膝、柴胡、枳壳、甘草、香附、益母草、泽兰配伍组成血府逐瘀汤加减方（《中医临床方剂学》）。具有活血祛瘀，行气止痛功能。用于血瘀经闭，痛经。舌黯红，脉涩或弦紧。

与大黄、木香、炒牵牛子、麸炒枳实、苍术、醋炒五灵脂、陈皮、黄芩、山楂、醋炒香附、醋炒三棱、槟榔、醋煮莪术、醋制鳖甲配伍组成中成药调经至宝丸。具有破瘀，调经功能。用于妇女血瘀积聚，月经闭止，经期紊乱，行经腹痛。

风湿痹痛

与独活、桑寄生、杜仲、牛膝、细辛、秦艽、茯苓、肉桂、防风、川芎、人参、甘草、芍药、地黄配伍组成独活寄生汤（《备急千金要方》）。具有祛风湿，止痹痛，益肝肾，补气血功能。用于痹证日久，肝肾两亏，气血不足证。症见腰膝冷痛，肢节屈伸不利，酸软气弱，或麻木不仁，畏寒喜温。舌淡苔白，脉细弱。

与穿山龙、炒桃仁、桂枝、丹参、地枫皮、制草乌、炒乳香、炒苍术、川牛膝、威灵仙、甘草、千年健、红花、马钱子粉配伍组成中成药归龙筋骨宁片。具有祛风活血，舒经止痛功能。用于风寒湿痹，关节疼痛。

跌扑损伤

与柴胡、天花粉、红花、甘草、炮穿山甲、酒浸大黄、桃仁配伍组成复元活血汤（《医学发明》）。具有活血祛瘀，疏肝通络功能。用于跌扑损伤，瘀血留于胁下，痛不可忍者。

与三七、血竭、赤芍、大黄、土鳖虫、地黄、红花、桃仁、制乳香、制没药、泽兰、苏木、枳壳、泽泻配伍组成中成药田七跌打丸。具有活血祛瘀，消肿止痛功能。用于跌打损伤，肿胀青紫，疼痛不止。

【调剂应付】

1.处方写当归，生当归付当归生品；写酒当归，酒归付酒当归。

2.用于血虚萎黄，眩晕心悸，月经不调，虚寒腹痛，痈疽疮疡，肠燥便秘，处方具有补血活血，调经止痛，润肠通便功能付当归生品；用于经闭痛经，风湿痹痛，跌扑损伤，处方具有活血通经功能付酒当归。

【备注】

1.商品药材当归分若干等级，或也有不分等级的统装货两种规格。均以主根长，支根少，油润，外皮黄棕色，断面黄白色，气味浓郁者为佳。主根短小，支根多，断面红棕色，气味较弱者，品质较差。对于柴性大，干枯油少，或断面呈绿褐色者，不可供药用。

2.当归因含有大量蔗糖和挥发油，易吸收空气中的水分，故具有吸湿性。一旦吸湿受潮表面颜色变黑泛油，导致霉变、虫蛀。贮存温度稍高，也易泛油。因此，当归宜贮存于阴凉，干燥，通风之处。根据当归的性质，应采取"勤进勤出"的原则，销售终端不宜贮存时间过久。

3.商品有全当归（当归个子货）、归头、归身、归尾之分。中医传统认为当归的不同部位，功效各有所异，如"头止血上行，梢破血下行，身养血而中守，全活血而不定"。据此，当归应按全当归、当归头、当归身、当归尾分斗贮存。

4.当归含有挥发油，有机酸及酯类，多糖，香豆素，氨基酸等。酒制后阿魏酸，挥发油，多糖溶出增加，新生成 5-羟甲基糠醛。关于当归头、身、尾作用不同，有实验表明，此三部分挥发油含量、比重、折光率、含糖量、旋光度，以及水分和灰分均无明显差别。但微量元素的含量有差别：归头中的钙、铜、锌最高，为归身、归尾的 1.5~6.8 倍，归尾中钾、铁含量高，为归头或归身的 1.5~2 倍；挥发油含量，归尾比归头高，但挥发油中藁本内酯含量，却以归尾中最低。阿魏酸含量以归尾最高，归身次之，归头最低。这与传统经验认为归尾破血的经验似相吻合。

当归不同炮制品中阿魏酸含量为：当归生品≈酒当归＞当归炭；藁本内酯含量为：当归炭＞酒当归＞当归生品。生品与炮制品之间，阿魏酸含量随着炮制温度升高而降低；当归酒炒后水溶性成分增高，阿魏酸几无降低，收敛成分鞣质最少；制炭后阿魏酸含量显著降低，炭化后镍、钙含量增加，其他元素均有下降。当归及其炮制品的还原性糖，水溶性糖和水溶性多糖的含量：酒炒当归最高，当归炭最低。

当归对子宫有"双向性"调节作用，其水溶性和醇溶性成分能兴奋子宫，高沸点挥发油能抑制子宫。当归头、身、尾3种煎剂，均有明显兴奋家兔子宫平滑肌的作用。当归具有一定清除氧自由基能力，当归不同炮制品中加抗坏血酸后，对清除氧自由基有协同作用。炒当归、酒当归协同使用高于当归生品、当归炭、焦当归。

肉苁蓉—酒苁蓉

为列当科植物肉苁蓉或管花肉苁蓉干燥带鳞叶的肉质茎。

【处方用名】

肉苁蓉、肉苁蓉生片、肉苁蓉片、苁蓉、从容、大云、大芸、淡大云、淡大芸、寸芸、寸云、制大芸、制大云、酒大云、酒制肉苁蓉、酒肉苁蓉、酒苁蓉。

【饮片性状】

肉苁蓉生品：为不规则的厚片。表面棕褐色或灰棕色，有的可见肉质鳞叶。断面有淡棕色或棕黄色点状维管束，排列成波状环纹（肉苁蓉）或断面散生点状维管束（管花肉苁蓉）。质坚脆。气微，味甜、微苦。

酒苁蓉：形如肉苁蓉切片。表面黑棕色，断面点状维管束，排列成波状环纹。质柔润。略有酒香气，味甜，微苦。

【性味与归经】

甘、咸，温。归肾、大肠经。

【功效归类】

补气药·补阳药。

【功能与主治】

肉苁蓉生品：具有润肠通便功能。用于肾阳不足所致的肠燥便秘。

酒苁蓉：具有补肾阳，益精血功能。用于肾阳不足，精血亏虚而引起的阳痿不孕，腰膝酸软，筋骨无力。

【应用举例】

肉苁蓉生品

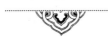

肠燥便秘

与当归、牛膝、泽泻、升麻、枳壳配伍组成济川煎（《景岳全书》）。具有温肾益精，润肠通便功能。用于肾阳虚弱，精津不足证。症见大便秘结，小便清长，腰膝酸软，头目眩晕。舌淡苔白，脉沉迟。

与何首乌、枳实、蜂蜜配伍组成中成药苁蓉通便口服液。具有滋阴补肾，润肠通便功能。用于中老年人，病后，产后等虚性便秘及习惯性便秘。

酒苁蓉

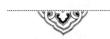

阳痿不孕

与鹿茸、菟丝子、沙苑子、紫菀、黄芪、肉桂、桑螵蛸、制附子、茯苓、蒺藜配伍组成内补丸（《妇科切要》）。具有温补肾阳功能。用于肾阳虚衰证。症见小便频数，面色苍白，精神疲乏，形寒怯冷，头目眩晕，心悸气短，五更泄泻，白带清稀，久病不止，阳痿精冷，滑泄不育。舌苔薄白，脉沉迟。

与制淫羊藿、盐制补骨脂、煅阳起石、沙苑子、盐胡芦巴、蛇床子、韭菜子、醋五味子、覆盆子、麸炒芡实、肉桂、盐小茴香、制远志、茯苓配伍组成中成药强阳保肾丸。具有补肾助阳功能。用于肾阳不足所致的腰酸腿软，精神倦怠，阳痿遗精。

腰膝酸软、筋骨无力

与蛇床子、远志、五味子、防风、制附子、菟丝子、巴戟天、杜仲配伍组成肉苁蓉丸（《太平圣惠方》）。具有暖下元，益精髓，利腰膝功能。用于肾阳亏虚证。症见腰膝酸痿软无力，阳痿早泄。

与人参、熟地黄、枸杞子、淫羊藿、沙苑子、丁香、沉香、荔枝核、远志配伍组成中成药生力胶囊。具有益气助阳，补肾填精功能。用于性欲减退，遗精，神疲乏力，头昏眩晕，耳鸣，失眠多梦，腰膝酸软等。

【调剂应付】

1. 处方写肉苁蓉，肉苁蓉生片付肉苁蓉生品；写制肉苁蓉，酒制肉苁蓉付酒苁蓉。

2. 用于肠燥便秘，处方具有温补肾阳，润肠通便功能付肉苁蓉生品；用于阳痿不孕，腰膝酸软，筋骨无力，处方具有补肾阳，益精血功能付酒苁蓉。

【备注】

1. 商品药材肉苁蓉不分等级，均为统装货。以片大（个大），身肥，块大，鳞片细，枯心不超过 5%，无杂质，无霉变，虫蛀者为佳。

2. 本品属易霉变，易虫蛀，易泛油品种。泛油时表面色泽加深，体质变软，断面呈油样，并且发出酸甜气味。故宜贮存于干燥，通风处。平时采取勤观察、勤翻动等有效的养护措施。

3. 肉苁蓉主含苯乙醇苷类，生物碱类，有机酸，环烯醚萜苷类等成分。苯乙醇苷是肉苁蓉发挥抗衰老，抗疲劳，补肾助阳，提高学习记忆，抗阿尔茨海默病（AD，又称老年痴呆症）等生物活性的主要物质基础。毛蕊花糖苷可明显增加精囊前列腺，包皮腺和提肛肌质量。松果菊苷能促进衰老小鼠胸腺和脾脏质量的增加。甜菜碱是肉苁蓉中，产生雄性激素样作用物质基础。这与肉苁蓉的补肝肾功效一致。

酒肉苁蓉中肉苁蓉苷 A 的量在蒸煮 12 小时以内升高，而松果菊苷，毛蕊花糖苷，异毛蕊花糖苷，肉苁蓉苷 C、2′-乙酰基毛蕊花糖苷的量逐渐降低。原因可能是苯乙醇苷类化合物分子结构中有酚羟基及苷键，易发生氧化及水解而被破坏。同时可能存在其他成分向肉苁蓉苷 A 转化。酒蒸还有杀酶的作用，防止苯乙醇苷类成分的水解。甜菜碱经酒制后含量明显升高，故酒肉苁蓉的促性激素样作用增强。

4. 有人以氨基酸自动分析仪测定，肉苁蓉不同炮制品中游离氨基酸总量。结果表明黄酒炮制后，由于黄酒中含有丰富的氨基酸，而使酒制肉苁蓉中氨基酸含量明显高于生品，这一点为酒制肉苁蓉具有增强补益作用，提供了实验依据。

肉豆蔻——麸煨肉豆蔻

为肉豆蔻科植物肉豆蔻的干燥种仁。

【处方用名】

肉豆蔻、肉蔻、肉叩、肉扣、肉豆扣、肉果、玉果、煨肉果、煨肉蔻、麸煨肉豆蔻。

【饮片性状】

肉豆蔻生品：为卵圆形或椭圆形。表面灰棕色或灰黄色，有时外被白粉（石灰粉末）。全体有浅色纵行沟纹和不规则网状沟纹。种脐位于宽端，为浅色圆形突起，合点为暗凹陷。种脐纵沟状，连接两端。质坚。断面显棕黄色相杂的大理石样花纹，宽端可见干燥皱缩的胚，富油性。气香浓烈，味辛。

麸煨肉豆蔻：形如肉豆蔻。表面颜色加深为棕褐色，有裂隙。有油迹。气香更浓烈，味辛。

【性味与归经】

辛，温。归脾、胃、大肠经。

【功效归类】

收涩药·敛肺涩肠药。

【功能与主治】

肉豆蔻生品：辛温气香，含有大量油脂，有滑肠之弊，并有一定毒性刺激，故生品一般不直接入药。

麸煨肉豆蔻：麸煨肉豆蔻可除去部分油脂，免于滑肠，减低刺激性和毒性，增强了温中行气，涩肠止泻功能。用于脾胃虚寒，久泻不止，脘腹胀痛，食少呕吐。

【应用举例】

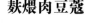

麸煨肉豆蔻

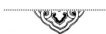

脾胃虚寒、久泻不止

与丁香、人参、炮姜、木香配伍组成丁香豆蔻散（《太平惠民和剂局方》）。具有温中健脾，涩肠止泻功能。用于脾胃虚寒，脐腹疼痛，饮食少进，肠鸣泄泻，完谷不化，或积寒久痢，反复发作。

与盐炒补骨脂、醋制五味子、制吴茱萸、大枣配伍组成中成药四神丸。具有温肾散寒，涩肠止泻功能。用于肾阳不足所致的泄泻证。症见肠鸣腹泻，五更溏泄，食少不化，久泻不止，面黄肢冷。

脘腹胀痛

与炮姜、陈皮、炒高良姜配伍组成益中丸（《杨氏家藏方》）。具有温脾暖胃，行气止痛功能。用于脾胃虚寒，腹满胀痛，嗳气吞酸，不进饮食。

与人参、甘草、麸炒白术、茯苓、陈皮、白芍、罂粟壳、诃子肉配伍组成中成药泻痢固肠丸。具有益气固肠，调胃化湿功能。用于脾胃虚弱，久痢脱肛，腹胀腹痛。

食少呕吐

与丁香、桂枝、炒甘草、炒白面、炒盐配伍组成豆蔻汤（《太平惠民和剂局方》）。用于一切冷气，心腹胀满，胸膈痞滞，哕逆呕吐，泄泻虚滑，水谷不消，困倦无力，不思饮食。

与白术、党参、茯苓、木香、黄连、炒六神曲、陈皮、砂仁、炒麦芽、山楂、山药、制甘草配伍组成中成药开胃健脾丸。具有健脾和胃功能。用于脾胃虚弱，中气不和所致的泄泻、痞满症。症见食欲不振，嗳气吞酸，腹胀泄泻；消化不良见上述症候者。

【调剂应付】

1. 处方写生肉豆蔻付肉豆蔻生品；写肉豆蔻，煨肉豆蔻，麸煨肉豆蔻付麸煨肉豆蔻。

2. 用于脾胃虚寒，久泻不止，脘腹胀痛，食少呕吐，处方具有温中行气，涩肠止泻功能付麸煨肉豆蔻。

【备注】

1. 商品药材肉豆蔻不分等级，均为统装货。以个大，体重，坚实，表面光滑，油性足，破开后香气强烈者为佳。

2. 入水煎剂宜捣碎，并后下。

3. 本品受热易泛油、散失香气、受潮变色、虫蛀，被虫蛀者可以从外部看出细小的蛀孔。故宜贮存于阴凉，通风，干燥处。

4. 肉豆蔻所含挥发油少量服用，能增进胃液分泌及肠蠕动，有促进食欲，消胀止痛的功效。若大量服用具有抑制作用。采取煨、炒制等方法，可使挥发油部分发生异构化反应，或受热挥发，或被辅料吸附而减少，避免服用量大而产生毒副反应。另外肉豆蔻含有脂肪油，通过煨制去油，使其含量减少，则肉果中具有涩肠止泻作用的有效成分、有关成分的含量相对增加，故谓"煨熟又能实大肠、止泻痢"。现代研究从化学和药效学角度较好地揭示了肉豆蔻炮制后的"减毒增效"。炮制后，具有滑肠作用的脂肪油降低，从而减少了滑肠的副作用；具有毒性的肉豆蔻醚、黄樟醚含量降低，从而减毒。具有止泻作用的甲基丁香酚和异甲基丁香酚含量增加，从而增效。因此，提出肉豆蔻的炮制理论为"降醚减毒，增酚增效"。

5. 肉豆蔻所含挥发油中有效成分肉豆蔻醚有一定毒性，动物实验可引起肝变性。肉豆蔻醚对正常人有致幻作用，对人的大脑有中度兴奋作用。在中毒时，轻者出现幻觉，或恶心，眩晕；重者则谵语，昏迷，瞳孔散大，呼吸变慢，反射消失，甚至死亡。因此，肉豆蔻未经炮制去油，或用量过大，可引起中毒，临床一般不用生品。

竹茹——姜竹茹

为禾本科植物青秆竹、大头典竹或淡竹茎秆的干燥中间层。

【处方用名】

竹茹、淡竹茹、竹皮、青竹茹、散竹茹、齐竹茹、竹子青、竹二青、炙竹茹、制竹茹、姜炙竹茹、姜制竹茹、姜竹茹。

【饮片性状】

竹茹生品：为卷曲成团的不规则丝条或呈长条形薄片状。宽窄薄厚不等，浅绿色、黄绿色或黄白色。纤维性，体轻松，质柔韧，有弹性。气微，味淡。

姜竹茹：形如竹茹。表面黄色。微有姜香气。

【性味与归经】

甘，微寒。归肺、胃、心、胆经。

【功效归类】

化痰止咳平喘药·清化热痰药。

【功能与主治】

竹茹生品：具有清热化痰，除烦功能。用于痰热咳嗽，胆火夹痰，惊悸不宁，心烦失眠，中风痰迷，舌强不语。

姜竹茹：经姜制后加强降逆止呕功能。用于胃热呕吐，妊娠恶阻，胎动不安。

【应用举例】

竹茹生品

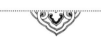

痰热咳嗽

与桑白皮、川贝母、知母等配伍组成止嗽金丹（《中国药物大全》）。具有清热化痰，止咳祛烦功能。用于肺热咳嗽，痰黄黏稠。

与麻黄、前胡、黄芩、石膏、炒紫苏子、炒苦杏仁、葶苈子配伍组成中成药小儿清肺化痰口服液。具有清热化痰，止咳平喘功能。用于小儿风热犯肺所致的咳嗽。症见呼吸气促，咳嗽痰喘，喉中作响。

胆火夹痰、惊悸不宁、心烦失眠

与半夏、麸炒枳实、陈皮、制甘草、茯苓、生姜、大枣配伍组成温胆汤（《三因极一病证方论》）。具有理气化痰，清胆和胃功能。用于胆胃不和，痰热内扰证。症见心烦不寐，触事易惊，或夜多异梦，眩悸呕恶，或癫痫。舌白腻，脉弦滑。

与人参、黄芪、薄荷、当归、鹿茸、菊花、柴胡、决明子、荆芥穗、丹参、远志、五味子、酸枣仁、莲子心、麦冬、百合、黄芩、桔梗、陈皮、茯苓、甘草、制半夏、枳壳、干姜、石膏、冰片、大黄、木通、黄柏、柏子仁、莲子、知母、石菖蒲、川芎、赤芍、炒桃仁、红花、山楂、牛膝、白芷、藁本、蔓荆子、葛根、防风、羌活、钩藤、地黄配伍组成中成药清脑复神液。具有清心安神，化痰醒脑，活血通络功能。用于神经衰弱，顽固性头痛，脑震荡后遗症等。

中风痰迷、舌强不语

与法半夏、橘红、白茯苓、甘草、人参、石菖蒲配伍组成涤痰汤（《奇效良方》）。具有涤痰开窍功能。用于中风痰迷心窍，舌强不能言。

与丹参、当归、川芎、地龙、牡丹皮、地黄、炒酸枣仁、柏子仁、茯苓、陈皮配伍组成中成药脑震宁颗粒。具有凉血活血，化瘀通络，养血安神功能。用于瘀血阻络型脑外伤。症见头痛头晕，烦躁心悸，健忘失眠。

姜竹茹

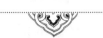

胃热呕吐

与橘皮、人参、甘草、生姜、大枣配伍组成橘皮竹茹汤（《金匮要略》）。具有降气止呕，益气清热功能。用于胃虚有热之呃逆证。症见呃逆或干呕，虚烦少气，口干。舌红嫩，脉虚数。

将竹茹通过制成浸膏、压片等制剂工艺，制成中成药竹茹浸膏片。用于血热引起的吐血、衄血及崩中下血。还可用于胃热呕吐及呃逆。

妊娠恶阻

与广藿香、苏梗、厚朴、砂仁、半夏、陈皮、茯苓、生姜汁配伍组成安胃饮（《刘奉五妇科经验》）。具有和胃降逆，止呕功能。用于胃虚气失和降引起的妊娠恶阻。

胎动不安

与阿胶、炒当归、焦栀子、地黄、白芍、川芎、天麻、石决明、陈皮、焦白术配伍组成竹茹阿胶汤（《产孕集》）。具有滋阴养肝，清热息风功能。用于子痫证。症见妊娠七八月间，外感风寒，壅于肺络，内风煽动，痰气升逆，昏迷不醒，手足拘挛。右手脉闷，左脉数而涩。

【调剂应付】

1.处方写竹茹，淡竹茹付竹茹生品；写制竹茹，姜竹茹付姜竹茹。

2.用于痰热咳嗽，胆火夹痰，惊悸不宁，心烦失眠，中风痰迷，舌强不语，处方具有清热化痰，除烦功能付竹茹生品；用于胃热呕吐，妊娠恶阻，胎动不安，处方具有降逆止呕功能付姜竹茹。

【备注】

1.商品药材竹茹不分等级，均为统装货。以丝细均匀，色绿或黄白色，质地柔软，有弹性，无硬厚刺片者为佳。

2.竹茹在我国南方习用竹的中间层削成薄条，捆扎成束，称"齐竹茹"；北方习用刮成丝条，配方时揉成团，称"散竹茹"。药用质量没有差别。

3.竹茹姜制后，久贮易变色，易走失气味，故以临方制备为宜。

4.以 ICT 法检测竹茹用姜炮制前后，其煎煮液中 33 种微量元素含量的变化，发现有 22 种元素含量增加，10 种元素含量减少，1 种元素含量未发现明显变化。提示竹茹姜制后寒性缓和，使药性趋向温性，这可能与其姜制后大部分微量元素含量增加有关。

为罂粟科植物延胡索的干燥块茎。

【处方用名】

延胡索、延胡、玄胡索、玄胡、元胡索、元胡、炒延胡索、制延胡索、醋炒延胡索、醋延胡索。

【饮片性状】

延胡索生品：为不规则扁球形。表面黄色或黄褐色，有不规则网状皱纹。顶端有略凹陷的茎痕，底部常有疙瘩状突起。质硬而脆，断面黄色，角质样，有蜡样光泽。气微，味苦。

延胡索切片：为不规则的圆形厚片或小碎块。外表面黄色或黄褐色，有不规则细皱纹。断面黄色，角质样，具蜡样光泽。气微，味苦。

醋延胡索：形如延胡索或切片。表面和断面均为黄褐色，质较硬。微具醋香气。

【性味与归经】

辛、苦，温。归肝、脾经。

【功效归类】

活血化瘀药·活血止痛药。

【功能与主治】

延胡索生品：止痛有效成分不易煎出，故临床很少应用。

醋延胡索：经醋制后增强了活血，行气，止痛的功效。用于胸胁，脘腹疼痛，胸痹心痛，经闭痛经，产后瘀阻，跌扑肿痛。

【应用举例】

醋延胡索

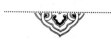

胸胁、胸痹心痛

与桃仁、红花、丹参、赤芍、制香附、青皮、当归、川芎、地黄配伍组成桃仁红花煎（《素庵医案》）。具有活血化瘀，理气通络功能。用于心血瘀阻心悸证。

与丹参、炒没药、鸡血藤、血竭、当归、郁金、制何首乌、炒桃仁、蒸黄精、红花、葛根、炒乳香、冰片配伍组成中成药冠脉宁片。具有活血化瘀，行气止痛功能。用于以胸部刺痛，固定不移，入夜更甚，心悸不宁。舌质紫暗，脉沉弦为主症的冠心病心绞痛，动脉供血不足。

脘腹疼痛

与乌药、砂仁、木香、香附、甘草配伍组成加味乌药汤（《济阴纲目》）。具有理气止痛功能。用于损伤后气滞或肝郁气滞，血行不畅，脘腹胀满。

与枯矾、去壳海螵蛸配伍组成中成药安胃片。具有行气活血，制酸止痛功能。用于气滞血瘀所致的胃脘刺痛，吞酸嗳气，脘闷不舒；胃及十二指肠溃疡，慢性胃炎见上述证候者。

经闭痛经

与熟地黄、当归、白术、泽兰、白芍、石斛、川芎、牡丹皮、肉桂、干姜配伍组成诜诜丸（《太平惠民和剂局方》）。具有温补冲任，活血调经功能。用于妇人冲任虚寒，兼有瘀滞，月经不调，量少色淡，经行腹痛，有紫黑血块，或久不受孕，或多损堕者。

与醋香附、当归、熟地黄、阿胶、白芍、益母草、川芎、艾叶炭、茯苓、炒白术、人参、粳米、鲜牛乳、砂仁、盐小茴香、地黄、天冬、食盐、酒萸肉、黄芩、炒酸枣仁、甘草配伍组成中成药七制香附丸。具有疏肝理气，养血调经功能。用于气滞血虚所致的痛经，月经量少，闭经证。症见胸胁胀痛，经行量少，行经小腹胀痛，经前双乳胀痛，经水数月不行。

产后瘀阻

与川芎、当归、桃仁、炮姜、制甘草配伍组成延胡生化汤（《胎产心法》）。具有活血化瘀，温经止痛功能。用于产后小腹儿枕痛。

与当归、蒲黄、醋炒五灵脂、赤芍、炒没药、川芎、肉桂、炮姜、盐炒小茴香配伍组成中成药少腹逐瘀丸。具有温经活血，散寒止痛功能。用于寒凝血瘀所致的月经后期，痛经，产后腹痛证。症见经行后错，经行小腹冷痛，经血紫黯，有血块，产后小腹疼痛喜热，拒按。

跌扑肿痛

与当归、白芍、续断、秦艽、木通、枳壳、厚朴、桑枝、木香配伍组成腰伤一号（《外伤科学》）。具有行气活血，通络止痛功能。用于腰部损伤初期，积瘀肿痛，或兼小便不利者。

与制川乌、制三棱、制莪术、青皮、醋制香附、当归、三七、续断、牡丹皮、蒲黄、防风、制五灵脂、地黄、红花、郁金、炒白芍、木香、乌药、柴胡、炒枳壳、制大黄配伍组成中成药伤科跌打片。具有活血散瘀，消肿止痛功能。用于跌扑损伤，伤筋动骨，瘀血肿痛，闪腰岔气。

【调剂应付】

1. 处方写生延胡索付延胡索生品；写延胡索，制延胡索，醋延胡索付醋延胡索。

2. 用于胸胁，脘腹疼痛，胸痹心痛，经闭痛经，产后瘀阻，跌扑肿痛，处方具有活血，行气，止痛功能付醋延胡索。

【备注】

1. 商品药材延胡索个子货，一般按形态大小分为两个等级。一等每50g 45粒以内，二等每50g 45粒以外。延胡索个子货或切片，均以无杂质，无虫蛀，无霉变，质坚色黄，断面黄色，角质样，有蜡样光泽，味苦者为佳。

2. 个子货入水煎剂宜捣碎。

3. 贮存条件宜通风，干燥处。一旦发现虫蛀，及时采取暴晒或降氧充氮（或二氧化碳）等养护方法。

4. 延胡索镇痛的有效成分为生物碱，但游离生物碱难溶于水，醋制可使生物碱生成盐，易溶于水，提高煎出率，增强疗效，这与传统认为醋制可增强其止痛作用相吻合。醋制后，延胡索中的原阿片碱和盐酸小檗碱成分含量略有下降，延胡索乙素含量却增加较多。延胡索乙素含量由大至小依次为：醋拌延胡索颗粒＞醋拌延胡索切片＞延胡索生品＞醋拌延胡索原药材＞醋煮延胡索原药材。经不同酸处理对延胡索乙素煎出量有一定影响，其中苹果酸、盐酸制品特别是乙酸制品低于传统醋制品，酒石酸、柠檬酸制品高于传统醋制品。

5.延胡索用药剂量过大，或单体静脉给药时间过长，可致中毒。延胡索经口服对人体毒性较小，在治疗量时可能有眩晕，乏力，恶心等反应。若每次吞服 10g 以上时，个别患者有发疹，纳差，腹胀，腹痛，眩晕，嗜睡，心率减慢，心电图 T 波增宽和升高，停药后很快恢复。大剂量可引起呼吸抑制，并可出现帕金森氏综合征等副作用。一旦出现毒副反应，应立刻停药。今后在应用延胡索时，当注意剂量、剂型及配伍，以预防延胡索中毒反应出现。

决明子——炒决明子

为豆科植物决明或小决明的干燥成熟种子。

决明子、生决明子、草决明子、草决明、小决明、马蹄决明、炒决明、炒决明子。

【饮片性状】

决明子生品：为菱方形或短圆柱形，两端平行倾斜。表面绿棕色或暗绿色，平滑有光泽。一端较平坦，另端尖斜，背腹面各有1条突起的棱线，棱线两侧各有1条斜向对称而颜色较浅的线形凹纹。质坚硬。气微，味微苦。小决明短圆柱形，表面棱线两侧各有1片宽广的浅黄色棕色带。

炒决明子：形如决明子。微鼓起，有裂隙，表面绿褐色或暗棕色，无光泽，偶见焦斑，质稍松脆，微有香气。

【性味与归经】

甘、苦、咸，微寒。归肝、大肠经。

【功效归类】

清热药·清热泻火药。

【功能与主治】

决明子生品：具有清热明目，润肠通便功能。用于目赤肿痛，羞明多泪，大便秘结。

炒决明子：经炒制后寒凉之性得以缓和，具有平肝养肾功能。用于肝肾亏虚所致的头痛眩晕，目暗不明。

【应用举例】

决明子生品

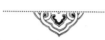

目赤肿痛、羞明多泪

与升麻、炒枳实、柴胡、黄芩、芍药、竹叶、车前子、制甘草、芒硝配伍组成决明汤（《外台秘要》引《广济方》）。用于客热冲眼，赤痛泪出。

与龙胆、泽泻、地黄、当归、栀子、菊花、盐制车前子、柴胡、防风、黄芩、木贼、黄连、薄荷脑、大黄、冰片、熊胆配伍组成中成药熊胆丸。具有清热散风，止痛退翳功能。用于风热或肝经湿热引起的目赤肿痛，羞明多泪。

大便秘结

与芦荟临证配伍组方（《百家配伍用药经验采菁》·朱良春方）。具有清肝和胃，通便解毒功能。用于口疮，口糜，烦热口渴，大便秘结有较好的疗效。

与茶叶、番泻叶配伍组成通秘茶。具有润肠通便，调节肠道功能。用于便秘人群及肠道功能失调者。

炒决明子

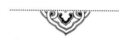

头痛眩晕

与粳米、冰糖、白菊花配伍组成决明子粥（《药粥疗法》引《粥谱》）。具有清肝，明目，通便功能。用于目赤肿痛，羞明多泪，头痛头晕，高血压病，高脂血症，肝炎，习惯性便秘。

与制何首乌、枸杞子、黄精、山楂配伍组成中成药降脂灵片。具有补肝益肾，养血明目功能。用于肝肾不足型高脂血症。症见头晕目眩，须发早白。

目暗不明

与甘菊花、地黄、车前子、防风、蔓荆子、川芎、栀子仁、细辛、茯苓、玄参、山药配伍组成决明子散（《太平圣惠方》）。具有补肝肾，祛风目障功能。用于肝肾虚风攻上，眼见黑花不散。

与盐水制蒺藜、微炒蔓荆子、菊花、蝉蜕、防风、荆芥、薄荷、白芷、木贼、密蒙花、石决明、黄连、姜水制栀子、连翘、黄芩、黄柏、当归、赤芍、地黄、川芎、旋覆花、甘草配伍组成中成药明目蒺藜丸。具有清热散风，明目退翳功能。用于上焦火盛引起的暴发火眼，云蒙障翳，羞明多眵，眼边赤烂，红肿痛痒，迎风流泪。

【调剂应付】

1.处方写生决明子付决明子生品；写决明子，炒决明子付炒决明子。

2.用于目赤肿痛，羞明多泪，大便秘结，处方具有清热明目，润肠通便功能付决明子生品；用于肝肾阴虚所致的头痛眩晕，目暗不明，处方具有平肝养肾功能付炒决明子。

【备注】

1.商品药材决明子，有决明子和小决明子两种。决明子为商品主流，不分等级，均为统装货。以身干，颗粒均匀，饱满光滑，色绿棕色或暗棕色，无杂质者为佳。

2.入水煎剂宜捣碎。用决明子生品应捣碎后下，久煎影响通便效果。

3.决明子主要含有蒽醌化合物大黄素，大黄酚，大黄甲醚，决明素，黄决明素，及其苷类。还含有红镰霉素及其苷类，决明内酯等。

研究者对决明子生品，炒制品及两者的打碎品进行实验研究。结果表明，在常规煎煮时间内，生、炒品打碎后煎出成分较全面，游离蒽醌在煎液中的含量比未碎品为高。炒决明子的煎出成分，又比生品为高。决明子炒后大量蒽醌类成分被破坏，生品中的蒽醌类成分主要以结合型存在，具有泄热通便作用的结合型蒽醌，炒制品仅为生品的26.4%。

4.决明子炒后总蒽醌特别是结合型蒽醌的减少，为炒品清热泻下作用减弱提供了理论依据。炒后微量元素易于溶出，丰富的氨基酸和多糖不受影响，说明炒制品补益成分和泻下成分比例发生了改变，因而出现了药效上的差异。由于决明子表皮坚硬，水分难以渗入，有效物质难以溶出。故古人和现今之人都强调打碎入药，这与实验研究结果也是相一致的。

麦芽——炒麦芽 焦麦芽

为禾本科植物大麦成熟果实，经发芽干燥的炮制加工品。

七画

【处方用名】

麦芽、大麦芽、麦蘖、大麦毛、生麦芽、炙麦芽、制麦芽、炒麦芽、炒焦麦芽、焦麦芽。

【饮片性状】

麦芽生品：为棱形。表淡黄色，背面为外稃包围，具5脉；腹面为内稃包围。除去内外稃后，腹面有1条纵沟；基部胚根处生出幼芽和须根，幼芽长披针状条形。须根数条，纤细而弯曲。质硬，断面白色，粉性。气微，味微甘。

炒麦芽：形如麦芽。表面棕黄色，偶有焦斑。有麦香气，味微苦。

焦麦芽：形如麦芽。表面焦褐色，有焦斑，须根多已脱落。有焦香气，味微苦。

【性味与归经】

甘，平。归脾、胃经。

【功效归类】

消食药。

【功能与主治】

麦芽生品：味甘，性平，具有健脾和胃，疏肝行气功能。用于脾虚食少，消化不良，乳汁郁积，乳房胀痛，肝郁胁痛，肝胃气痛。

炒麦芽：经炒制后，药性偏温而气香。具有行气消食回乳，消胀功能。用于食积不消，妇女断乳。

焦麦芽：味甘微涩而性偏温。具有消食化滞功能。用于食积不消，脘腹胀痛。

【应用举例】

麦芽生品

脾虚食少、消化不良

与谷芽、山楂、莱菔子、陈皮、连翘、六神曲、白术配伍组成小儿伤食方（《中药临床应用》）。具有消积，化食，开胃功能。用于消化不良，对食积化热者尤宜。

与山楂、六神曲、槟榔、莱菔子、牵牛子配伍组成中成药山楂化滞丸。具有消食化滞功能。用于饮食不节所致的食积证。症见脘腹胀满，纳少饱胀，大便秘结。

乳汁郁积，乳房胀痛

与当归、熟地黄、炒王不留行、通草、炒穿山甲、川芎、瞿麦、天花粉配伍组成通乳散（《集成良方三百种》）。具有通络，生血，催乳功能。用于产后经络闭塞，或气血不足，无乳或有而甚少。

与白芍、白芷、柴胡、川芎、烫穿山甲、当归、地黄、甘草、桔梗、漏芦、天花粉、通草、王不留行配伍组成中成药下乳涌泉散。具有疏肝养血，通乳功能。用于肝郁气滞所致的产后乳汁过少证。症见产后乳汁不行，乳房胀硬作痛，胸闷胁胀。

肝郁胁痛、肝胃气痛

与白术、黄芪、陈皮、厚朴、生姜、桂枝、柴胡、白芍、麦冬配伍组成培脾舒肝汤（《医学衷中参西录》）。具有培脾疏肝功能。用于肝气不舒，木郁脾土，脾胃升降不能，胸中满闷，常常短气。

与返魂草、郁金、黄精、白芍配伍组成中成药澳泰乐颗粒。具有疏肝理气，清热解毒功能。用于肝郁毒蕴所致的胁肋胀痛，口苦纳呆，乏力；慢性肝炎见上述证候者。

炒麦芽

食积不消

与苍术、厚朴、甘草、六神曲配伍组成加味平胃散（《丹溪心法》）。

具有宽中下气，健脾消食功能。用于吞酸或宿食不化。

与山楂、炒六神曲、槟榔、山药、炒白扁豆、炒鸡内金、麸炒枳壳、砂仁配伍组成中成药开胃山楂丸。具有行气健脾，消食导滞功能。用于饮食积滞所致的脘腹胀满，食后疼痛，消化不良见上述证候者。

妇女断乳

与瓜蒌、蒲公英、益母草、金银花、连翘、当归、青皮、紫苏梗、枳壳、牡丹皮配伍组成回乳方（《陆证医案医方》）。具有回乳理气，活血清热功能。用于产后因故不欲授乳，或婴儿1岁后欲断乳者。

焦麦芽

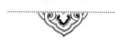

食积不消、脘腹胀痛

与炒枳实、白术、六神曲配伍组成曲麦枳术丸（《医学正传》）。用于饮食过多，心腹胀满不快等症。

与焦六神曲、焦山楂、焦槟榔、醋莪术、制三棱、焦牵牛子、大黄配伍组成中成药小儿化食丸。具有消食化滞，泻火通便功能。用于食滞化热所致的积滞证。症见厌食，烦躁，恶心呕吐，口渴，脘腹胀满，大便干燥。

【调剂应付】

1.处方写麦芽，生麦芽付麦芽生品；写炒麦芽付炒麦芽；写焦麦芽付焦麦芽。

2.用于脾虚食少，消化不良，乳汁郁积，乳房胀痛，肝郁胁痛，肝胃气痛，处方具有健脾和胃，疏肝行气功能付麦芽生品；用于食积不消，妇女断乳，处方具有行气消食，回乳，消胀功能付炒麦芽；用于食积不消，脘腹胀痛，处方具有消食化滞功能付焦麦芽。

【备注】

1.商品药材麦芽均为统装货。以籽粒充实，色淡黄，有胚芽者为佳。

2.麦芽生品，炒麦芽，焦麦芽宜分斗贮存。不可混斗，串斗。

3.贮存环境要求通风，干燥。夏秋高温季节要加强日常养护工作。采取有效措施，实现防止受潮、霉变、虫蛀和鼠咬。

4.用法用量《中国药典·一部》规定，一般为10~15g，回乳炒用60g。

5.有实验研究表明，炒麦芽提取物中有大量硝酸钙和少量氯化钠，提取物不但对胰淀粉酶有激活作用，而且对唾液淀粉酶液也有激活作用。麦芽经炒制和水煎处理后，虽然所含淀粉酶失去活性，其中动物 α – 淀粉酶的激活剂还存在，能激活消化道中 α – 淀粉酶，从而促进淀粉类食物的消化。

6.炒麦芽含血清对垂体瘤细胞增殖有一定影响，低剂量短期培养促进垂体瘤细胞增殖，高剂量长期培养抑制垂体瘤细胞增殖。因此，只要抑制了垂体瘤的增殖，泌乳就会停止，麦芽有明显的回乳作用，有抑制垂体瘤增殖的作用。

7.麦芽在加热炮制时，随着加热程度的升高，淀粉酶效价降低或消失。但中医临床应用炒麦芽、麦芽入煎剂，均取得了确切的临床疗效。可见，酶类并非是其唯一有效成分。

8.临床实践证明，单用炒麦芽回乳，效果强于己烯雌酚，作用快而强。不同剂量的麦芽，对哺乳期乳腺分泌呈双向作用。实验结果显示，生麦芽可扩张母鼠乳腺泡及增强乳汁的充盈度，表明麦芽生品有催乳作用，炮制后的麦芽则作用减弱。另有报道，麦芽具有回乳和催乳的双向作用，作用发挥的关键不在于生用或炒用，而在于剂量大小的差异。即小剂量催乳，大剂量回乳。临床上用于抑制乳汁分泌的剂量在30g以上，有的应用剂量在60~120g。临床医家认为小剂量10~15g则消食开胃，催乳；大量60g左右则耗气散血而回乳。这些经验与《中国药典》所载用量相符。

远志—制远志

为远志科植物远志或卵叶远志的干燥根。

【处方用名】

远志、远志肉、远志筒、小草、细草、炙远志、甘草水制远志、制远志。

【饮片性状】

远志生品：为圆柱形，略弯曲的段。外表面灰黄色至灰棕色，有较密并深陷的横皱纹，纵皱纹及裂痕。老根的横皱纹较密更加深陷，略呈结节状。质硬而脆，易折断，断面皮部棕黄色，木部黄白色，皮部易与木部剥离，抽出木部后，成中空。气微，味苦、微辛，嚼之有刺喉感。

制远志：形如远志段。表面黄棕色，味微甜。嚼之无刺喉感。

【性味与归经】

苦、辛，温。归心、肾、肺经。

【功效归类】

安神药·养心安神药。

【功能与主治】

远志生品：有麻嘴刺喉的副作用，一般多为外用。具有消肿止痛功能。用于疮疡疮毒，乳房肿痛。

制远志：经甘草炮制后既缓其苦燥之性，又能清除刺喉麻感的副作用。很好地发挥安神益智，交通心肾，祛痰功能。用于心肾不交引起的失眠多梦，健忘惊悸，神志恍惚，咳痰不爽。

远志生品

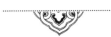

疮疡疮毒

与清酒煮烂，捣如泥，配伍组成远志膏（《外科摘录》）。具有消散痈肿功能。用于痈疽肿毒初起。

乳房肿痛

以本品研末，调酒服，兼用滓敷患处（《袖珍方》）。具有消肿祛痰功能。用于乳房肿痛。亦可用于痰多咳嗽，或痰稠咯出不爽之证。

制远志

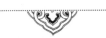

失眠多梦、健忘惊悸、神志恍惚

与白术、茯苓、黄芪、龙眼肉、炒酸枣仁、人参、木香、制甘草、当归配伍组成归脾汤（《正体类要》）。具有益气补血，健脾养心功能。用于心脾气血两虚证。症见心悸怔忡，健忘失眠，盗汗虚热，体倦食少，面色萎黄。舌质淡，苔薄白，脉细弱。以及由于脾不统血证。症见皮下紫癜，妇女崩漏，月经超前，量多色淡，或淋漓不止，舌淡，脉细弱。

与丹参、当归、党参、石菖蒲、茯苓、五味子、麦冬、天冬、地黄、玄参、桔梗、朱砂、柏子仁、炒酸枣仁、甘草配伍组成中成药天王补心丸。具有滋阴养血，补血安神功能。用于心阴不足，心悸健忘，失眠多梦，大便干燥。

咳痰不爽

与川贝母、半夏、茯苓、苦杏仁、桔梗等临证配伍组方。具有化痰止咳功能。用于痰多咳嗽，痰稠难咯等。

与麻黄浸膏、川贝母、桔梗、甘草浸膏、陈皮、五味子、法半夏配伍组成中成药复方川贝精片。具有宣肺化痰，止咳平喘功能。用于风寒咳嗽，痰喘引起的咳嗽气喘，胸闷，痰多；慢性支气管炎见上述症候者。

【调剂应付】

1.处方写生远志付远志生品；写甘草水制远志，炙远志，制远志付制远志。

2.用于疮疡疮毒，乳房肿痛，处方具有消肿止痛功能（多为外用药）付远志生品；用于心肾不交引起的失眠多梦，健忘惊悸，神志恍惚，咳痰不爽，处方具有安神益智，交通心肾，祛痰功能付制远志。

3.用于外用药付远志生品；用于内服药付制远志。

【备注】

1.商品药材远志以身干，筒粗，色黄，肉厚，去净木心者为佳。通常分远志筒、远志肉等规格或为统装货。

2.远志属易受潮霉变品种，贮存条件宜通风，干燥。平时做好日常养护工作。

3.远志主要含有三萜皂苷类成分，包括远志皂苷 A、B、C、D、E、F、G。尚含脂肪油，树脂，远志糖醇，葡萄糖，果糖，远志碱等。远志在炮制前后主要成分没有明显变化，仅表现为含量上的增减。

4.远志生品、蜜制远志、甘草制远志均有显著的止咳化痰作用。在调节胃肠运动方面，远志、姜远志和甘草制远志，均可使小鼠胃内甲基橙胃残留率明显增高，胃排空速度减慢。在胃黏膜损伤方面，远志组大鼠胃窦部瘀斑明显多于蜜制远志组，蜜制远志能显著增强大鼠胃黏膜 ITF 的表达，并能上调胃黏膜 α-TGF 的基因表达，而远志对其无显著作用，说明了远志毒性较大，蜜制品较小，能降低对胃黏膜的损伤。远志生品的 LD_{50} 值明显小于其他各制品，而蜜远志的 LD_{50} 值明显大于其他各制品，说明炮制后减小毒性及副作用。

5.历代本草记载远志生品有"戟人咽喉"的副作用，甘草水制后能缓和其燥性，清除麻喉的副作用，以安神益智为主。曾有报道，在安神汤中用远志生品，患者服药后出现恶心呕吐，面神经麻痹，舌头麻木，口张闭不灵等症。也有在归脾丸中用远志生品制成成药，患者服用后出现麻嘴刺喉等副作用。远志的主要成分为皂苷类，该成分具有祛痰作用和镇静作用，而生品引起"麻喉"副作用的成分，尚待深入研究。

芥子 — 炒芥子

为十字花科植物白芥或芥的干燥成熟种子。白芥习称「白芥子」，芥习称「黄芥子」。

【处方用名】

芥子、白芥、白芥子、黄芥子、芥菜子、芥菜籽、白辣菜子、炙芥子、制芥子、炒制芥子、炒芥子。

【饮片形状】

白芥子生品：为球形。表面灰白色至淡黄色，具细微的网纹，有明显的点状种脐。种皮薄而脆，破开后内有折叠的子叶，有油性。气微，味辛辣。

黄芥子生品：为球形。形体较白芥子小，表面黄色至棕黄色，少数暗红棕色。研碎后加水浸湿，则产生辛烈的特异臭气。

炒芥子：形如芥子。表面淡黄色至深黄色（炒白芥子）或深黄至棕褐色（炒黄芥子），偶有焦斑。有香辣气。

【性味与归经】

辛，温。归肺经。

【功效归类】

化痰止咳平喘药·温化寒痰药。

【功能与主治】

芥子生品：辛散力强，善于散结通络止痛功能。用于胸胁胀痛，关节麻木，疼痛，痰湿流注，阴疽肿毒。

炒芥子：缓和辛散走窜之性，可避免耗气伤阴，并善于温肺豁痰和气，提高煎出效果。多用于寒痰咳嗽，痰滞经络。

【应用举例】

芥子生品

胸胁胀痛

与甘遂、大戟配伍组成控涎丹（《三因极一病证方论》）。具有祛痰逐饮功能。用于痰涎伏在胸膈上下，忽然胸背、颈项、股胯隐痛不可忍，筋骨牵引痛，走易不定，手足冷痹，或令头痛不可忍，或神智昏倦多睡，或饮食无味，痰唾稠黏，夜间喉中痰鸣，多流涎唾等症。现今本方常用于治疗颈淋巴结核，淋巴腺炎，胸腔积液，腹水，精神病，关节痛及慢性支气管炎，哮喘等。

与醋甘遂、红大戟配伍组成中成药控涎丸。具有涤痰逐饮功能。用于痰涎水饮停于胸膈，胸胁隐痛，咳喘痛甚，痰不易出，以及瘰疬，痰核。

关节麻木、疼痛

以本品研末，白酒或黄酒调糊外敷红肿疼痛关节部位，令局部发热发泡为度。

与乌梢蛇、巴豆、马钱子、独活、草乌、白芷、土鳖虫、桃仁、冰片、松节油、水杨酸甲酯、曼陀罗子、羌活、川乌、南星、红花、麻黄、樟脑、防风、当归、肉桂、薄荷脑配伍组成中成药镇江橡胶膏。具有祛风止痛，活血消肿功能。用于风湿引起的四肢麻木，关节疼痛，肌肉酸痛及跌打损伤。

痰湿流注、阴疽肿毒

与熟地黄、肉桂、麻黄、鹿角胶、姜炭、甘草配伍组组成阳和汤（《外科证治全生集》）。具有温阳补血，散寒通滞功能。用于一切阴疽，贴骨疽，流注，鹤膝风属于阴寒之证。症见局部漫肿无头，皮色不变，不热，口不渴。舌淡苔白，脉沉细或迟细。

与郁金、丹参、玄参、牡蛎、浙贝母、半枝莲、夏枯草、漏芦、金果榄、白花蛇舌草、海藻、昆布、甘草配伍组成中成药消核片。具有行气活血，化痰通络，软坚散结功能。用于肝郁气滞，痰瘀互结所致的乳癖证。症见乳房肿块或结节，数目不等，大小不一，质地柔软，或经前胀痛；乳腺增生病见上述证候者。

炒芥子

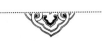

寒痰咳嗽

与苏子、莱菔子配伍组成三子养亲汤（《韩氏医通》）。具有降气消食，温化痰饮功能。具有咳嗽喘逆，痰多胸痞，食少难消。舌苔白腻，脉滑等。

与苍术、干姜、制附子、肉桂、麸炒白术、制甘草、炒紫苏子、炒莱菔子配伍组成中成药痰饮丸。具有温补脾肾，助阳化饮功能。用于脾肾阳虚，痰饮阻肺所致的咳嗽，气促发喘，咯吐白痰，畏寒肢冷，腰酸背冷，腹胀食少。

痰滞经络

与麸炒木鳖子、没药、肉桂、木香配伍组成白芥子散（《妇人大全良方》）。具有调达营卫，豁痰通经，活血止痛功能。用于荣卫之气循环失度，痰滞经络，以致臂痛外连肌肉，牵引背胛，时发时止，发则似瘫痪。

与清半夏、姜制厚朴、天竺黄、羌活、郁金、橘红、制天南星、天麻、醋制香附、醋制延胡索、细辛、枳壳、醋三棱、青皮、降香、沉香、醋莪术、乌药、防风、羚羊角配伍组成中成药羊痫风癫丸。具有平肝舒气，降痰疗痫功能。用于痰热内闭，忽然昏倒，口角流涎，手足抽动。

【调剂应付】

1. 处方写芥子，生芥子付芥子生品；写制芥子，炒芥子付炒芥子。

2. 用于胸胁胀痛，关节麻木，疼痛，痰湿流注，阴疽肿毒，处方具有散结通络止痛功能付芥子生品；用于寒痰咳嗽，痰滞经络，处方具有温肺豁痰和气功能付炒芥子。

【备注】

1. 商品药材芥子不分等级，均为统装货。以粒大，饱满，均匀，无杂质者为佳。

2. 对于籽粒表面不光亮，口尝不辣，解剖镜下观察没有细微纹者，不作正品验收或调剂。

3. 入水煎剂宜捣碎，外用宜研磨细粉。

4. 芥子的升散之性，与其所含的挥发油成分和氰苷密切相关。芥子的挥发油是其主要刺激成分，应用于皮肤有温暖的感觉，并使之发红，甚至出现起水泡、脓疮等现象。故对皮肤过敏或破溃者，不宜选用含有芥子挥发油的制剂。

5.芥子内服后能刺激黏膜，引起胃部温暖感，增加消化液的分泌，有健胃作用。此苷本身无刺激性，酶解后生成异硫氰酸酯类（芥子油），具有辛辣味和刺激性；炒后可杀酶保苷使其服用后，在胃肠道环境中缓慢分解，逐渐释放出芥子油而发挥医疗作用。

苍术——麸炒苍术

为菊科植物茅苍术或北苍术的干燥根茎。

【处方用名】

苍术、生苍术、南苍术、南京术、茅苍术、北苍术、茅术、毛术、赤术、青术、炙苍术、制苍术、炒苍术、麸炒苍术。

【饮片性状】

苍术生品：为不规则类圆形或条形厚片。外表皮灰棕色至黄棕色，有皱纹，有时可见根痕。断面黄白色或灰白色，散有多数橙黄色或棕红色油室（俗称"朱砂点"），有的可析出白色细针状结晶（习称"生毛"或"起霜"）。质坚实。气香特异，味微甘、辛、苦。

麸炒苍术：形如苍术切片。表面深黄色或焦黄色，散有多数棕褐色油室。有焦香气，香气较生品浓。

【性味与归经】

辛、苦，温。归脾、胃、肝经。

【功效归类】

芳香化湿药。

【功能与主治】

苍术生品：温燥而辛烈，燥湿，祛风，散寒力强。用于脚气痿躄，风湿痹痛，风寒感冒。

麸炒苍术：经麸炒制后缓和了温燥辛烈之气，气变芳香，增强了燥湿健脾和胃功能。用于脾胃不和，湿阻中焦，脘腹胀满，泄泻，水肿，夜盲，眼目昏涩。

【应用举例】

苍术生品

脚气痿躄

与羌活、防风、升麻、葛根、白术、当归、人参、甘草、苦参、黄芩、知母、茵陈、猪苓、泽泻配伍组成当归拈痛汤（《医学启源》）。具有利湿清热，疏风止痛功能。用于湿热相搏，外受风邪证。症见遍身肢节烦痛，或肩背沉重，或脚气肿痛，脚膝生疮。舌苔白腻微黄，脉细数等。

与当归、粉葛、党参、升麻、苦参、泽泻、炒白术、羌活、知母、防风、黄芩、猪苓、茵陈、甘草配伍组成中成药当归拈痛丸。具有清热利湿，祛风止痛功能。用于湿热闭阻所致的痹病。症见关节红肿热痛，或足胫红肿热痛，亦可用于疮疡。

风湿痹痛

与薏苡仁、当归、川芎、桂枝、羌活、独活、防风、甘草、川乌、麻黄配伍组成薏苡仁汤（《类证治裁》）。具有除湿通络，祛风散寒功能。用于湿痹证。症见肢体关节重着，或肿胀，痛有定处，手足沉重，活动不便，肌肤麻木不仁。舌苔白腻，脉濡缓。

与马钱子粉、炒僵蚕、炒乳香、炒没药、全蝎、牛膝、麻黄、甘草配伍组成中成药风湿马钱片。具有祛风除湿，活血祛瘀，通络止痛功能。用于风湿闭阻，瘀血阻络所致的痹病。症见关节疼痛，刺痛或疼痛较甚；风湿性关节炎，类风湿关节炎，坐骨神经痛见上述证候者。

风寒感冒

与羌活、防风、细辛、川芎、白芷、地黄、黄芩、甘草配伍组成九味羌活汤（《此时难知》）。具有发汗祛湿，兼清里热功能。用于外感湿邪，内有蕴热之证。症见恶寒发热，无汗头痛，肢体酸疼，口苦微渴。舌苔白滑，脉浮。

与麻黄、荆芥、白芷、陈皮、甘草配伍组成中成药伤风停胶囊。具有发散风寒功能。用于外感风寒，恶寒发热，头痛，鼻塞，鼻流清涕，肢体酸重，喉痒咳嗽，咳嗽痰清晰；上呼吸道感染，感冒鼻炎等见上述证候者。

炒苍术

脾胃不和、湿阻中焦、脘腹胀满

与姜厚朴、陈皮、制甘草配伍组成平胃散（《简要济众方》）。具有燥湿健脾，行气和胃功能。用于湿阻脾胃证。症见脘腹胀满，不思饮食，口淡无味，呕吐恶心，嗳气吐酸，肢体沉重，怠惰嗜卧，常多自利。舌苔白腻而厚，脉缓。

与姜厚朴、陈皮、麸炒枳壳、法半夏、制甘草、焦槟榔配伍组成中成药舒肝平胃丸。具有疏肝和胃，化湿导滞功能。用于肝胃不和，湿浊中阻所致的胸胁胀满，胃脘痞塞疼痛，嘈杂嗳气，呕吐酸水，大便不调。

泄泻

与藿香梗、陈皮、茯苓皮、厚朴、大腹皮、谷芽配伍组成五加减正气散（《温病条辨》）。具有燥湿运脾，行气导滞功能。用于秽浊湿邪阻滞在里，脘闷便泄者。

与酒黄连、酒白芍、茯苓、泽泻、姜厚朴、木香、槟榔、陈皮、炒枳壳、盐制吴茱萸、甘草配伍组成中成药泻痢消胶囊。具有清热燥湿，行气止痛功能。用于大肠湿热所致的腹痛泄泻，大便不爽，下痢脓血，肛门灼热，里急后重，心烦口渴，小便黄赤。舌质红，苔薄黄或黄腻，脉濡数；急性肠炎，结肠炎，痢疾见上述证候者。

水肿

与厚朴、陈皮、制甘草、泽泻、茯苓、猪苓、白术、桂枝配伍组成平胃散（《简要济众方》）加五苓散（《伤寒论》）。具有燥湿健脾，利水渗湿功能。用于肢体沉重，怠惰嗜卧，大便溏薄或泄泻，水湿内停证。

与白茅根、茯苓、防己、人参、黄精、菟丝子、枸杞子、金银花、蒲公英配伍组成中成药肾炎舒片。具有益肾健脾，利水消肿功能。用于脾肾阳虚，水湿内停所致的水肿。症见浮肿，腰痛，乏力，怕冷，夜尿多；慢性肾炎见上述证候者。

夜盲、眼目昏涩

与白术、蝉蜕、黄连、枸杞子配伍组成二术散（《证治准绳》）。具有滋肝明目功能。用于两目昏花、干涩及雀盲。

【调剂应付】

1. 处方写生苍术付苍术生品；写苍术，制苍术，炒苍术，麸苍术付麸炒苍术。

2. 用于脚气痿蹙，风湿痹痛，风寒感冒，处方具有燥湿，祛风，散寒功能付苍术生品；用于脾胃不和，湿阻中焦，脘腹胀满，泄泻，水肿，夜盲，眼目昏涩，处方具有燥湿健脾和胃功能付麸炒苍术。

【备注】

1. 商品药材苍术一般以个大，质坚实，断面朱砂点多，香气浓者为佳。《中国药典·一部》将茅苍术和北苍术，均作为正宗饮片品种收载。茅苍术主产于江苏句容、镇江、溧水，湖北襄阳、南樟，河南桐柏、唐河。浙江，安徽，江西亦有出产。以河南、江苏、安徽所产品质最佳，习称"茅苍术"；北苍术主产东北（又称"关苍术"）。产于河北，陕西，山西者也称为"北苍术"。

2. 苍术属气味易散失品种。在夏季易发生虫蛀、霉变，给贮存与养护工作带来了许多不利因素。此时，含水量应控制在 11% 以下，相对湿度在 80% 以下，并贮存于通风，干燥处。

3. 苍术发生霉变时，常在表面出现白色毛状物。但有的断面可见到白色毛状物，并不是霉变的表现。苍术所含挥发油中苍术醇含量较高，饮片在贮存过程中形成结晶析出，呈毛状，俗称"吐脂"或"起霜"，这是贮存质量上乘的标志，要与霉变相区别。

4. 苍术含有挥发油，三萜，酚酸等活性成分。其中以茅术醇，β-桉叶醇，苍术素等为主要组成的挥发油，是苍术祛风湿的物质基础。苍术挥发油含量较高，祛风湿作用较好，从而发挥"燥湿"作用。表现为抗溃疡，调节胃肠运动和利尿作用较强。

5. 研究者选用小鼠大黄致脾虚模型，观察苍术不同炮制品（麸炒、米泔水制）对其作用的影响。结果各炮制品组较生品组，均能明显增加脾虚小鼠体重，改善小鼠脾虚症状，抑制炭末在小肠中的推进率，减轻泄泻程度，延长游泳时间，且以麸炒及泔润炒的作用更为明显。而生品作用不明显。表明苍术麸炒与泔润炒品，有较强的健脾燥湿和固肠止泻的作用。

芡实 | 麸炒芡实

为睡莲科植物芡的干燥成熟种仁。

【处方用名】

芡实、生芡实、芡食、芡石、芡十、欠什、鸡头实、鸡头米、雁啄实、炒鸡头米、炒芡实、麸炒芡实。

【饮片性状】

芡实生品：为类球形，多为破粒。表面有棕红色或红褐色内种皮，一端黄白色，约占全体1/3，有凹点状的种脐痕，除去内种皮显白色。质较硬。断面白色，粉性。气微，味淡。

麸炒芡实：形如芡实。表面黄色或微黄色，偶有焦斑。味淡，微酸。

【性味与归经】

甘、涩，平。归脾、肾经。

【功效归类】

收涩药·固精止带缩尿药。

【功能与主治】

芡实生品：性平，涩而不滞，具有益肾固精，除湿止带功能。用于遗精滑精，遗尿尿频，白浊，带下。

麸炒芡实：经麸炒制后药性变温，补脾固涩力胜。用于脾虚久泻，脾虚带下。

【应用举例】

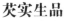

芡实生品

遗精滑精

与莲须、龙骨、乌梅肉、山药配伍组成玉锁丹（《杨氏家藏方》）。具有益肾涩精功能。用于肾虚滑精，梦遗。

与熟地黄、炒山药、牡丹皮、茯苓、煅龙骨、盐炒黄柏、金樱子、山茱萸、牡蛎、莲须、远志、盐知母、蒸制锁阳配伍组成中成药还原固精丸。具有滋阴，补肾，涩精功能。用于肾阴虚损所致的梦遗滑精，妇女带下等症。

遗尿尿频

与秋石、茯苓、莲子肉配伍组成四精丸（《永类钤方》引《经验方》）。用于思虑、色欲过度，损伤精气，小便频数，遗精。

与龙虱、肉苁蓉、覆盆子、党参、莲须、枸杞子、杜仲、沙苑子、白术、楮实子、黄精、蜜制黄芪、牛膝、菟丝子、制何首乌、制甘草、熟地黄、大枣、淫羊藿、胡芦巴配伍组成中成药龙虱补肾酒。具有益肾固精功能。用于肾虚精亏引起的身体虚弱，夜尿频多，午夜梦遗，早泄滑精等。

白浊、带下

与金樱子、山药、白术、人参、茯苓、制甘草、五味子、酸枣仁、远志配伍组成秘元煎（《景岳全书》）。具有益气养心，健脾固涩功能。用于久遗，滑精，带下，白浊等症。

与金樱子配伍组成中成药水陆二仙丸。具有涩精止带功能。用于肾虚精关不固所致男子滑精，女子白带过多。

麸炒芡实

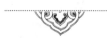

脾虚久泻

与人参、茯苓、白术、制甘草、升麻、陈皮、木瓜、炒白豆蔻仁、大枣（或加煨豆蔻、煨木香）配伍组成甘缓汤（《会约医镜》）。具有健脾升阳，祛湿止泻功能。用于脾虚湿聚，清阳不升之大便泄泻，急迫不止。

与人参、麸炒白术、茯苓、白扁豆、制苍术、广藿香、木香、丁香、檀香、砂仁、煨肉豆蔻、肉桂、甘草水制吴茱萸、麸炒薏苡仁、车前草、滑石、黄连、诃子肉、天冬、麦冬、槟榔配伍组成中成药止泻保童颗粒。具有健脾止泻，温中化痢功能。用于小儿脾胃虚弱，寒热凝结引起的水泻痢疾，肚腹疼痛，口干舌燥，四肢倦怠，恶心呕吐，小便不利。

脾虚带下

与山药、黄柏、车前子、白果配伍组成易黄汤（《傅青主女科》）。具有健脾除湿，清热止带功能。用于脾虚湿热带下。症见带下稠黏量多，色白兼黄，其气腥臭，头晕且重，乏力。舌淡苔白，脉濡数者。

与乌鸡、鹿角胶、制鳖甲、煅牡蛎、桑螵蛸、人参、黄芪、当归、白芍、醋制香附、天冬、甘草、地黄、熟地黄、川芎、银柴胡、丹参、山药、鹿角霜配伍组成中成药乌鸡白凤丸。具有补气养血，调经止带功能。用于气血两虚，身体瘦弱，腰膝酸软，月经不调，崩漏带下。

【调剂应付】

1. 处方写芡实，生芡实付芡实生品；写炒芡实，麸炒芡实付麸炒芡实。

2. 用于遗精滑精，遗尿尿频，白浊、带下，处方具有益肾固精，除湿止带功能付芡实生品；用于脾虚久泻，脾虚带下，处方具有补脾固涩功能付麸炒芡实。

【备注】

1. 商品药材芡实以种仁饱满，颗粒完整，断面色白，粉性足，无碎末及果壳者为佳。

2. 入水煎剂宜捣碎。

3. 芡实富含丰富的淀粉，在贮存保管过程中易发生虫蛀，霉变和鼠咬。故贮存条件要求通风，阴凉，干燥。经验养护证明在芡实中，加入适量用草纸包裹好的大蒜瓣（在纸包上针刺一些针眼，使大蒜挥发气味得以扩散），可起到良好的防虫蛀效果。芡实与大蒜按 20∶1 的比例拌匀，装入缸内盖严存放。

芡实由于品种和规格的不相同，虫蛀情况也有不同。一般白皮的比红皮的容易虫蛀，碎粒的比整粒的容易虫蛀。

4. 芡实为药食同源常用品种之一。芡实中含有多种黄酮、环肽、多糖等成分，具有抗疲劳，抗衰老，抗氧化等活性。这些活性与芡实的补肾固精作用基本吻合，故芡实生品益肾补脾作用较强。麸炒制使芡实质地疏松，黄酮和多糖等成分溶出量明显增加。抗氧化物和糖酯类化合物，均有益于恢复心脏血管的弹性。芡实富含多种人体必需的氨基酸、矿物质和维生素，参与多种酶和激素的合成，对人体免疫调节和骨骼生长有促进作用，表现为抗疲劳，促进心脑血管疾病的恢复。故炒芡实的补脾和固涩作用增强。

杜仲——盐杜仲

为杜仲科植物杜仲的干燥树皮。

【处方用名】

杜仲、生杜仲、杜仲树皮、杜仲皮、川杜仲、丝绵皮、丝仲、杜种、炙杜仲、制杜仲、盐炒杜仲、盐杜仲。

【饮片性状】

杜仲生品：为小方块或丝片状。外表面淡棕色或灰褐色，有明显的皱纹。内表面暗紫色，光滑。断面有细密银白色，富弹性的橡胶丝相连。气微，味稍苦。

盐杜仲：形如杜仲切块或丝片。外表面黑褐色，内表面褐色，折断时橡胶丝弹性较差。味微咸。

【性味与归经】

甘，温。归肝、肾经。

【功效归类】

补虚药·补阳药。

【功能与主治】

杜仲生品：具有益肝补肾功能。用于头目眩晕。

盐杜仲：经盐制后引药入肾，直达下焦，温而不燥，增强补肝肾，强筋骨，安胎功能。用于肝肾不足引起的腰膝酸痛，筋骨无力，头晕目眩，妊娠漏血，胎动不安。

【应用举例】

杜仲生品

头晕目眩

与石决明、牡蛎、夏枯草、黄芩、决明子、菊花、桑寄生、地黄配伍组成平肝潜阳汤（《常见病中医治疗研究》）。具有平肝潜阳功能。用于肝阳上亢所致的头晕，头痛，心悸失眠。舌红，脉弱。

与制附子、熟地黄、地黄、当归、续断、党参、仙茅、肉桂、锁阳、肉苁蓉、枸杞子、蛤蚧、鹿茸、狗肾、大枣、川牛膝、山药配伍组成中成药炮天红酒。具有补肾健腰，舒筋活络，健脾养血功能。用于精神萎靡，头晕耳鸣，食欲不振，须发早白等症。

盐杜仲
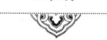

腰膝酸痛、筋骨无力

与熟地黄、炒山药、枸杞子、山茱萸、制甘草、肉桂、制附子配伍组成右归饮（《景岳全书》）。具有温补肾阳功能。用于肾阳不足证。症见气怯神疲，腹痛腰酸，肢冷，小便清长。舌淡苔白，脉沉细。

与盐补骨脂、炒核桃仁、大蒜配伍组成中成药青蛾丸。具有补肾强腰功能。用于肾虚腰痛，起坐不利，膝软乏力。

头晕目眩

与制何首乌、豨莶草、桑椹、黑芝麻、金樱子、墨旱莲、菟丝子、牛膝、女贞子、桑叶、忍冬藤、地黄配伍组成首乌延寿丹（《世补斋医书》）。具有补益肝肾，滋养精血功能。用于肝肾不足，头晕眼花，耳鸣重听，四肢酸麻，腰膝无力，夜尿频数，须发早白。

与天麻、野菊花、杜仲叶、川芎配伍组成中成药强力定眩片。具有降压，降脂，定眩功能。用于高血压，动脉硬化，高血脂症以及上述诸病引起的头痛，头晕，耳鸣，失眠等症。

妊娠漏血

与阿胶、艾叶、地黄、白芍、当归、白术、焦栀子、侧柏叶、黄芩配伍组成加味阿胶汤（《医宗金鉴》）。具有清热凉血，固冲止血功能。用于胎漏，胎动不安。

与阿胶、艾叶、白芍、白术、川贝母、川芎、当归、党参、茯苓、制甘草、化橘红、黄芩、龙眼肉、鹿茸、羌活、桑寄生、砂仁、山药、熟地黄、菟丝子、香附、续断配伍组成中成药参茸保胎丸。具有滋养肝肾，补血安胎功能。用于肝肾不足，营血亏虚，身体虚弱，腰膝酸痛，少腹坠胀，妊娠下血，胎动不安。

胎动不安

与当归、白芍、川芎、熟地黄、人参、黄芪、续断、砂仁配伍组成加味圣愈汤（《医宗金鉴》）。具有益气养血，固肾安胎功能。用于外伤跌扑所致的胎动不安。

与益母草、醋香附、川芎、当归、续断、艾叶、白芍、白术、茯苓、砂仁、阿胶、黄芩、陈皮、党参、熟地黄、甘草配伍组成中成药安胎益母丸。具有调经，活血，安胎功能。用于气血两亏所致的月经不调，胎动不安。

【调剂应付】

1. 处方写生杜仲付杜仲生品；写杜仲，制杜仲，盐杜仲付盐杜仲。

2. 用于头晕目眩，或作为浸酒处方，具有益肝补肾功能付杜仲生品；用于腰膝酸痛，筋骨无力，头晕目眩，妊娠漏血，胎动不安，处方具有补肝肾，强筋骨，安胎功能付盐杜仲。

【备注】

1. 商品药材杜仲以皮厚，块大，去净粗皮，内表面暗紫色，断面银白色橡胶丝多，无杂质者为佳。

2. 杜仲生品橡胶丝韧硬，盐制后橡胶丝减少，且易断，略有咸味。

3. 杜仲易发生霉变，贮存环境要求通风，干燥。每次购进数量不宜过大，执行"勤进勤出""先进先出"和"易变先出"的原则，平时加强养护措施，做到得力，便捷，有效。

4. 研究者对杜仲生品，盐制杜仲，盐制砂炒杜仲3种不同炮制品的丝片，进行水溶性浸出物含量测定。结果表明，盐制杜仲浸出物含量最高；盐制砂炒品次之；杜仲生品最低。

5. 杜仲生品、盐杜仲炭和砂炒盐杜仲，均能使兔、狗血压明显下降，杜仲炭和砂炒品作用强度基本一致，均比生品强；盐杜仲对猫的降压作用比生品大 1 倍；杜仲煎剂比酊剂强；用醇提取的残渣水煎剂仍有降压作用。

　　6. 杜仲能使多种动物离体子宫自主收缩减弱，并能拮抗子宫收缩剂的作用而解痉，盐制品又强于生品，这与中医用杜仲，特别是用盐杜仲治疗胎动不安是相一致的。

吴茱萸——制吴茱萸

【处方用名】

吴茱萸、生吴茱萸、吴萸、吴芋、吴萸子、淡吴萸、甘草制吴萸、甘草制吴茱萸、炙吴茱萸、制吴萸、制吴茱萸。

【饮片性状】

吴茱萸生品：为球形或略呈五角状扁球形。表面暗黄绿色，粗糙，有多数点状突起或凹下的油点。顶端有五角星状的裂隙，基部残留被有黄色茸毛的果梗。质硬而脆。气芳香浓郁，味辛辣而苦。

制吴茱萸：形如吴茱萸。表面棕褐色至暗褐色。

【性味与归经】

辛、苦，热；有小毒。归肝、脾、胃、肾经。

【功效归类】

温里药。

【功能与主治】

吴茱萸生品：辛、苦，热；有小毒，多为外用。具有祛寒燥湿止痛功能。用于口疮、牙痛、湿疹。

制吴茱萸：经炮制后毒性降低，缓和燥性。具有散寒止痛，降逆止呕，助阳止泻功能。用于厥阴头痛，寒疝腹痛，寒湿脚气，经行腹痛，脘腹胀痛，呕吐吞酸，五更泄泻。

为芸香科植物吴茱萸（习称大花吴茱萸，又称大粒吴茱萸）、石虎或疏毛吴茱萸（习称小花吴茱萸，又称小粒吴茱萸）的干燥近成熟果实。

203

【应用举例】

吴茱萸生品

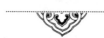

口疮、牙痛、湿疹

本品研细末醋调，外敷足底涌泉穴（民间验方）。具有引火下行功能。用于虚火上炎引起的口舌生疮，高血压等。

本品煎汤加酒含漱（《食疗本草》）。具有散寒止痛功能。用于风凉牙痛。

本品研细末与凡士林调膏（《经验方》）。用于慢性湿疹、黄水疮。

制吴茱萸

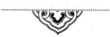

厥阴头痛

与人参、生姜、大枣配伍组成吴茱萸汤（《伤寒论》）。具有温肝暖胃，降逆止呕功能。用于厥阴头痛。症见干呕，吐涎沫，胃中虚寒，食谷欲呕，或脘腹作痛，吞酸嘈杂；少阴吐利，手足厥冷，烦躁欲死者。

与砂烫龟甲、珍珠层粉、煅赭石、白芍、石膏、天麻、钩藤、夏枯草、牛黄、青木香、槐米、酒大黄、醋五味子、人参、冰片配伍组成中成药养阴降压胶囊。具有滋阴潜阳，平肝安神，活血通络功能。用于肝肾阴虚，肝阳上亢引起的高血压病。症见头晕头痛，颈项不适，目眩耳鸣，行走不稳，心悸心痛，烦躁易怒，失眠多梦。

寒疝腹痛

与人参、生姜、大枣、附子配伍组成吴茱萸加附子汤（《医方集解》）。具有温阳暖肝，祛寒止痛功能。用于寒疝腹痛，牵引睾丸。脉沉迟。

与川楝子、木香、盐炒小茴香、麸炒六神曲配伍组成中成药疝气丸。具有散寒止痛功能。用于寒疝，气疝。

寒湿脚气

与槟榔、陈皮、木瓜、桔梗、生姜配伍组成鸡鸣散（《证治准绳》）。具有行气降浊，温化寒湿功能。用于湿脚气证。症见足胫肿重无力，行动不便，麻木冷痛，或挛急上冲，甚至胸闷泛恶，以及风湿流注，发热恶寒，脚足痛不可忍，筋脉浮肿者。

经行腹痛

与当归、芍药、川芎、人参、桂枝、阿胶、牡丹皮、生姜、甘草、半夏、麦冬配伍组成温经汤（《金匮要略》）。具有温经散寒，养血祛瘀功能。用于冲任虚寒，瘀血阻滞之月经不调证。症见月经或前或后，或逾期不止，或一月再行，傍晚发热，手心烦热，唇口干燥，或小腹冷痛，或久不受孕。

与艾叶炭、醋香附、肉桂、当归、川芎、酒炒白芍、地黄、蜜制黄芪、续断配伍组成中成药艾附暖宫丸。具有理气养血，暖宫调经功能。用于血虚气滞，下焦虚寒所致的月经不调，痛经证。症见行经后错，经量少，有血块，少腹疼痛，经行小腹冷痛，喜按，腰膝酸痛。

脘腹胀满

与肉桂、陈皮、槟榔、生姜配伍组成吴茱萸丸（《圣济总录》）。具有散寒行气，止痛除胀功能。用于脾胃冷气攻心腹，胀痛，宿食不消。

与制黄芪、桂枝、肉桂、细辛、木香、枳壳、乌药、丹参、桃仁、红花、当归、赤芍、牡丹皮、川芎、延胡索、片姜黄、三棱、莪术、水蛭、地黄、黄连、制甘草配伍组成中成药丹桂香颗粒。具有益气温胃，散寒行气，活血止痛功能。用于脾胃虚寒，气滞血瘀所致的胃脘痞满疼痛，食少纳差，嘈杂嗳气，腹胀；慢性萎缩性胃炎见上述证候者。

呕吐吞酸

与当归、桂枝、白芍、细辛、甘草、通草、大枣、生姜配伍组成四逆加吴茱萸生姜汤（《伤寒论》）。具有温经散寒，养血通脉，和中止呕功能。用于血虚寒凝，手足厥冷，兼寒邪在胃，呕吐腹痛者。脉细欲绝。

与黄连、炒白芍配伍组成中成药戊己丸。具有泻肝和胃，降逆止呕功能。用于肝火犯胃，肝胃不和所致的胃脘灼热疼痛，呕吐吞酸，口苦嘈杂，腹痛泄泻。

五更泄泻

与肉豆蔻、补骨脂、五味子配伍组成四神丸（《证治准绳》）。具有温脾暖肾止泻功能。用于脾肾虚寒证。症见五更泄泻，不思饮食，食不消化，或腹痛，腰酸肢冷，神疲乏力。舌质淡苔薄白，脉沉迟无力。

与煨肉豆蔻、盐炒补骨脂、醋制五味子、去核大枣配伍组成中成药四神丸。具有温肾散寒，涩肠止泻功能。用于肾阳不足所致的泄泻。症见肠鸣腹胀，五更溏泻，食少不化，久泻不止，面黄肢冷。

【调剂应付】

1. 处方写生吴茱萸付吴茱萸生品；写吴茱萸，制吴茱萸付制吴茱萸。
2. 用于外用药处方付吴茱萸生品；用于内服药处方付制吴茱萸。

【备注】

1. 商品药材吴茱萸不分等级，均为统装货。有大花吴茱萸与小花吴茱萸之分。一般以粒大，无枝梗，杂质，霉变，芳香气浓郁者为佳。

2. 吴茱萸属易泛油、散失气味品种。故宜贮存于阴凉，干燥处。

3. 研究者对吴茱萸生品，甘草制品，醋制品，盐制品进行镇痛、抗炎、止泻实验的比较研究。结果表明，镇痛作用盐制品最好；抗炎作用甘草与生品明显强于醋制品与盐制品；止泻作用强弱，依次为：生品＞甘草制品＞盐制品＞醋制品。

4. 本草记载吴茱萸生品有小毒，具有温热枯燥，辛香走窜之副作用。因此，生品仅供外用，内服均须炮制后使用。近年来，关于吴茱萸不良反应的报道日益增多，临床上关于服用吴茱萸出现不良反应的报道时有发生，究其原因主要与下列因素有关：

（1）或因服用了未制透的吴茱萸；

（2）或因直接服用了吴茱萸生品；

（3）或因超剂量服用；

（4）或因配伍不当。

超剂量服用吴茱萸可出现剧烈腹痛,头痛,晕厥,呕吐,视物不清,错觉,胸闷等症状。急性毒性试验显示，吴茱萸毒性很小，炮制前后亦无显著差异。小鼠一次灌服 50g/kg，大于人常用量的 270 倍，生、制吴茱萸均未见明显毒性反应；蓄积毒性试验亦显示，心、脾、肺、肾等未见明显异常。

牡蛎——煅牡蛎

为牡蛎科动物长牡蛎、大连湾牡蛎或近江牡蛎的贝壳。

【处方用名】

牡蛎、牡力、母力、生牡蛎、蛎房、蛎蛤、海蛎子壳、蠔壳、制牡蛎、煅牡力、煅牡蛎。

【饮片性状】

牡蛎生品：为不规则的碎块。表面淡紫色，灰白色，黄色或黄褐色，内面瓷白色。质硬，断面层状，或层纹状排列。洁白。气微，味微咸。

煅牡蛎：为不规则碎块或细粉。灰白色或青灰色。质酥脆，断面层状。

【性味与归经】

咸，微寒。归肝、胆、肾经。

【功效归类】

平肝息风药·平肝潜阳药。

【功能与主治】

牡蛎生品：具有重镇安神，潜阳补阴，软坚散结功能。用于惊悸失眠，眩晕耳鸣，瘰疬痰核，癥瘕痞块。

煅牡蛎：具有收敛固涩，制酸止痛功能。用于自汗盗汗，遗精滑精，崩漏带下，胃痛吞酸。

【应用举例】

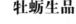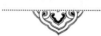

牡蛎生品

惊悸失眠

与柏子仁、半夏曲、人参、白术、麻黄根、五味子、净麸、红枣配伍组成柏子仁丸（《本事方》）。具有养心安神，和胃止汗功能。用于心气虚弱，惊悸怔忡，夜卧不安，盗汗乏力。

与龙胆、黄芩，姜制栀子、龙骨、柏子仁、炒酸枣仁、制远志、当归、地黄、麦冬、珍珠母、去刺盐制蒺藜、茯苓、盐车前子、盐泽泻、甘草配伍组成中成药泻肝安神丸。具有清肝泻火，重镇安神功能。用于肝火亢盛，心神不宁所致的失眠多梦，心烦；神经衰弱见上述证候者。

眩晕耳鸣

与怀牛膝、赭石、龙骨、龟甲、白芍、玄参、天冬、川楝子、麦芽、茵陈、甘草配伍组成镇肝息风汤（《医学衷中参西录》）。具有镇肝息风功能。用于肝阳上亢，肝风内动证。症见头目眩晕，目胀耳鸣，或胸中热痛，心中烦热，面色如醉，时常噫气，或肢体渐觉不利，口眼渐形歪斜，甚或眩晕颠仆，昏不知人，移时始醒，或醒后不能复原。脉弦长有力者。

与制远志、红参、炒酸枣仁、山药、炒白术、茯苓、甘草、当归、鹿茸、狗鞭、肉桂、金牛草、牛蒡子、金樱子、杜仲炭、金银花、川牛膝、连翘、蝉蜕、砂仁、煅龙骨、桂枝、白芍、豆蔻配伍组成中成药健脑补肾丸。具有健脑补肾，益气健脾，安神定志功能。用于脾肾两虚所致的健忘失眠，头晕目眩，耳鸣心悸，腰膝酸软，肾亏遗精；神经衰弱和性功能障碍见上述症候者。

瘰疬痰核

与玄参、浙贝母配伍组成消瘰丸（《医学心悟》）。具有清热化痰，软坚散结功能。用于瘰疬，痰核证。症见咽干口燥。舌红，脉滑数。

与夏枯草、墨旱莲、龙骨、丹参、山药配伍组成中成药甲亢灵片。具有平肝潜阳，软坚散结功能。用于阴虚阳亢所致的心悸，汗多，烦躁，易怒，咽干；甲状腺功能亢进见上述证候者。

癥瘕痞块

与鳖甲、丹参、莪术、浙贝母等临证配伍组方。具有软坚散结功能。用于肝脾肿大，肿瘤等。

与熟大黄、土鳖虫、水蛭、桃仁、蒲黄、黄芩、枳实、地黄、白芍、甘草配伍组成中成药宫瘤清胶囊。具有活血逐瘀，消癥破积功能。用于瘀血内停所致的妇女癥瘕证。症见小腹胀痛，经色紫暗有块，经行不爽；子宫肌瘤见上述证候者。

煅牡蛎

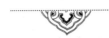

自汗盗汗

与黄芪、麻黄根配伍组成牡蛎散（《太平惠民和剂局方》）。具有敛汗固表功能。用于体虚卫外不固证。症见自汗夜卧更甚，心悸惊惕，短气烦倦。舌质淡红，脉细弱。

与黄芪、大枣、浮小麦、糯稻根配伍组成中成药虚汗停颗粒。具有益气养阴，固表敛汗功能。用于气阴不足所致的自汗，盗汗及小儿盗汗。

遗精滑精

与菟丝子、金樱子、茯苓配伍组成固真丸（《景岳全书》）。具有补肾固精功能。用于肾虚遗泄，滑精等证。

与炒沙苑子、蒸芡实、莲须、煅龙骨、莲子配伍组成中成药金锁固精丸。具有固肾涩精功能。用于肾虚不固，遗精滑泄，神疲乏力，四肢酸软，腰痛耳鸣。

崩漏带下

与地黄、白芍、黄芩、黄连、牡丹皮、焦栀子、莲须、地榆、甘草配伍组成崩证极验方（《女科辑要》）。具有清热止血功能。用于妇女血崩，量多色红，口燥唇焦者。

与当归、熟地黄、续断、白芍、山药、白术、地榆炭、白芷、海螵蛸、阿胶珠、血余炭配伍组成中成药妇良片。具有补血健脾，固经止带功能。用于血虚脾弱所致的月经不调，带下病。症见月经过多，持续不断，崩漏色淡，经后少腹隐痛，头晕目眩，面色无华，或带多清稀。

胃痛吞酸

与煅瓦楞子、延胡索、甘草等临证配伍组方。具有制酸止痛功能。用于胃气不和证。症见胃脘疼痛，呕吐酸水等症。

与桂枝、醋制延胡索、小茴香、砂仁、高良姜、甘草配伍组成中成药安中片。具有温中散寒，理气止痛，和胃止呕功能。用于阳虚胃寒所致的胃痛。症见胃痛绵绵，畏寒喜暖，泛吐清水，神疲肢冷；慢性胃炎，胃及十二指肠溃疡见上述症候者。

【调剂应付】

1. 处方写生牡蛎付牡蛎生品；写牡蛎，煅牡蛎付煅牡蛎。

2. 用于惊悸失眠，眩晕耳鸣，瘰疬痰核，癥瘕痞块，处方具有重镇安神，潜阳补阴，软坚散结功能付牡蛎生品；用于自汗盗汗，遗精滑精，崩漏带下，胃痛吞酸，处方具有收敛固涩，制酸止痛功能付煅牡蛎。

3. 本品与龙骨常相须为用，出现在同一张处方中，医师习惯书写"并开药"即"龙牡"。药师在审方时应及时提醒调剂人员，按处方开具的品种及剂量如实调剂。

【备注】

1. 商品药材牡蛎不分等级，均为统装货。以个大，整齐，无杂质，不含泥土，内面有光泽者为佳。

2. 入水煎剂宜捣碎，先煎。

3. 牡蛎经煅制后，质地酥脆，易于粉碎。并使一部分钙盐受热分解，变成了钙的氧化物，从而增强了制酸及收敛的作用，也有利于有效成分的煎出。

何首乌——制何首乌

为蓼科植物何首乌的干燥根块。

【处方用名】

何首乌、生何首乌、生首乌、药首乌、红内消、山哥、地精、首乌、炙首乌、制首乌、制何首乌。

【饮片性状】

何首乌生品：为不规则的厚片或块。外表皮红棕色或红褐色，皱缩不平，有浅沟，并有横长皮孔样突起及细根痕。断面浅黄棕色或浅红棕色，显粉性。横切面有的皮部可见云锦状花纹（异型维管束），中央木部较大，有的呈木心。气微，味微苦而甘涩。

制何首乌：为不规则皱缩状的块片或小方块。表面黑褐色和棕褐色，凹凸不平，云锦状花纹可查见。质坚硬，断面角质样，棕褐色或黑色。气微，味微甘而苦涩。

【性味与归经】

苦、甘、涩，微温。归肝、心、肾经。

【功效归类】

补虚药·补血药。

【功能与主治】

何首乌生品：具有解毒，消痈，截疟，润肠通便功能。用于疮痈，瘰疬，风疹瘙痒，久疟体虚，肠燥便秘。

制何首乌：具有补肝肾，益精血，乌须发，强筋骨，化浊降脂功能。用于血虚萎黄，眩晕耳鸣，须发早白，腰膝酸软，肢体麻木，崩漏带下，高脂血症。

【应用举例】

何首乌生品

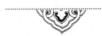

疮痛

与金银花、防风、荆芥、苍术、白鲜皮、甘草、苦参、木通、连翘配伍组成何首乌汤(《疡医大全》)。具有解毒,收湿敛疮功能。用于湿热风毒,遍身脓窠证。症见黄水淋漓,肌肉破溃。

与阿魏、白芷、冰片、苍术、柴胡、赤芍、川芎、大黄、当归、地黄、独活、莪术、防风、附子、藁本、海风藤、荆芥、连翘、麻黄、没药、木香、南刘寄奴、羌活、肉桂、乳香、三棱、山柰、草乌、川乌、天南星、桃仁、威灵仙、五加皮、细辛、香附、小茴香、续断、樟脑、枳壳、猪牙皂配伍组成中成药外用万应宝珍膏。具有舒筋活血,解毒功能。用于跌打损伤,风湿痹痛,痈疽肿痛。

瘰疬

与酒洗昆布、海带、川牛膝、酒洗当归、海螵蛸、桑寄生配伍组成妙灵散(《医宗金鉴》)。具有养血滋阴,疏肝消疬功能。用于瘰疬痰核。

风疹瘙痒

与防风、蒺藜、枳壳、天麻、胡麻、僵蚕、苀蔚子、蔓荆子配伍组成何首乌散(《太平圣惠方》)。具有养血祛风功能。用于妇人血风,皮肤瘙痒,心神烦闷及血游风不定者。

与白芷、防风、白鲜皮、薄荷、川芎、三颗针、赤芍、威灵仙、荆芥、亚麻子、黄芩、升麻、土茯苓、苦参、红花、炒蒺藜、菊花、当归配伍组成中成药荨麻疹丸。具有清热祛风,除湿止痒功能。用于风湿热而致的麻疹,风疹,皮肤瘙痒。

久疟体虚

与人参、当归、陈皮、生姜配伍组成何人饮(《景岳全书》)。具有补气血,治虚疟功能。用于疟疾久发不止,气血两虚证。症见寒热时作,稍劳即发,面色萎黄,倦怠乏力,食少自汗,形体消瘦。舌淡,脉缓大而虚者。

与巴戟天、补骨脂、狗脊、枸杞子、槐米、黄精、黄芪、鹿茸、肉苁蓉、山药、熟地黄、锁阳、菟丝子、羊肾配伍组成中成药回春如意胶囊。具有补血养血，助肾壮阳，益精生髓，强筋壮骨功能。用于头晕健忘，体虚乏力，肾虚耳鸣，腰膝酸痛，阳痿早泄等症。

肠燥便秘

与当归、肉苁蓉、火麻仁、黑芝麻等临证配伍组成经验方（《中药学》）。具有润肠通便功能。用于年老体弱，久病，产后血虚津亏所致的肠燥便秘。

与肉苁蓉、麸炒枳实、蜂蜜配伍组成中成药苁蓉通便口服液。具有滋阴补肾，润肠通便功能。用于中老年人，病后，产后等虚性便秘及习惯性便秘。

制何首乌

血虚萎黄

与黄芪、山药、茯苓、酸枣仁、党参、当归、白术、白芍、银柴胡、大枣配伍组成慢白汤（《中医临床撮要》）。具有补脾益肾，滋阴养血功能。用于慢性白血病。症见头晕耳鸣，心悸气短，纳食不香，面色萎黄，疲乏无力，腰膝酸痛，潮热，腹胀，大便时结时溏。舌淡苔白，脉细濡涩或沉微迟者。

与白术、当归、党参、茯苓、甘草、黄芪、女贞子、五味子配伍组成中成药复方首乌补液。具有补肝肾，益气血，健脾胃功能。用于肝肾亏损，脾胃虚弱，气血不足，头晕目眩，健忘失眠，贫血萎黄，腰肢酸怠，食少便溏。

眩晕耳鸣

与黄芩、珍珠母、石决明、决明子、钩藤、牛膝、丹参、柴胡临证配伍组成清眩汤（经验方）。具有平肝潜阳功能。用于肝阳上亢所致的眩晕耳鸣证。症见头晕，头痛，项强，血压偏高。

与天麻、熟地黄、墨旱莲、女贞子、黄精、当归、白芍、桑叶、炒蒺藜、丹参、川芎、白芷、甘草配伍组成中成药天麻首乌片。具有滋阴补肾，养血息风功能。用于肝肾阴虚所致的头晕目眩，头痛耳鸣，口苦咽干，腰膝酸软，脱发，白发；脑动脉硬化，早期高血压，血管神经性头痛，脂溢性脱发见上述证候者。

须发早白

与人参、地黄、熟地黄、麦冬、天冬、茯苓、茴香配伍组成七仙丹（《丹溪心法·附余》）。具有补心肾，驻容颜，黑鬓发功能。用于须发早白者。

与当归、茯苓、黑芝麻、炒补骨脂、酒蒸枸杞子、炒菟丝子、酒蒸牛膝配伍组成中成药七宝美髯颗粒。具有滋补肝肾功能。用于肝肾不足，须发早白，遗精早泄，头眩耳鸣，腰酸背痛。

腰膝酸软、肢体麻木

与豨莶草、桑椹、黑芝麻、金樱子、墨旱莲、菟丝子、杜仲、牛膝、女贞子、桑叶、忍冬藤、地黄配伍组成首乌延寿丹（《世补斋医书》）。具有补益肝肾，滋养精血功能。用于肝肾不足，头晕眼花，耳鸣重听，四肢酸麻，腰膝无力，夜尿频多，须发早白。

与熟地黄、酒牛膝、桑椹、酒女贞子、墨旱莲、制桑叶、黑芝麻、酒蒸菟丝子、金樱子、盐补骨脂、制豨莶草、制金银花配伍组成中成药首乌丸。具有补肝肾，强筋骨，乌须发功能。用于肝肾两虚，头晕目花，耳鸣，腰酸肢麻，须发早白；亦用于高脂血症。

崩漏带下

与党参、白术、岗稔根、地稔根、地黄、桑寄生、续断、煅牡蛎、甘草、蒲黄炭等临证配伍组方（《中医妇科学》）。具有滋养肝肾，固气摄血功能。用于崩漏出血期。

与川芎、当归、地黄、狗脊、金樱子提取液、菟丝子配伍组成中成药金樱首乌汁。具有养血益肝，固肾益精，强筋健骨，乌须黑发功能。用于肝肾亏损，阴虚血少所致的腰酸，耳鸣，头晕眼花，筋骨痿软，脱发，阳痿遗精，月经失调，崩漏带下。

高脂血症

与枸杞子、黄精、山楂、决明子、红曲等配伍组成降脂汤（经验方）。具有补益肝肾，化浊降脂功能。用于肝肾不足型高脂血症。症见头晕、目眩。

与枸杞子、黄精、决明子、山楂配伍组成中成药降脂灵颗粒。具有补肝益肾，养血明目功能。用于肝肾不足型高脂血症。症见头晕，目眩，须发早白。

【调剂应付】

1.处方写生何首乌，生首乌付何首乌生品；写何首乌，制何首乌付制何首乌。

2.用于疮痈，瘰疬，风疹瘙痒，久疟体虚，肠燥便秘，处方具有解毒，消痈，截疟，润肠通便功能付何首乌生品；用于血虚萎黄，眩晕耳鸣，须发早白，腰膝酸软，肢体麻木，崩漏带下，高脂血症，处方具有补肝肾，益精血，乌须发，强筋骨，化浊降脂功能付制何首乌。

【备注】

1. 商品药材何首乌一般不分等级，均为统装货。个子货以个大，体重，质坚实，断面无裂隙，显粉性者为佳；何首乌切片断面黄褐色，"云锦花纹"明显，粉性足者为佳。

2. 本品贮存条件要求干燥，通风。同时做好防虫蛀，防霉变的养护工作。

3. 何首乌生熟品种外观颜色各有不同，所以购进饮片当实行分区、分斗贮存。不可串斗、混斗。调剂操作时注意两者的形态区别，根据处方要求如实调剂，不可生熟不分，互为替代。

4. 何首乌含有鞣质与铁器接触会发生颜色变化，古有"何首乌忌铁器"之说。这一说法，现今已获得了科学的证实。

5. 何首乌中结合型蒽醌类化合物含量较高，故泻下作用较强；二苯乙烯苷含量较高，故其抗氧化作用强于制何首乌。制何首乌中结合型蒽醌类成分，转化为游离型蒽醌类，减轻了其致泻的作用，增强了滋补肝肾，养肝益血，乌须发，强筋骨之功。制何首乌总糖含量明显升高，故制何首乌的调节免疫作用增强。何首乌经炮制后，新发现了5-羟基麦芽粉和5-羟基糠醛，所以制何首乌能降低心肌缺血小鼠血清中乳酸脱氢酶(LDH)含量，降低心肌缺血小鼠心肌组织中丙二醛（MDA）含量。

综上所述，何首乌生用于润肠通便；炮制后用于补肝肾，强筋骨，乌须发的功效。与古人所述"生则流利，制则固补"的经验相符合。

龟甲 — 醋龟甲

为龟科动物乌龟的背甲及腹甲。

【处方用名】

龟甲、生龟甲、龟板、龟版、坎板、乌龟壳、龟底甲、龟腹甲、元武版、败龟版、炙龟甲、制龟甲、醋龟板、醋龟版、醋制龟甲、醋龟甲。

【饮片性状】

龟甲生品：为不规则的骨质小碎块，表面淡黄色或黄白色（背甲碎块颜色较深），有放射状纹理。内面黄白色至灰白色，边缘锯齿状。质坚硬，可自骨板缝处断裂。气微腥，味微咸。

醋龟甲：形如龟甲。表面黄色或棕褐色，内表面棕黄色或棕褐色，质松脆，气微腥，味微咸，微有醋香气。

【性味与归经】

咸，甘，微寒。归肝、肾、心经。

【功效归类】

补虚药·补阴药。

【功能与主治】

龟甲生品：质地坚硬，有腥气，具有滋阴潜阳功能。用于头晕目眩，虚风内动。

醋龟甲：经醋制后，不仅质地酥脆，易于粉碎，利于煎出有效成分，还可矫臭矫味。增强了益肾强骨，养血补心，固经止崩功能。用于阴虚潮热，骨蒸盗汗，筋骨痿软，心虚健忘，崩漏经多。

【应用举例】

龟甲生品

头晕目眩

与怀牛膝、赭石、龙骨、牡蛎、白芍、玄参、天冬、川楝子、麦芽、茵陈、甘草配伍组成镇肝息风汤（《医学衷中参西录》）。具有镇肝息风功能。用于肝阳上亢，肝风内动所致的头晕目眩，目胀耳鸣，或脑中热痛，心中烦热，面色如醉，时常噫气，或肢体渐觉不利，口眼渐形歪斜，甚或眩晕颠仆，昏不识人，移时始醒，或醒后不能复原。脉弦长有力者。

与白芍、天麻、钩藤、珍珠层粉、煅醋淬赭石、夏枯草、槐米、牛黄、冰片、人参、醋制五味子、酒大黄、石膏、土木香、醋吴茱萸配伍组成中成药养阴降压胶囊。具有滋阴潜阳，平肝安神功能。用于肝肾阴虚，肝阳上亢所致的眩晕证。症见头晕，头痛，颈项不适，目眩，耳鸣，烦躁易怒，失眠多梦；高血压见上述证候者。

虚风内动

与制甘草、地黄、白芍、麦冬、阿胶、麻仁、牡蛎、鳖甲配伍组成三甲复脉汤（《温病条辨》）。具有育阴潜阳，养血息风功能。用于温热病后期，阴血亏损，手足心热，手指蠕动，痉厥。舌绛而干，脉促细数无力。或内伤杂病，阴虚阳亢，头晕目眩，耳鸣，心悸。舌红少苔，脉促。

醋龟甲

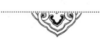

阴虚潮热、骨蒸盗汗

与炒黄柏、酒浸炒知母、酒蒸熟地黄配伍组成大补阴丸（《丹溪心法》）。具有滋阴降火功能。用于肝肾阴虚，虚火上炎证。症见骨蒸潮热，盗汗，咳嗽咯血，吐血，或烦热易饥，足膝疼热。舌红少苔，尺脉数而有力。

与熟地黄、紫河车、天冬、麦冬、盐杜仲、盐黄柏、盐炒牛膝配伍组成中成药河车大造丸。具有滋阴清热，补肾益肺功能。用于肺肾两亏，虚痨咳嗽，骨蒸潮热，盗汗遗精，腰膝酸软。

筋骨痿软

与酒炒黄柏、酒炒知母、熟地黄、陈皮、白芍、锁阳、制虎骨、干姜配伍组成虎潜丸（《丹溪心法》）。具有滋阴降火，强壮筋骨功能。用于肝肾阴亏证。症见腰膝酸楚，筋骨痿软，腿足瘦弱，步履不便。舌红少苔，脉细弱。

与鹿角、党参、枸杞子配伍组成中成药龟鹿二仙膏。具有温肾益精，补气养血功能。用于肾虚精亏所致的腰膝酸软，遗精阳痿。

心虚健忘

与远志、龙骨、九节菖蒲配伍组成孔圣枕中丹（《备急千金要方》）。具有补肾宁心，益智安神功能。用于心肾阴亏证。症见健忘失眠，心神不安，或头目眩晕。舌红苔薄白，脉细弱。

与制黄精、淫羊藿、炒苍耳子、制远志、五味子、人参、酸枣仁、枸杞子、大枣、熟地黄、麦冬、茯苓、鹿角胶、鹿茸配伍组成中成药脑灵素胶囊。具有补气血，养心肾，健脑安神功能。用于神经衰弱，健忘失眠，头晕心悸，神倦无力，体虚自汗，阳痿遗精。

崩漏经多

与炒黄芩、炒白芍、炒黄柏、椿树根皮、香附配伍组成固经丸（《丹溪心法》）。具有滋阴清热，固经止血功能。用于崩中漏下证。症见经水过期不止，或下血量多，或月经先期，血色深红或紫黑稠黏，手足心热，腰膝酸软。舌红，脉弦数。

与盐关黄柏、酒黄芩、麸炒椿皮、醋香附、炒白芍配伍组成中成药固经丸。具有滋阴清热，固经止带功能。用于阴虚血热，月经先期，经血量多，色紫黑，赤白带下。

【调剂应付】

1. 处方写生龟甲付龟甲生品；写龟甲，制龟甲，醋龟甲付醋龟甲。

2. 用于头晕目眩，虚风内动，处方具有滋阴潜阳功能付龟甲生品；用于阴虚潮热，骨蒸盗汗，筋骨痿软，心虚健忘，崩漏经多，处方具有益肾强骨，养血补心，固经止崩功能付醋龟甲。

【备注】

1. 商品药材龟甲分腹血甲、烫甲、漂龟甲、背甲、腹甲等。一般不分等级，均为统装货。以甲片块大，完整，洁净，无腐肉者为佳。

2. 龟甲由于加工方法不同，分血甲和烫甲两种。一般认为血甲品质较为上乘。将龟宰杀后，剔去筋肉直接取甲，经洗净晒干或晾干后即为"血甲"；若将龟用沸水烫死，剥取背甲和腹甲除去筋肉，洗净后，晒干或晾干后即为"烫甲"。

3. 入水煎剂宜捣碎，先煎。入丸散剂，宜醋制龟甲。

4. 龟甲含胶质，脂肪及钙，磷等。有增强免疫功能的作用。炮制后对其理化性质和药理作用，均有一定的影响。

没药——醋没药

为橄榄科植物地丁树或哈地丁树的干燥树脂。

【处方用名】

没药、生没药、明没药、净没药、全墨药、末药、墨药、黑香、炙没药、制没药、没药珠、醋制没药、醋没药。

【饮片性状】

没药生品：为颗粒状或不规则碎块状。红棕色或黄棕色，表面粗糙，无光泽，附有粉尘，质坚脆。有特异香气，味苦而微辛。

醋没药：为不规则小块状或类圆形颗粒状。表面棕褐色或黑褐色，显油亮，有光泽。具特异香气，略有醋香气，味苦而微辛。

【性味与归经】

辛、苦，平。归心、肝、脾经。

【功效归类】

活血化瘀药·活血止痛药。

【功能与主治】

没药生品：气香浓烈，对胃有一定的刺激性，容易引起恶心，呕吐。但生品散瘀力强。可用于瘀损肿痛，跌打损伤。

醋没药：经醋制矫味后，引药入肝。增强散瘀定痛，消肿生肌功能。且刺激性有所减弱，矫味矫臭，便于内服和粉碎。用于胸痹心痛，胃脘疼痛，痛经经闭，产后瘀阻，癥痕腹痛，风湿痹痛，跌打损伤。

【应用举例】

没药生品

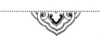

瘀损肿痛、跌打损伤

与血竭、麝香、冰片、乳香、红花、朱砂、儿茶配伍组成七厘散（《良方集腋》）。具有活血散瘀，止痛止血功能。用于跌打损伤，筋断骨折之瘀血肿痛，或刀伤出血。

与红花、苏木、当归尾、乳香、血竭、儿茶、白矾、安息香、芦荟配伍组成中成药竭红跌打酊。具有散瘀消肿，活络止痛功能。用于跌打损伤，筋骨扭伤，局部青紫肿痛。

醋没药

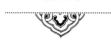

胸痹心痛

与乳香、穿山甲、木鳖子配伍组成没药散（《黄帝素问宣明论方》）。具有活血祛瘀，通络止痛功能。用于心腹疼痛不可忍者。现今临床依本方加减用于冠心病，脑血栓形成等属气滞血瘀见证者。

与丹参、葛根、醋制延胡索、郁金、血竭、炒乳香、炒桃仁、红花、当归、鸡血藤、制何首乌、蒸黄精、冰片配伍组成中成药冠脉宁片。具有活血化瘀，行气止痛功能。用于气滞血瘀所致的胸痹证。症见胸闷，心前区刺痛，心悸。舌质紫黯，脉沉弦；冠心病心绞痛见上述证候者。

胃脘疼痛

与乳香、木香、干姜、延胡索等临证配伍组方。具有化瘀行气，和胃止痛功能。用于胃络瘀阻，胃脘疼痛。

与郁金、制香附、白芍、陈皮、木香、川楝子、丹参、炒乳香、血竭、甘草配伍组成中成药苏南山肚痛丸。具有行气止痛功能。用于气滞所致的胃痛，脘腹胀痛，痛经，小肠疝气痛，胁痛。

痛经经闭

与小茴香、干姜、延胡索、当归、川芎、官桂、赤芍、蒲黄、五灵脂配伍组成少腹逐瘀汤（《医林改错》）。具有活血祛瘀，温经止痛功能。用于少腹瘀血积块，疼痛或不痛，或痛而无积块，或少腹胀痛，或经期腰酸少腹胀，或月经不调，其色或紫或黑，或有瘀块，或崩漏兼少腹疼痛等症。

与醋制香附、益母草、当归、川芎、牡丹皮、醋制延胡索、艾叶炭、盐炒小茴香、制吴茱萸、阿胶、熟地黄、酒炒白芍、续断、炒白术、清半夏、陈皮、茯苓、麦冬、酒炒黄芩、甘草配伍组成中成药调经丸。具有理气活血，养血调经功能。用于气滞血瘀所致的月经不调，痛经。症见月经延期，经期腹痛，经血量少，或有血块，或见经前乳胀，烦躁不安，崩漏带下。

产后瘀阻

与当归、大黄、牵牛子、轻粉、官桂、硇砂配伍组成没药丹（《黄帝素问宣明论方》）。用于产后恶血不下，月经不行，血刺腰腹急痛。

与酒制当归、酒制白芍、酒制川芎、熟地黄、蒸山茱萸、党参、土炒白术、茯苓、米泔水制苍术、甘草、益母草、炒桃仁、蒲黄、醋制五灵脂、醋制延胡索、麸炒乳香、川牛膝、醋制三棱、制大黄、香附、木香、陈皮、醋制青皮、醋制乌药、高良姜、羌活、木瓜、地榆炭配伍组成中成药妇康丸。具有益气养血，行气化瘀功能。用于气血不足，虚中夹瘀，寒热错杂所致的腹痛，产后恶露不绝证。症见产后小腹疼痛，胁痛，胁胀，恶露不止，大便秘结。

癥瘕腹痛

与人参、肉桂、两头尖、麝香、虻虫、片姜黄、花椒炭、京三棱、藏红花、五灵脂、苏子霜、降香、干漆、香附、吴茱萸、延胡索、水蛭、阿魏、川芎、乳香、高良姜、艾炭、公丁香、苏木、桃仁、苦杏仁、小茴香炭、当归尾、白芍、地黄、益母草膏、大黄、鳖甲胶配伍组成化癥回生丹（《温病条辨》）。具有破血行气，祛瘀化癥功能。用于妇女痛经，经闭，产后瘀血腹痛。也可试用于肝脾肿大，子宫肌瘤等肿瘤。

与益母草、桃仁、红花、虻虫、醋三棱、烫水蛭、煅干漆、阿魏、醋延胡索、川芎、醋制乳香、醋制五灵脂、蒲黄炭、苏木、降香、大黄、人工麝香、姜黄、醋香附、炒苦杏仁、紫苏子、盐小茴香、丁香、制吴茱萸、肉桂、高良姜、花椒炭、醋艾炭、两头尖、人参、当归、熟地黄、鳖甲胶配伍组成中成药化癥回生片。具有消癥化瘀功能。用于瘀血内阻所致的癥积，妇女干血痨，产后血瘀，少腹疼痛拒按。

风湿痹痛

与制川乌、制草乌、地龙、制天南星、乳香配伍组成小活络丹（《太平惠民和剂局方》）。具有祛风除湿，化痰通络，活血止痛功能。用于风寒湿邪留滞经络证。症见肢体筋脉挛痛，关节屈伸不利，疼痛游走不定。

与胆南星、制川乌、制草乌、地龙、制乳香配伍组成中成药小活络丹。具有祛风散寒，化痰除湿，活血止痛功能。用于风寒湿邪闭阻，痰瘀阻络所致的痹证。症见肢体关节疼痛，或冷痛，或刺痛，或疼痛夜甚，关节屈伸不利，麻木拘挛。

跌打损伤

与苏木、自然铜、乳香、血竭、麝香、红花、丁香、马钱子、古铜钱配伍组成八厘散（《医宗金鉴》）。具有行气止痛，散瘀接骨功能。用于跌打损伤，瘀肿疼痛。

与酒制当归、红花、醋制乳香、血竭、三七、麝香、冰片、朱砂、儿茶配伍组成中成药跌打七厘散。具有活血散瘀，消肿止痛功能。用于跌打损伤，外伤出血。

痈肿疮疡

与乳香、血竭配伍组成乳香饼子（《圣济总录》）。具有活血止痛，消肿生肌功能。用于疮疡肿痛。

与川芎、丹参、当归、红花、黄连、芦荟、乳香、三七、麝香、朱砂配伍组成中成药麝香三妙膏。具有消肿，解毒，止痛功能。用于乳痈，疖肿，疔毒，黄水疮等。

【调剂应付】

1.处方写生没药付没药生品；写没药，制没药，醋没药付醋没药。

2.用于外用药付没药生品；用于内服药付醋没药。

3.乳香与没药，历来为临床医师常用的相须对药。处方出现的"并开药"，即"乳没"。药师在审方时应及时提醒调剂人员，按处方开具的品种和剂量如实调剂。

【备注】

1.商品药材没药为进口货，以黄棕色或红棕色，被有黄色粉末，微粘手，无杂质，气味浓而持久者为佳。

2.本品具有易燃性，贮存应远离火源，同时注意防受热防火。

3.本品燃烧时显油性，冒黑烟，有香气。加水研磨，呈白色或黄色乳状液。

4.有报道临床应用没药时，由于炮制不当，致使患者服药后，出现恶心呕吐等不良反应。

5.没药含有丰富的倍半萜成分，具有麻醉，抗菌，抗高血糖等活性，所含挥发油及树脂类皆为有效成分。由于挥发油有具刺激性，炮制的目的是去除一部分挥发油，减少刺激性，易于粉碎。从而增强其活血化瘀，消肿止痛的作用。

诃子

为使君子科植物诃子或绒毛诃子的干燥成熟果实。

【处方用名】

诃子、生诃子、大诃子、诃黎、诃黎勒、随风子、诃子肉、制诃子、炒诃子肉、煨诃子、煨诃子肉。

【饮片性状】

诃子生品：为长圆形或卵圆形。表面黄棕色或暗棕色，略具光泽，有5~6条纵棱线和不规则的皱纹，基部有圆形果梗痕。质坚实。果肉黄棕色或黄褐色。果核浅黄色，粗糙，坚硬。气微，味酸涩后甜。

诃子肉：为不规则片块状，外表深褐色或黄褐色。表面有纵皱纹、沟、棱。内表面粗糙，颗粒性。稍有酸气，味酸涩而后甜。

炒诃子肉：形同诃子肉。表面深黄色，有焦斑，断面黄褐色，微有香气，味涩。

煨诃子肉：形如诃子肉。表面深褐色，偶见附有焦糊面粉（面粉裹煨者），质地较松脆，味略酸涩，略有焦香气。

【性味与归经】

苦、酸、涩，平。归肺、大肠经。

【功效归类】

收涩药·敛肺涩肠药。

【功能与主治】

诃子生品（诃子、诃子肉）：药性偏凉，具有敛肺止咳，降火利咽功能。多用于肺虚喘咳，久咳不止，咽痛音哑。

制诃子（炒诃子肉、煨诃子肉）：经炮制后，药性偏温，且能减轻对胃的刺激性。具有涩肠止泻功能。用于久泻久痢，便血脱肛。

【应用举例】

诃子生品

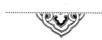

肺虚喘咳、久咳不止

与白术、黄芪、茯苓、人参、半夏曲、陈皮、五味子、甘草、款冬花配伍组成参诃散（《魏氏家藏方》）。具有补肺止喘咳功能。用于肺虚痰嗽。

与矮地茶、仙鹤草、炒瓜蒌子、麻黄、浮海石、苦杏仁、青黛、百部、白及、煅蛤壳、焦栀子配伍组成中成药达肺丸。具有止咳化痰，顺气定喘，止汗退热功能。用于吐血，咯血，痰中带血，咳嗽，痰喘，气急，痨伤肺痿等症。

咽痛音哑

与桔梗、甘草配伍组成诃子汤（《黄帝素问宣明论方》）。具有宣肺止咳，利咽开音功能。用于伤风咳嗽，失音，不能言语。

与麦冬、玄参、瓜蒌皮、青果、凤凰衣、桔梗、浙贝母、茯苓、甘草配伍组成中成药铁笛丸。具有润肺利咽，生津止渴功能。用于阴虚肺热津亏引起的咽干声哑，咽喉疼痛，口渴烦躁。

制诃子

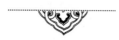

久泻久痢

与白芍、当归、人参、白术、煨肉豆蔻、肉桂、制甘草、木香、蜜制罂粟壳配伍组成真人养脏汤（《太平惠民和剂局方》）。具有温中补虚，涩肠止泻功能。用于泻痢日久，脾胃虚寒证。症见大便滑脱不禁，腹痛喜按喜温，倦怠食少。舌质淡苔白，脉沉迟。

与炒白术、人参、茯苓、甘草、陈皮、煨肉豆蔻、白芍、罂粟壳配伍组成中成药泻痢固肠丸。具有健脾化湿，益气固肠功能。用于久泻久痢，脱肛，腹胀腹痛，肢体疲乏。

便血脱肛

与蜜制罂粟壳、炮姜、陈皮配伍组成诃子皮散（《兰室秘藏》）。具有温中散寒，涩肠固脱功能。用于虚寒泄泻，米谷不化，肠鸣腹痛，久泻脓血，脱肛等。

　　与黄连、琥珀、枯矾、苦地胆、三七、五倍子、猪胆汁膏、石榴皮、水飞雄黄、槐花、去核乌梅配伍组成中成药化痔灵片。具有凉血，收敛，消炎功能。用于内外痔疮。

【调剂应付】

　　1.处方写诃子，生诃子付诃子生品；写诃子肉付诃子肉；写炒诃子付炒诃子；写煨诃子付煨诃子。

　　2.用于肺虚喘咳，久咳不止，咽痛音哑，处方具有敛肺止咳，降火利咽功能付诃子生品（诃子或诃子肉）；用于久泻久痢，便血脱肛，处方具有涩肠止泻功能付制诃子（炒诃子或煨诃子）。

【备注】

　　1.商品药材诃子按形态大小分等级，直径在 1.5cm 以上为一等，又称大诃子；直径在 1.5cm 以下为二等，又称小诃子。以肉厚，质坚实，表面黄棕色，有光泽。气微，味酸涩后甜为佳。

　　2.诃子易吸潮发霉，易虫蛀。贮存条件宜阴凉，通风，干燥。

　　3.诃子带核入水煎剂，宜捣碎。

　　4.一般认为，诃子核为非药用部分。除去核用诃子肉，可提高诃子的有效利用度，使鞣质含量提高，有利于增强收涩之性。实验结果发现，诃子不同部位及炮制品，均含有鞣质。诃子肉和核鞣质含量差异很大，用色谱法比较果肉与果核的成分，发现两者有明显差异，而且核占果实的 50%以上。因此，诃子入药前去核是十分必要的。

　　5.诃子中的鞣质，是以没食子酸和诃子裂酸为单体的聚合物，为其主要活性成分，有沉淀蛋白或凝集蛋白的作用，与中医认识的收涩作用有关。其鞣质还有抗菌和抗炎等活性，故具有降火利咽作用。

　　煨诃子鞣质成分含量增加，尤其是没食子酸的含量明显增加，表现为抑制蠕动和抑菌作用加强，止泻作用增强。同时，诃子炮制后，其含有能刺激大肠蠕动而致泻的番泻苷 A 受热分解，含量下降，从而使止泻作用相对增强。这些研究成果从化学成分变化的角度，解释了诃子"煨熟温胃固肠"的物质基础。

补骨脂——盐补骨脂

为豆科植物补骨脂的干燥成熟果实。

【处方用名】

补骨脂、破故纸、破故脂、破古子、反古纸、婆固脂、川故子、怀固脂、固脂、黑固脂、黑故子、炙补骨脂、制补骨脂、炒补骨脂、盐炒补骨脂、盐补骨脂。

【饮片性状】

补骨脂生品：为肾形，略扁。表面黑色、黑褐色或灰褐色，具细微状皱纹。顶端圆钝，有一小突起，凹侧有果梗痕。质硬。果皮薄，与种子不易分离；种子1枚，黄白色，有油性。气香，味辛，微苦。

盐补骨脂：形如补骨脂。表面黑色或黑褐色，微鼓起。气微香，味微咸。

【性味与归经】

辛、苦，温。归肾、脾经。

【功效归类】

补虚药·补阳药。

【功能与主治】

补骨脂生品：具有温补壮阳，除湿止痒功能。多用于制备酊剂，散剂，注射剂等。外用于银屑病，白癜风，扁平疣，斑秃。

盐补骨脂：盐制使药性温燥之行得以缓和，避免伤阴之弊，引药入肾。具有增强温肾助阳，纳气平喘，温脾止泻功能。用于肾阳不足，阳痿遗精，遗尿尿频，腰膝冷痛，肾虚作喘，五更泄泻。

【应用举例】

补骨脂生品

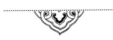

外用银屑病、白癜风、扁平疣、斑秃

以本品研末，浸酒涂擦局部，也可以制成注射液肌内注射，用于治疗白癜风，银屑病。还可以浸酒一周后涂擦局部，用于扁平疣或寻常疣。

与闹羊花、生姜配伍组成中成药生发搽剂。具有温经通脉功能。用于经络阻隔，气血不畅所致的油风。症见头部毛发成片脱落，头皮发亮，无痛痒，斑秃见上述证候者。

盐补骨脂

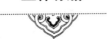

肾阳不足、阳痿遗精

与鹿角胶、鹿角霜、菟丝子、茯苓、柏子仁、熟地黄配伍组成斑龙丸（《景岳全书》）。具有温补肾阳功能。用于肾阳不足证。症见腰膝无力，畏寒，阳痿早泄，滑精，小便余沥不尽，夜尿多等。

与制雄蚕蛾、蛇床子、仙茅、肉苁蓉、淫羊藿、盐菟丝子、人参、炒白术、当归、熟地黄、枸杞子配伍组成中成药蚕蛾公补丸。具有补肾壮阳，养血填精功能。用于肾阳虚损，阳痿早泄，性功能衰退。

遗尿尿频

与巴戟天、桑螵蛸、菟丝子、牛膝、熟地黄、炮姜、枳壳配伍组成八味补骨脂丸（《圣济总录》）。用于小便频数。

与益母草、金钱草、琥珀、山慈菇、海金沙配伍组成中成药癃闭舒胶囊。具有益肾活血，清热通淋功能。用于肾气不足，湿热瘀阻所致的癃闭证。症见腰膝酸软，尿频，尿急，尿痛，尿线细，伴小腹拘急疼痛；前列腺增生症见上述证候者。

腰膝冷痛

与黄芪、肉苁蓉、白芍、茯苓、肉桂、炮附子、花椒配伍组成补骨脂散（《太平圣惠方》）。具有补中强志，助力充肌功能。用于脏腑久冷所致的腰膝疼痛。

与杜仲、熟地黄、枸杞子、牛膝、菟丝子、党参、当归、香茹、猪腰子配伍组成中成药杜仲补腰合剂。具有补肝肾，益气血，强腰膝功能。用于气血两亏，肝肾不足所致的腰膝疼痛，疲乏无力，精神不振，小便频数。

肾虚作喘

与熟地黄、山药、山茱萸、茯苓、牡丹皮、泽泻、附子、肉桂、牛膝、砂仁、车前子、益智配伍组成脾肾丸《杂病源犀烛》。用于老年虚衰而致气喘者。

与熟地黄、牡丹皮、车前子、盐益智、山药、金樱子肉、附片（黑顺片）、牛膝、砂仁、茯苓、桂枝、泽泻配伍组成中成药固肾定喘丸。具有温肾纳气，健脾化痰功能。用于肺脾气虚，肾不纳气所致的咳嗽，气喘，动则尤甚；慢性支气管炎，肺气肿，支气管哮喘见上述证候者。

五更泄泻

与肉豆蔻、五味子、吴茱萸配伍组成四神丸（《证治准绳》）。具有温肾，暖肝，止泻功能。用于脾肾虚寒证。症见五更泄泻，不思饮食，食不消化或腹痛，腰酸肢冷，神疲乏力。舌质淡，苔薄白，脉沉迟无力。

与煨肉豆蔻、醋制五味子、制吴茱萸、去核大枣配伍组成中成药四神丸。具有温肾散寒，涩肠止泻功能。用于肾阳不足所致的泄泻。症见肠鸣腹胀，五更溏泄，食少不化，久泻不止，面黄肢冷。

【**调剂应付**】

1.处方写生补骨脂付补骨脂生品；写补骨脂，炒补骨脂，盐炒补骨脂付盐补骨脂。

2.用于制备酊剂，散剂，注射液，外用于银屑病，白癜风，湿疹，斑秃等，处方具有温补壮阳，除湿止痒功能付补骨脂生品；用于肾阳不足，阳痿遗精，遗尿尿频，腰膝冷痛，肾虚作喘，五更泄泻，处方具有温肾助阳，纳气平喘，温脾止泻功能付盐补骨脂。

【**备注**】

1.商品药材补骨脂按产地分为川补骨脂（主产四川、重庆，粒较小）和怀补骨脂（主产河南、安徽，外表黑色，内部老黄色）两种，一般不分等级，均为统装货。以身干，颗粒饱满，黑色、黑褐色或灰褐色，纯净，无杂质者为佳。

2. 入水煎剂宜捣碎。

3. 应用外用药时如果皮肤出现红斑、水疱等异常现象时，应暂停用药。待皮肤表面恢复正常时，再次应用。

4. 本品吸潮后易虫蛀，霉变。贮存条件要求通风，干燥，避光。

5. 补骨脂挥发性成分较强，故多外用。补骨脂中主要成分为补骨脂素，异补骨脂素，补骨脂甲素，补骨脂乙素。其中补骨脂素具有明确的抗肿瘤，补骨，治疗皮肤病、抗前列腺炎作用。

补骨脂盐制过程中，挥发油降低，补骨脂素、异补骨脂素含量增加，使得补骨脂的辛香温燥之性减弱，故用于补肾助阳时多用炮制品。这种做法符合"补骨脂入药微炒用"的传统理论。

阿胶

阿胶珠

为马科动物驴的干燥皮或鲜皮，经煎煮、浓缩制成的固体胶。

【处方用名】

阿胶、阿胶块、驴皮胶、驴皮胶块、黑皮驴胶、东阿胶、东阿驴皮胶、真阿胶、陈阿胶、贡阿胶、贡胶、九天阿胶、胶珠、炒阿胶、蛤粉炒阿胶、阿胶珠。

【饮片性状】

阿胶生品：为长方形、方形块或丁状。棕色至黑褐色，有光泽。质硬而脆，断面光亮，碎片对光照视呈棕色半透明状。气微，味微甘。

阿胶珠（蛤粉炒）：烫至成珠，内无溏心，为类球形。表面棕黄色或灰白色，附有白色粉末。体轻，质酥，松泡，易碎。断面中空或多孔状，淡黄色至棕色。气微，味微甜。

阿胶珠（蒲黄炒）：表面土黄色或棕褐色，呈圆类球形，无溏心，质松泡，无焦枯，易碎。

【性味与归经】

甘，平。归肺、肝、肾经。

【功效归类】

补虚药·补血药。

【功能与主治】

阿胶：具有补血滋阴功能。用于血虚萎黄，眩晕心悸，肌痿无力，心烦不眠，虚风内动。

阿胶珠（蛤粉炒）：降低了滋腻之性，又矫正了不良气味，具有益肺润燥功能。用于肺燥咳嗽，干咳无痰。

阿胶珠（蒲黄炒）：具有止血安络功能。用于痨嗽咯血，吐血，尿血，便血，崩漏，妊娠胎漏。

阿胶

血虚萎黄、眩晕心悸、肌痿无力

与山药、当归、地黄、芍药、川芎、白术、人参、茯苓、甘草、桂枝、豆黄卷、麦冬、苦杏仁、防风、柴胡、桔梗、干姜、白蔹、六神曲、大枣配伍组成薯蓣丸（《金匮要略》）。具有益气养血，补虚祛风功能。用于虚痨，气血俱虚，外兼风邪证。症见头晕目眩，倦怠乏力，心悸气短，不思饮食，微有寒热，肢体沉重，骨节酸痛。

与熟地黄、红参、党参、山楂配伍组成中成药复方阿胶浆。具有补气养血功能。用于气血两虚所致的头晕目眩，心悸失眠，食欲不振；白细胞减少症和贫血见上述证候者。

心烦不眠

与制甘草、人参、地黄、桂枝、麦冬、麻仁、生姜、大枣配伍组成制甘草汤（《伤寒论》）。具有益气养血，滋阴复脉功能。用于气虚血少证。症见虚羸少气，心悸心慌，虚烦失眠，大便干燥。舌质淡红少苔，脉结代或虚数。

与党参、枸杞子、麦冬、黄芪配伍组成中成药肝肾滋。具有滋养肝肾，补益气血，明目安神功能。用于肝肾阴虚，气血两亏所致的目眩昏暗，心烦失眠，肢倦乏力，腰腿酸软。

虚风内动

与白芍、龟甲、地黄、麻仁、五味子、牡蛎、麦冬、制甘草、鸡子黄、鳖甲配伍组成大定风珠（《温病条辨》）。具有滋阴息风功能。用于温病热邪久羁，热灼真阴，虚火内动证。症见神倦瘛疭，脉气虚弱，舌绛苔少，时时欲脱者。

以本品制成中成药，具有补血滋阴，润燥，止血功能。用于血虚萎黄，眩晕心悸，肌痿无力，心烦不眠，虚风内动，肺燥咳嗽，痨嗽咯血，吐血尿血，便血崩漏，妊娠胎漏。

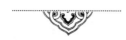

阿胶珠（蛤粉炒）

肺燥咳嗽、干咳无痰

与冬桑叶、煅石膏、甘草、人参、炒胡麻仁、麦冬、炒苦杏仁、蜜制枇杷叶配伍组成清燥救肺汤（《医门法律》）。具有清燥润肺功能。用于温燥伤肺重证。症见身热头痛，干咳无痰，气逆而喘，咽喉干燥，鼻燥，胸满胁痛，心烦口渴。舌干无苔，脉虚大而数。

与桑叶、石膏、甘草、黑芝麻、麦冬、苦杏仁、北沙参、枇杷叶配伍组成中成药清肺润燥合剂。具有清肺润燥功能。用于燥气伤肺，干咳无痰，气逆而喘，咽干鼻燥，心烦口渴。

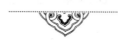

阿胶珠（蒲黄炒）

痨嗽咯血

与天冬、麦冬、地黄、熟地黄、山药、百部、沙参、川贝母、茯苓、獭肝、三七、白菊花、霜桑叶配伍组成月华丸（《医学心悟》）。具有滋阴润肺，镇咳止血功能。用于肺肾阴虚，久咳或痰中带血，或痨瘵久嗽。现多用于肺结核，潮热，五心烦热，形瘦懒言，干咳无痰或痰血，口燥咽干，胸闷纳减，小溲短少，大便干结。舌红少津者。

与醋制龟甲、牡蛎、醋制鳖甲、地黄、熟地黄、天冬、制百部、北沙参、龙骨、煅紫石英、麦冬、熟大黄、白及、川贝母、蜂蜡配伍组成中成药结核丸（龟龙丸）。具有滋阴降火，补肺止咳功能。用于阴虚火旺引起的潮热盗汗，咳痰咯血，胸胁闷痛，骨蒸痨嗽，肺结核，骨结核。

吐血

与赤芍、当归、炮附子、黄芩、制甘草、地黄配伍组成赤芍药散（《圣济总录》）。具有温中健脾，养血止血功能。用于吐血偏寒者。

与白及配伍组成中成药止血胶。具有收敛止血，滋阴养血功能。用于吐血，便血等消化道出血。

尿血、便血

与丹参、地黄、栀子、血余炭、麦冬、当归配伍组成阿胶散（《医学心悟》）。用于心移热于膀胱，迫血妄行所致尿血。舌赤，脉数。

与地黄炭、当归、黄芩、地榆炭、栀子、白芍、槐花、荆芥穗、侧柏炭、黄连、乌梅、升麻配伍组成中成药止红肠辟丸。具有清热凉血，养血止血功能。用于血热所致吐血的肠风便血，痔疮下血。

崩漏

与川芎、甘草、艾叶、当归、芍药、地黄配伍组成胶艾汤（《金匮要略》）。具有养血止血，调经安胎功能。用于妇女冲任虚损所致的崩漏下血。

与大枣、黄芪配伍组成中成药阿胶三宝膏。具有补气血，健脾胃功能。用于气血两亏，脾胃虚弱所致的心悸气短，崩漏，浮肿，食少。

妊娠胎漏

与吴茱萸、当归、川芎、人参、芍药、牡丹皮、肉桂、生姜、半夏、麦冬配伍组成治崩中下血方（《备急千金要方》）。用于崩中下血，出血一斛，服之即断。或经来过多及过期不来者，服之亦佳。

与艾叶、白芍、白术、陈皮、川贝母、川芎、当归、杜仲、甘草、厚朴、黄芪、黄芩、砂仁、熟地黄、菟丝子、续断、枳壳配伍组成中成药千金保孕丸。具有养血安胎功能。用于胎动漏血，妊娠腰痛，预防流产。

【调剂应付】

1. 处方写阿胶，阿胶丁付阿胶；写胶珠，炒阿胶珠，根据处方功能，或付蛤粉炒阿胶珠，或付蒲黄炒阿胶珠；写蛤粉炒阿胶珠付蛤粉炒阿胶珠；写蒲黄炒阿胶珠付蒲黄炒阿胶珠。

2. 用于血虚萎黄，眩晕心悸，肌痿无力，心烦不眠，虚风内动，处方具有补血滋阴功能付阿胶；用于肺燥咳嗽，干咳无痰，处方具益肺润燥功能付蛤粉炒阿胶珠；用于痨嗽咯血，吐血，尿血，便血，崩漏，妊娠胎漏，处方具有止血安络功能付蒲黄炒阿胶珠。

【备注】

1. 商品阿胶市场上，多为长方形块状。一般以外形平整，块状均匀，色泽一致，对光透视呈半透明，无气泡及杂物，质地干燥坚实，经夏不软，无异臭味者为佳。

2. 阿胶受热会发生融化粘连，裂纹或崩口，受潮会吸湿霉变。贮存温度宜控制在25℃以下，安全相对湿度为65%~70%。平时做好防热，防潮，防霉变，防软化或碎裂方面的养护工作。

3.阿胶属名贵中药品种之一，为使其有效成分充分利用，或减少有效成分被其他药渣吸附引起的损失，可用另器单独煎煮取汁，或将其粉碎细末吞服。阿胶块入药宜捣碎烊化兑服；阿胶珠可入水煎剂或散剂。

4.阿胶珠与阿胶丁的比较研究表明，相同条件处理的水解液，经用氨基酸自动分析仪测定其所含氨基酸，两者均含相同种类的氨基酸，但阿胶丁氨基酸总量为 63.55%，阿胶珠氨基酸总量为 73.13%。阿胶珠较阿胶丁含量高，是因经烫珠后水分大有降低所致；同时烫珠温度可达 140℃，肽键易断裂，亦使氨基酸含量提高。而烫炒受热时间短，氨基酸种类并无变化。阿胶烫珠后可入汤剂煎煮，而且易于粉碎制备丸、散等制剂。

5.中医重视的气、血、津液与元素锌、铜、铁、锰的关系较大。阿胶中含有人体生长发育所必需的锌元素与铁元素等，能增强人体的免疫能力，促进人体的新陈代谢。制品阿胶珠的铁含量基本上是生品的 2 倍多，锌含量明显高于生品和蛤粉炒品。

6.市场上经销的阿胶多为固体胶块，为了满足临床处方用药的需要，药师与调剂人员应该掌握阿胶炮制品的炮制技术。

（1）阿胶丁：取阿胶捣成碎块，或置文火上烘软，趁热切成 1cm 左右的丁块，放凉，备用。

（2）阿胶珠（蛤粉炒）：取蛤粉适量（每 100kg 阿胶丁，用蛤粉 30~50kg）置于热锅内，用中火加热炒至灵活状态时，投入阿胶丁不断翻动。炒至胶块鼓起呈类圆球形，内无溏心时取出，筛去蛤粉，放凉，备用。

（3）阿胶珠（蒲黄炒）：将蒲黄粉适量（应用比例同上）置热锅内，用文火加热炒至表面稍微变色，投入阿胶丁不断翻动。炒至胶块鼓起呈类球形，内无溏心时取出，筛去蒲黄粉，放凉，备用。

附子 — 制附子

为毛茛科植物乌头子根的炮制加工品。

【处方用名】

附子、生附子、盐附子、黑顺片、黑附子、白附片、附片、熟附子、淡附片、炮附片、炙附子、制附子。

【饮片性状】

附子生品：为圆锥形，灰棕色或土黄色，光滑或微皱缩，顶端宽大，中央有凹陷的芽痕，周边有瘤状突起的支根或支根痕（习称"钉角"），体重，质坚实；断面类白边或浅灰黄色，可见小空隙及多角形环纹（形成层），环纹内侧导管束排列不整齐。气微，味麻，刺舌。

盐附子：为圆锥形，表面灰棕色，被盐霜，顶端宽大，中央有凹陷的芽痕，周边有瘤状突起的支根或支根痕。体重，而坚硬难折断。受潮变软。断面灰褐色，可见充满盐霜的小空隙和多角形形成层环纹，环纹内侧导管束排列不整齐。气微，味咸而麻，刺舌。

黑顺片（又称黑附子）：为不规则的纵切片上宽下窄。外皮黑褐色，断面暗黄色，油润光泽，半透明状，并有纵向导管束。质硬而脆，断面角质样。气微，味淡。

白附片：为纵切片上宽下窄。无外表皮，片面黄白色，油润光泽，半透明状，中央有纵向筋脉导管束，质坚脆，断面角质样，气微，味淡。

淡附子：为纵切片上宽下窄。外皮褐色。断面褐色，半透明，有纵向导管束。质硬，断面角质样。气微，味淡，口尝无麻舌感。

炮附子：形如黑顺片或白附片。表面鼓起黄棕色，质松脆。气微，味淡。

【性味与归经】

辛、甘，大热；有毒。归心、肾、脾经。

235

【功效归类】

温里药。

【功能与主治】

附子生品：有毒。具有回阳救逆，散寒止痛功能。用于亡阳虚脱，肢冷脉微。内服少用。

附子炮制品：为加工制成黑顺片、白附片、淡附子、炮附子等规格，实现减毒增效的目的，便于内服，可直接入药。具有回阳救逆，补火助阳，散寒止痛功能。用于亡阳虚脱，肢冷脉微，心阳不足，胸痹心痛，虚寒吐泻，脘腹冷痛，肾阳虚衰，阳痿宫冷，阴寒水肿，阳虚外感，寒湿痹痛。

【应用举例】

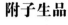

附子生品

亡阳虚脱、肢冷脉微

与制甘草、干姜配伍组成四逆汤（《伤寒论》）。具有回阳救逆功能。用于少阳病或太阳病误汗亡阳证。症见四肢厥逆，恶寒蜷卧，神衰欲寐，面色苍白，腹痛下利，呕吐不渴。舌苔白滑，脉微细。

附子炮制品

亡阳虚脱、肢冷脉微

与制甘草、干姜配伍组成中成药四逆汤。具有温中祛寒，回阳救逆功能。用于阳虚欲脱，冷汗自出，四肢厥逆，下利清谷，脉微欲绝。

心阳不足、胸痹心痛

与花椒、炮乌头、干姜、赤石脂配伍组成乌头赤石脂丸(《金匮要略》)。具有逐寒止痛功能。用于阳虚寒盛，阴寒痼结心胸证。症见心痛彻寒，背痛彻心，或胃脘疼痛剧烈而持久，伴四肢厥冷，面色青白。舌黯苔白，脉沉弦。

与红参、红花、三七、冰片、人工麝香、安息香、蟾酥、牛角尖粉、人工牛黄、珍珠配伍组成中成药益心丸。具有益气温阳，活血止痛功能。

用于心气不足，心阳不振，瘀血闭阻所致的胸痹证。症见胸闷心痛，心悸气短，畏寒肢冷，乏力自汗；冠心病心绞痛见上述证候者。

虚寒吐泻、脘腹冷痛

与肉桂、花椒、高良姜、炮干姜、煅阳起石、煅赤石脂、白术、茯苓、吴茱萸、厚朴、肉豆蔻、荜茇配伍组成附子荜茇丸（《御药院方》）。具有温肾暖脾，涩肠止泻功能。用于脾肾虚寒，久泻久痢之证。

与肉桂、党参、炒白术、炮姜、制甘草配伍组成中成药桂附理中丸。具有补肾助阳，温中健脾功能。用于肾阳衰弱，脾胃虚寒，脘腹冷痛，呕吐泄泻，四肢厥冷。

肾阳虚衰、阳痿宫冷

与黑锡、硫黄、沉香、木香、炒小茴香、阳起石、炒胡芦巴、补骨脂、煨肉豆蔻、川楝子、肉桂配伍组成黑锡丹（《太平惠民和剂局方》）。具有温肾阳，散阴寒，降逆气，定虚喘功能。用于肾阳衰弱，肾不纳气，胸中痰壅，上气喘促，四肢厥逆，冷汗不止。舌淡苔白，脉沉微等属上实下虚见症。此外还可用于奔豚证。症见气上冲胸，胁腹胀满，或寒疝腹痛，肠鸣滑泄，或男子阳痿精冷，女子血海虚寒，带下清稀等症。

与熟地黄、肉桂、山药、酒萸肉、菟丝子、鹿角胶、枸杞子、当归、盐杜仲配伍组成中成药右归丸。具有温补肾阳，填精止遗功能。用于肾阳不足，命门火衰，腰膝酸冷，精神不振，怯寒畏冷，阳痿遗精，大便溏薄，尿频而清。

阴寒水肿

与茯苓、芍药、生姜、白术配伍组成真武汤（《伤寒论》）。具有温肾健脾，利水消肿功能。用于脾肾阳虚，水气内停证。症见小便不利，肢体浮肿，形寒肢冷，心下动悸，头晕目眩，四肢沉重或酸痛，泄泻。舌苔白滑，脉沉细。本方现常用于慢性肾病，证属脾肾阳虚，水湿停聚者。

与肉桂、牛膝、熟地黄、山茱萸、山药、茯苓、泽泻、车前子、牡丹皮配伍组成中成药济生肾气丸。具有温肾化气，利水消肿功能。用于肾阳不足，水湿内停所致的肾虚水肿，腰膝酸重，小便不利，痰饮咳喘。

阳虚外感

与麻黄、细辛配伍组成麻黄附子细辛汤（《伤寒论》）。具有温经扶阳，发寒散邪功能。用于阳气不足，外感风寒为主要病证。症见发热恶寒，头痛，无汗，手足逆冷。舌淡苔白，脉沉无力。

寒湿痹痛

与制甘草、白术、桂枝配伍组成甘草附子汤（《金匮要略》）。具有温心肾之阳以除风湿功能。用于风湿相搏，骨节疼烦，掣痛不能屈伸，近之则剧痛，汗出气短，小便不利，恶风不欲去衣，或身微肿者。

与地黄、熟地黄、续断、独活、桂枝、骨碎补、淫羊藿、防风、威灵仙、皂角刺、羊骨、白芍、制狗脊、知母、伸筋草、红花配伍组成中成药尪痹片。具有补肝肾，强筋骨，祛风湿，通经络功能。用于肝肾不足，风湿阻络所致的尪痹证。症见肌肉、关节疼痛，局部肿大，僵硬畸形，屈伸不利，腰膝酸软，畏寒乏力；类风湿关节炎见上述证候者。

【调剂应付】

1. 处方写生附子付附子生品；写附子，附片付附子炮制品。

2. 处方写黑顺片，黑附子付黑顺片；写白附片付白附片；写淡附片付淡附片；写炮附片付炮附片。

3. 附子生品有毒，经炮制后的饮片品种如黑顺片、淡附子、炮附子等，可直接入药应用。各种炮制品虽然炮制方法不同，但其功效近似，毒性亦小，确保了用药安全有效。

【备注】

1. 在附子产地（主产地为四川省江油市、安县），每年6月下旬（夏至）至8月上旬（立秋）便是采挖季节。除去母根、须根及泥沙者，习称"泥附子"。由于"泥附子"具有离土"过夜吐水，变腐"的特点，故将离土的"泥附子"，在最短的时间内，用盐腌制制成盐附子后，有利于药材的贮存、运输、加工和销售。因此，盐附子不能直接入药用于临床，只能作为药材销售或作淡附片的原料。

2. 盐附子以根大，饱满，体重，灰黑色，表面起盐霜者为佳；黑顺片以身干片大，均匀，皮黑褐色，断面油润光泽者为佳；白附片以身干片大，片匀，色黄白，半透明者为佳。

3. 附子炮制品由于加工不当，饮片出现白心，属质地劣低，不可药用。

4. 孕妇慎用；不宜与半夏、瓜蒌、瓜蒌子、瓜蒌皮、天花粉、川贝母、浙贝母、平贝母、伊贝母、湖北贝母、白蔹、白及配伍同用。同时还应尽量避免与兴奋中枢神经，及促心脏机能的药物同用。

5. 附子生品属毒性药品品种，被收载于国务院颁布的《医疗用毒性药品管理办法》之中。其贮存、养护和调剂操作，应严格执行相关规定。

6. 盐附子应贮存于密闭、阴凉、干燥处，受潮则变软。黑顺片与白附片宜贮存于干燥处，做好防潮养护。贮存期间要定期检查，调整适宜的温度及湿度。

7. 附子炮制品要按不同炮制品种分斗贮存，不得混斗串斗。

8《中国药典·一部》附子用法用量项下规定 3~15g，先煎，久煎。

9. 调剂人员在煎煮附子的操作实践中，对《中国药典·一部》附子用法项下"先煎，久煎"的规定，存在几种不同的理解方式。

第一种理解方式认为，将附子与冷水在常温条件下，同时投入到煎煮容器中的时间，即为"先煎"的起始时间；第二种理解方式认为，待投入到煎煮容器中的水溶液（包括附子在内），经加热至沸腾时，即为"先煎"的起始时间；第三种理解方式认为，经水液浸泡一段时间后，坚硬的附子质地变软，手掰可见断面呈水分饱和状态，此时开始加热升温，煎煮至沸腾时，即为"先煎"的起始时间。作者认为，第一、二种理解方式只能视为"先煎"，绝不能称作"久煎"。按照第三种理解方式进行操作，虽然需经饮片水液浸泡、武火煮沸、文火微沸（耗时 1 小时以上，或口尝无麻辣感为度）停火。煎液放凉后，再与群药同煎。完成这些操作步骤，需耗时 2 小时以上。这种煎煮方法，比较贴近《中国药典·一部》"先煎，久煎"的技术要求。只有这样操作，才能为临床应用毒性饮片提供了"减毒增效"，安全用药的保障。照此操作，不会因煎煮方法不当，而引起中毒事故和医疗纠纷的发生。

10. 对附子的毒理研究结果认为，附子毒性部位是二萜双酯类生物碱类，包括乌头碱、中乌头碱，可引起心律失常等。通过煎煮、蒸制等炮制方法，能使双酯类生物碱分解为苯甲酰单酯型生物碱和氨基醇类生物碱，毒性减低。又有对心血管系统的作用研究结果表明，附子生品及蒸煮 2、4、6、8、10、12 小时的附子水煎液，对离体蛙心有强心作用。并随蒸煮时间延长作用增强，对心脏的毒性降低。

鸡内金

醋鸡内金 炒鸡内金

为雉科动物家鸡的干燥沙囊内壁。

【处方用名】

鸡内金、生鸡内金、生内金、内金、鸡肫皮、鸡腌胵、鸡肫胵、鸡肫内黄皮、鸡黄皮、化石丹、化石胆、鸡裙皮、制鸡内金、炒鸡内金、醋鸡内金。

【饮片性状】

鸡内金生品：为不规则卷片。表面黄色、黄绿色或黄褐色，薄而半透明，具明显的条状皱纹。质脆易碎，断面角质样，有光泽。气微苦。

炒鸡内金：形如鸡内金卷片。表面暗黄褐色或焦黄色，微鼓起。用放大镜观察，显颗粒状或微细泡状。轻折即断，断面有光泽。

醋鸡内金：形如鸡内金卷片。表面褐黄色，微鼓起。略有醋香气。

【性味与归经】

甘，平。归脾、胃、小肠、膀胱经。

【功效归类】

消食药。

【功能与主治】

鸡内金生品：具有通淋化石功能。用于石淋涩痛，胆胀胁痛。

炒鸡内金：经炒制后味甘涩，气香，质地松脆。具有健脾消积，涩精止遗功能。用于食积不消，呕吐泻痢，小儿疳积，遗尿遗精。

醋鸡内金：经醋制后味甘微涩。具有疏肝助脾功能。用于肝脾虚弱，脘腹胀满。

【应用举例】

鸡内金生品

石淋涩痛、胆胀胁痛

与黄芪、知母、白芍、硼砂、朴硝、硝石配伍组成砂淋丸(《医学衷中参西录》)。用于砂淋(又称石淋)。

与牛胆汁、羊胆汁、郁金、大黄、皂矾、硝石、芒硝、山楂、威灵仙配伍组成中成药胆石清片。具有消食化积,清热利胆,行气止痛功能。用于肝胆湿热,腑气不通所致的胁肋胀满,大便不通;胆囊结石见上述证候者。

炒鸡内金

食积不消、呕吐泻痢

与枳壳、焦山楂、炒麦芽、连翘、莱菔子、茯苓、炒薏苡仁、通草、荷叶临证配伍组方(《孙谨臣儿科集验录》)。具有消食导滞,运脾和胃功能。用于伤食泄。

与炒白扁豆、炒白术、炒山药、木香、川贝母、人工牛黄、碳酸氢钠配伍组成中成药婴儿健脾颗粒。具有健脾、消食、止泻功能。用于脾虚夹滞所致的泄泻证。症见大便次数增多,质稀气臭,消化不良,面色不华,乳食少进,腹胀腹痛,睡眠不宁;婴儿非感染性腹泻见上述证候者。

小儿疳积

与沉香、砂仁、香橼配伍组成鸡金散(《医宗必读》)。用于膨胀肿满,小儿疳积。

与茯苓、海螵蛸、醋三棱、醋莪术、红花、槟榔、雷丸、鹤虱、使君子配伍组成中成药化积口服液。具有健脾导滞,化积除疳功能。用于脾胃虚弱所致的疳积证。症见面黄肌瘦,腹胀腹痛,厌食或食欲不振,大便不调。

遗尿

与制桑螵蛸、煅牡蛎、浮小麦、制甘草配伍组成内金汤(《中药临床应用》)。用于小儿遗尿或成人小便频数,夜尿多。

与鸡肠配伍组成中成药健脾止遗片。具有健脾和胃,缩尿止遗功能。

用于脾胃不和所致的小儿遗尿症。

遗精

　　与赤雄鸡肠、地黄、桑螵蛸、牡蛎、龙骨、黄连、白石脂、赤石脂、肉苁蓉配伍组成干地黄散（《备急千金要方》）。用于膀胱寒，小便数，漏精稠厚如米白泔。

醋鸡内金

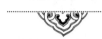

肝脾虚弱、脘腹胀满

　　与白术、白芍、柴胡、生姜配伍组成鸡䏌汤（《医学衷中参西录》）。具有疏肝助脾，清积除胀功能。用于脾虚肝郁，饮食不消或气郁鼓胀。

　　与紫苏梗、香附、陈皮、香橼、佛手、枳壳、槟榔配伍组成中成药胃苏颗粒。具有理气消胀，和胃止痛功能。用于气滞型胃脘胀痛证。症见胃脘胀痛，窜及两胁，得嗳气或矢气则舒，情绪郁怒则发作加重，胸闷食少，排便不畅。舌苔薄白，脉弦。慢性胃炎及消化性溃疡见上述证候者。

【调剂应付】

　　1.处方写鸡内金，生鸡内金付鸡内金生品；写炒鸡内金付炒鸡内金；写醋鸡内金付醋鸡内金。

　　2.用于石淋涩痛，胆胀胁痛，处方具有通淋化石功能付鸡内金生品；用于食积不消，呕吐泻痢，小儿疳积，遗尿，遗精，处方具有健脾消积，涩精止遗功能付炒鸡内金；用于肝脾虚弱，脘腹胀满，处方具有疏肝助脾功能付醋鸡内金。

【备注】

　　1.商品药材鸡内金不分等级，均为统装货。以个大，色黄，完整不破碎，无鸡毛等杂质者为佳。

　　2.由于我国幅员辽阔，各地区气候环境，鸡用饲料种类和配方的不同，鸡内金的质地稍有差异。北方各省区所产鸡内金，质地厚而重；而江西所产鸡内金，质薄而轻，而老鸡之内金色呈微黑，这种视觉上的差别，对应用疗效上不会产生差异。

　　3.鸡内金生品与炮制品，由于功效各异宜分斗贮存，在调剂操作过程中不得混调替代。

4.鸡内金贮存条件宜通风，干燥。平时做好防潮，防虫蛀，防霉变，防泛油，防鼠咬的养护工作。

5.鸡内金含有胃激素，角蛋白，氨基酸，微量胃蛋白酶和淀粉酶等。炮制后，对其理化性质和药理作用均有一定的影响。对清炒和醋制鸡内金炮制前后，微量元素及其溶出度和水解氨基酸进行了分析。结果表明，经两种方法炮制后，鸡内金中的无机元素含量多数略有升高，Pb 降低。清炒后水解氨基酸略有降低 5.26%，但人体 7 种必需氨基酸基本不变。醋制后水解氨基酸升高 1.88%。两种炮制品都显著地增加了无机元素的溶出率，有利于人体的吸收利用。

6.实验表明，口服制鸡内金后，胃液分泌量、酸度及消化力 3 者均见增高。胃运动功能明显增强，表现为胃运动期延长及蠕动波增强。由于胃蠕动增强，故胃排空也大大加快。实验及临床观察证明，鸡内金对各种消化不良病症，是具有疗效的。

青皮——醋青皮

为芸香科植物橘及栽培变种的干燥幼果，或未成熟果实的果皮。

八画

【处方用名】

青皮、生青皮、青橘皮、青桔、四花青皮、青皮片、四花皮、小青皮、均青、子青、扣青、炙青皮、制青皮、炒青皮、醋制青皮、醋青皮。

【饮片性状】

青皮生品：为类圆形或不规则的片状或丝状。表面灰绿色或黑绿色，密生多数油室。断面黄白色或淡黄棕色，有时可见瓤囊8~10瓣，淡棕色。气香，味苦，辛。

醋青皮：形如青皮片状或丝状。色泽加深，略有醋香气，味苦，辛。

【性味与归经】

苦、辛，温。归肝、胆、胃经。

【功效归类】

理气药。

【功能与主治】

青皮生品：性烈辛散，具有疏肝破气消积功能。用于食积气滞，脘腹胀痛。

醋青皮：经醋制后缓和辛散之性，并引药入肝。具有增强疏肝理气，消积化滞功能。用于胸胁胀满，疝气疼痛，乳癖，乳痈。

【应用举例】

青皮生品

食积气滞、脘腹胀痛

与木香、槟榔、陈皮、莪术、黄连、黄柏、大黄、炒香附、黑牵牛配伍组成木香槟榔丸（《儒门事亲》）。具有行气导滞，攻积泄热功能。用于积滞内停证。症见脘腹痞满胀痛，大便秘结，以及赤白痢疾，里急后重。舌苔黄腻，脉实。

与沉香、大黄、炒牵牛子、炒枳实、制香附、炒山楂、木香、炒枳壳、制厚朴、陈皮、砂仁、制三棱、制莪术、制五灵脂配伍组成中成药沉香化滞丸。具有理气化滞功能。用于食积气滞所致的胃痛证。症见脘腹胀闷不舒，恶心，嗳气，饮食不下。

醋青皮

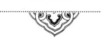

胸胁胀满

与醋炒柴胡、乌药、陈皮、延胡索配伍组成青阳汤（《校注医醇賸义》）。具有疏肝理气，止痛除胀功能。用于肝郁气滞，胁下胀满，痛引小腹。

与炒莱菔子、槟榔、酒制大黄、姜制厚朴、山楂、炒六神曲、砂仁、桔梗、炒枳壳、炒麦芽、木香、陈皮、苍术、广藿香、草果仁、甘草配伍组成中成药利膈丸。具有宽胸利膈，消积止痛功能。用于气滞不舒，胸膈胀满，脘腹疼痛，停饮。

疝气疼痛

与乌药、木香、炒小茴香、炒高良姜、槟榔、川楝子、巴豆配伍组成天台乌药散（《医学发明》）。具有行气疏肝，散寒止痛功能。用于寒凝气滞所致的小肠疝气证。症见少腹痛，引牵睾丸。舌淡苔白，脉沉迟或弦。

与盐小茴香、八角茴香、盐橘核、川楝子、荔枝核、醋香附、木香、桃仁、醋延胡索、制乳香、制穿山甲、醋莪术、肉桂、盐补骨脂、槟榔、昆布配伍组成中成药茴香橘核丸。具有散寒行气，消肿止痛功能。用于寒凝气滞所致的寒疝。症见睾丸坠胀，疼痛。

乳癖、乳痛

与瓜蒌仁、牛蒡子、天花粉、黄芩、陈皮、栀子、连翘、金银花、皂刺、柴胡、甘草配伍组成瓜蒌牛蒡汤（《医宗金鉴》）。具有疏肝清胃，通乳散结功能。用于乳痛初起证。症见寒热往来，皮色不变或微红，肿胀疼痛。伴有恶寒发热，头痛，周身酸楚，口渴，便秘。舌苔薄，脉数。

与柴胡、当归、醋香附、丹参、炒白芍、王不留行、赤芍、炒白术、茯苓、陈皮、薄荷配伍组成中成药乳宁颗粒。具有疏肝养血，理气解郁功能。用于肝气郁结所致的乳癖证。症见经前乳房胀痛，两胁胀痛，乳房结节，经前疼痛加重；乳腺增生见上述症状者。

【调剂应付】

1.处方写生青皮付青皮生品；写青皮，醋青皮付醋青皮。

2.用于食积气滞，脘腹胀痛，处方具有疏肝破气消积付青皮生品；用于胸胁胀满，疝气疼痛，乳癖，乳痛，处方具有疏肝理气，消积化滞功能付醋青皮。

3.青皮生品破气消积力强，易伤正气，所以适用于体实证实的患者，取其力峻效捷；醋青皮疏肝理气，消积化滞作用较佳，且能缓解其慓悍之性，尤适用于食积而兼肝郁气滞的患者。

【备注】

1.商品药材青皮，分个青皮和四花青皮两种。均以黑绿色，个匀，坚实，皮厚，香气浓者为佳。

2.5~6月份在青皮产地摘取幼果，或收集自然落地的幼果，晒干，称为"个青皮"；7~8月份摘取未成熟果实，在果实上纵切成四瓣至基部，晒干，称为"四花青皮"。

3.本品受潮后易发生霉变、虫蛀，受热易走失芳香之气。故宜贮存于阴凉，干燥，通风处。

4.橙皮苷是青皮中的主要有效成分，辛弗林是其升压的有效成分。四花青皮与个青皮挥发油含量完全不同，个青皮含量低，四花青皮含量高，相差5倍左右。经醋制、麸炒及炒炭炮制后，挥发油成分构成比例发生变化，含量降低，特别是青皮炭下降80%左右。

苦杏仁

【处方用名】

苦杏仁、杏人、杏仁、杏核仁、北杏仁、净杏仁、杏仁泥、燀苦杏仁、炒苦杏仁。

【饮片性状】

苦杏仁生品：为扁心形。表面黄棕色至深棕色，一端尖，另端钝圆，肥厚，左右不对称。尖端一侧有短线形种脐，圆端合点处向上具多数深棕色的脉纹。种皮薄，富油性。气微，味苦。

燀苦杏仁：形如苦杏仁。表面无种皮，乳白色或黄白色，一端尖，另端钝圆，肥厚，左右不对称。富油性，有特异的香气，味苦。

炒苦杏仁：形如燀苦杏仁。表面黄色至棕黄色，微带焦斑。有香气，味苦。

【性味与归经】

苦，微温；有小毒。归肺、大肠经。

【功效归类】

化痰止咳平喘药·止咳平喘药。

【功能与主治】

苦杏仁生品：性微温质润。有小毒，剂量过大或使用不当，易发生中毒。具有降气止咳平喘，润肠通便功能。用于外感咳嗽气喘，肠燥便秘。

燀苦杏仁：除去非药用部位，便于煎出有效成分，提高疗效。作用与苦杏仁生品相同；并可使酶灭活，有利于保存苦杏仁苷。燀后还可实现降低毒性，实现安全用药。

炒苦杏仁：经炒制后药性变温。具有温肺散寒功能。多用于胸满痰多，肺寒咳喘，久嗽肺喘。

炒苦杏仁 燀苦杏仁

为蔷薇科植物山杏、西伯利亚杏、东北杏或杏的干燥成熟种子。

【应用举例】

苦杏仁生品

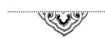

外感咳嗽气喘

与桑叶、沙参、浙贝母、淡豆豉、栀子皮、梨皮配伍组成桑杏汤（《温病条辨》）。具有清宣温燥，润肺止咳功能。用于外感温燥证。症见头痛，身热，口渴，干咳无痰，或痰少而黏。舌红苔薄白而燥，脉浮数。

与桑叶、紫苏叶、菊花、连翘、干姜配伍组成中成药桑姜感冒片。具有散风清热，宣肺止咳功能。用于外感风热，痰浊阻肺所致的感冒。症见发热头痛，咽喉肿痛，咳嗽痰白。

肠燥便秘

与桃仁、柏子仁、松子仁、郁李仁、陈皮配伍组成五仁丸（《世医得效方》）。具有润肠通便功能。用于津枯肠燥便秘，传导艰难，及年老、产后血虚便秘。

与火麻仁、大黄、炒枳实、姜厚朴、炒白芍配伍组成中成药麻仁丸。具有润肠通便功能。用于肠热津亏所致的便秘证。症见大便干结难下，腹部胀满不舒；习惯性便秘见上述证候者。

炒苦杏仁

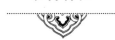

胸满痰多、肺寒咳喘

与麻黄、制甘草、生姜配伍组成三拗汤（《太平惠民和剂局方》）。具有宣肺平喘，止咳功能。用于外感风寒证，症见鼻塞声重，头身疼痛，咳喘胸满，痰白清稀，或风寒咳喘，或哮喘。

与桂枝、龙骨、白芍、生姜、大枣、制甘草、牡蛎、黄连、法半夏、瓜蒌皮配伍组成中成药桂龙咳喘宁颗粒。具有止咳化痰，降气平喘功能。用于外感风寒，痰湿阻肺引起的咳嗽，气喘，痰涎壅盛；急、慢性支气管炎见上述证候者。

久咳肺喘

与蛤蚧、人参、甘草、知母、桑白皮、茯苓、贝母配伍组成人参蛤蚧散（《卫生宝鉴》）。具有补肺清热，化痰定喘功能。由于久病体虚，兼有肺热之气喘咳嗽。

与干蟾、白果、附片、黑胡椒、黄芪、紫菀、前胡、南五味子配伍组成复方蛤青片。具有补气敛肺，止咳平喘，温化痰饮功能。用于肺虚咳嗽，气喘痰多；老年慢性气管炎、肺气肿、喘息性支气管炎见上述证候者。

【调剂应付】

1. 处方写苦杏仁，生杏仁，杏仁付苦杏仁生品；写燀苦杏仁付燀苦杏仁；写炒苦杏仁付炒苦杏仁。

2. 用于外感咳嗽气喘，肠燥便秘，处方具有降气止咳平喘，润肠通便功能付苦杏仁生品或燀苦杏仁；用于胸满痰多，肺寒咳喘，久嗽肺喘，处方具有温肺散寒功能付炒苦杏仁。

【备注】

1. 商品药材苦杏仁一般不分等级，均为统装货。以身干，颗粒均匀，饱满，整洁无破碎者为佳。

2. 苦杏仁脂肪含量较多，易发生虫蛀，易霉变，易泛油。尤其是破碎的种子较为常见。盛夏高温多雨季节要加强养护工作，发现受潮当及时晾晒，但晾晒时间不宜过久。高温达到34℃以上时，含有脂肪较多的饮片会引起泛油。泛油后使药材颜色加深，质量下降。

3. 入水煎剂宜后下，禁止冷水浸泡，避免造成苦杏仁苷酶解破坏，而影响疗效。

4. 内服不宜过量，以免造成氢氰酸中毒。

5. 入水煎剂或供中成药生产，均宜捣碎投料，这样有利于药效的溶出。

6. 有实验表明，苦杏仁经燀制后，苦杏仁苷含量比生品多一倍。

7. 苦杏仁中的苦杏仁苷是止咳平喘的有效成分，脂肪油具有润肠通便作用。在一定的温度和湿度条件下，苦杏仁苷易被共存的苦杏仁酶和野樱酶水解，产生氢氰酸。小剂量的氢氰酸，对呼吸中枢有镇静作用；大剂量则会发生中毒，甚至会使呼吸麻痹而死亡。故苦杏仁内服不宜过量。现行的《中国药典·一部》，在这方面还做了专门的提示。

枇杷叶——蜜枇杷叶

为蔷薇科植物枇杷的干燥叶。

【处方用名】

枇杷叶、生枇杷叶、枇杷丝、杷叶、芭叶、把叶、巴叶、炙枇杷叶、制枇杷叶、制巴叶、蜜制枇杷叶、蜜杷叶、蜜枇杷叶。

【饮片性状】

枇杷叶生品：枇杷叶入药时，切制成丝条状。表面灰绿色，黄棕色或红棕色，较光滑。下表面可见密被黄色绒毛，主脉于下表面显著突起，侧脉羽状，叶柄极短，被棕色绒毛。革质而脆，易折断。气微，味微苦。

蜜枇杷叶：形如枇杷丝条。表面黄棕色或红棕色，微显光泽，略带黏性，但不粘手，具蜜香气，味微甜。

【性味与归经】

苦，微寒。归肺、胃经。

【功效归类】

化痰止咳平喘药·止咳平喘药。

【功能与主治】

枇杷叶生品：具有清肺止咳，降逆止呕功能。用于肺热咳嗽，气逆喘急，胃热呕逆，烦热口渴。

蜜枇杷叶：经蜜制后，增强了润肺止咳功能。用于肺燥或肺阴不足所致的咳嗽，痰稠。

【应用举例】

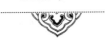

枇杷叶生品

肺热咳嗽、气逆喘急

与白菊花、苦杏仁、川贝母、地黄、白茅根、甘草配伍组成杷叶汤（《中药临床应用》）。具有清肺止咳功能。用于干咳无痰，或痰少黏稠，不易咳出，或咳时有胸痛，口渴咽干。舌苔黄，脉数。

与白前、桔梗、桑白皮、百部、薄荷脑配伍组成中成药止咳枇杷颗粒。具有清肺，止咳，化痰功能。用于咳嗽痰多，支气管炎。

胃热呕逆

与麦冬、葛根、人参、赤茯苓、制甘草配伍组成枇杷叶散（《太平圣惠方》）。具有清热止呕，益气养阴功能。用于胃中有热，气阴两伤之干呕或呕吐，烦渴不止。

与白术、半夏、车前草、陈皮、大黄、大麦、黑豆、厚朴、槐叶、黄芩、绿豆、桑叶、香附配伍组成中成药十五制清宁丸。具有清理胃肠，泻热通便功能。用于胃肠积热，饮食停滞，腹肋胀满，头晕口干，大便秘结。

烦热口渴

与陈皮、丁香、厚朴、白茅根、麦冬、木瓜、制甘草、香薷配伍组成枇杷叶散（《太平惠民和剂局方》）。用于冒暑伏热，引饮过多，脾胃伤冷所致的饮食不化，胸膈痞闷，恶心呕吐，头目昏眩，口干烦渴，时体困倦，全不思食，或阴阳不和而成霍乱，吐利转筋，烦躁渴饮。

与桑叶、菊花、薄荷、连翘、黄芩、苦杏仁霜、桔梗、浙贝母、前胡、甘草配伍组成中成药风热咳嗽胶囊。具有疏风解热，化痰止咳功能。用于风热犯肺所致的咳嗽，鼻流浊涕，发热头昏，咽干舌燥。

蜜枇杷叶

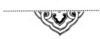

肺燥咳嗽、咳嗽黏稠

与桑叶、石膏、甘草、人参、胡麻仁、阿胶、麦冬、苦杏仁配伍组成清燥救肺汤（《医门法律》）。具有清燥润肺功能。用于温燥伤肺重证。

症见身热头痛，干咳无痰，气逆而喘，咽喉干燥，鼻燥，胸满胁痛，心烦口渴。舌干少苔，脉虚大而数。

与水半夏、川贝母、苦杏仁、款冬花、北沙参、陈皮、桔梗、五味子、薄荷脑配伍组成中成药蜜炼川贝枇杷膏。具有清热润肺，化痰止咳功能。用于肺燥咳嗽，痰黄而黏，胸闷，咽喉疼痛或痒，声音嘶哑。

肺阴不足咳嗽

与白及、藕节、地黄、蛤粉炒阿胶配伍组成白及枇杷丸（《证治准绳》）。具有清肺润燥，宁咳止血功能。用于咳嗽，咯血之证。

与棉花根、松塔配伍组成中成药咳宁颗粒。具有益气祛痰，镇咳平喘功能。用于肺虚痰阻所致的咳喘证。症见反复咳嗽，咳痰，历年不愈，遇寒即发，咳喘胸满；慢性支气管炎见上述症状者。

【调剂应付】

1. 处方写枇杷叶，生枇杷叶付枇杷叶生品；写制枇杷叶，蜜制枇杷叶付蜜枇杷叶。

2. 用于肺热咳嗽，气逆喘急，胃热呕逆，烦热口渴，处方具有清肺止咳，降逆止呕功能付枇杷叶生品；用于肺燥或肺阴不足，咳嗽，痰稠，处方具有润肺止咳功能付蜜枇杷叶。

【备注】

1. 商品药材枇杷叶不分等级，均为统装货。以片大，完整，棕绿色，叶背面绒毛密生者为佳。叶片黄色者质量较差。江苏、浙江出产的称"苏杷叶"，叶片薄，灰绿色，绒毛多；广东出产者称"广杷叶"，叶片厚，棕红色，革质，绒毛少。

2. 因叶片布有细绒毛，入水煎剂时宜除去叶片上的绒毛或用细布包煎，以加强过滤，减少绒毛对咽喉黏膜的刺激，引起呛咳。

3. 商品枇杷叶表面颜色有黄，青之分。一般认为黄色含水量少，比较干燥；青色含水量较高，不易干燥。因此，对于色青者当贮存于阴凉、通风、干燥处，并在高温多雨季节，做好防潮养护工作。本品受潮后易发生霉变，特别是蜜制品，更易吸潮引起霉变、虫蛀。

4. 枇杷叶具有平喘镇咳，降血糖，抗炎，抗癌，抗氧化等药理活性，体现了制枇杷叶水提物，能显著延长喘息潜伏期，减少咳嗽次数的效果。

蜜制枇杷叶润肺止咳作用增强，除了与蜂蜜的协同增效有关外，还应该与其所含的苦杏仁苷有关。

5.历代本草均认为枇杷叶必须去毛，若"去毛不净，射入肺令咳不已"。现代研究表明，枇杷叶的绒毛与叶的化学成分基本相同，绒毛中不含有能致咳或产生其他副作用的特异化学成分，只是叶中皂苷的含量，明显高于绒毛中的含量。古人相传有"去毛不净，射入肺令咳不已"的警语，主要是由于绒毛从呼吸道直接吸入，刺激咽喉黏膜而引起咳嗽。但由于在煎煮过程中，绒毛并不易脱落，且在单位体积煎液中，未刷毛的比刷毛的绒毛只略多一点，只要加强过滤，两者绒毛皆能完全除净。因此，用枇杷叶制作膏剂原料可以不刷绒毛，只需加强过滤即可。若制作细粉原料或水煎剂配方，必需刷净绒毛，避免绒毛直接刺激咽喉而引起咳嗽。

知母 — 盐知母

为百合科植物知母的干燥根茎。

【处方用名】

知母、生知母、肥知母、京知母、毛知母、光知母、知母肉、蚳母、蝭母、连母、制知母、炒知母、盐炒知母、盐知母。

【饮片性状】

知母生品：为不规则类圆形厚片或长条状片。外表皮黄棕色或棕色，可见少量残存的黄棕色叶基纤维、凹陷或突起的点状根痕。断面黄白色至黄色。气微，味微甜，略苦，嚼之带黏性。

盐知母：形如知母切片。色黄或微带焦斑。味微咸。

【性味与归经】

苦、甘，寒。归肺、胃、肾经。

【功效归类】

清热药·清热泻火药。

【功能与主治】

知母生品：具有苦寒滑利，清热泻火，滋阴润燥功能。用于外感热病，高热烦渴，肺热燥咳，内热消渴，肠燥便秘。

盐知母：经盐制引药下行，专入肾经。增强滋阴降火，善清虚热功能。用于骨蒸潮热，盗汗遗精。

【应用举例】

知母生品

外感热病、高热烦渴

与石膏、制甘草、粳米配伍组成白虎汤（《伤寒论》）。具有清热生津功能。用于阳明经热盛证。症见壮热，烦渴，口干舌燥，面赤恶寒，大汗出。脉洪大有力。

与金莲花、大青叶、石膏、地黄、玄参、炒苦杏仁配伍组成中成药金莲清热颗粒。具有清热解毒，生津利咽，止咳祛痰功能。用于感冒热毒壅盛证。症见高热，口渴，咽干，咳嗽痰稠；流行性感冒，上呼吸道感染见上述证候者。

肺热燥咳

与贝母、黄芩、桑白皮、麦冬、天冬、橘红、甘草配伍组成清肺汤（《医宗金鉴》）。具有清肺润燥，化痰止咳功能。用于肺热咳嗽证。症见咯痰不爽。舌苔黄腻者。

与川贝母、石膏、炒栀子、黄芩、蜜桑白皮、茯苓、炒瓜蒌子、陈皮、麸炒枳实、制甘草、蒸五味子配伍组成中成药二母宁嗽丸。具有清肺润燥，化痰止咳功能。用于燥热蕴肺所致的咳嗽证。症见痰黄而黏不易咳出，胸闷气促，久咳不止，声哑喉痛。

内热消渴

与山药、黄芪、鸡内金、葛根、五味子、天花粉配伍组成玉液汤（《医学衷中参西录》）。具有益气滋阴，固肾止渴功能。用于消渴气阴两虚证。症见口干而渴，饮水不解，小便数多，困倦气短。脉虚细无力。

与黄芪、地黄、党参、枸杞子、葛根、玄参、玉竹、五味子、牡丹皮、虎杖、川芎配伍组成中成药养阴降糖片。具有养阴益气，清热活血功能。用于气阴不足，内热消渴证。症见烦热口渴，多食多饮，倦怠乏力；2型糖尿病见上述证候者。

肠燥便秘

与大黄、厚朴、枳实、玄参、麦冬配伍组成护胃承气汤（《温病条辨》）。具有润肠通便功能。用于温病后热不退或退未尽证。症见津液受灼，口燥咽干，大便燥结。

与栀子、黄连、黄柏、黄芩、大黄、金银花、天花粉配伍组成中成药栀子金花丸。具有清热泻火，凉血解毒功能。用于肺胃热盛证。症见口舌生疮，牙龈肿痛，目赤眩晕，咽喉肿痛，吐血衄血，大便秘结。

盐知母

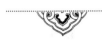

骨蒸潮热、盗汗遗精

与熟地黄、山茱萸、山药、泽泻、茯苓、牡丹皮、黄柏配伍组成知柏地黄丸（《医宗金鉴》）。具有滋阴降火功能。用于阴虚火旺证。症见骨蒸潮热，遗精盗汗，小便黄赤。

与熟地黄、醋龟甲、盐黄柏、猪脊髓配伍组成中成药大补阴丸。具有滋阴降火功能。用于阴虚火旺证。症见潮热盗汗，咳嗽咯血，耳鸣遗精。

【调剂应付】

1. 处方写知母，生知母付知母生品；写炒知母，盐知母付盐知母。

2. 用于外感热病，高热烦渴，肺热燥咳，内热消渴，肠燥便秘，处方具有清热泻火，滋阴润燥功能付知母生品；用于骨蒸潮热，盗汗遗精，处方具有滋阴降火，善清虚热功能付盐知母。

【备注】

1. 商品药材知母分为，毛知母（带外皮者）和光知母（鲜时剥去外皮者，习称知母肉）两种规格，均为统装货。以条粗，质硬，断面黄白色者为佳。

2. 知母含黏液质，同时又是盐制饮片，所以容易吸潮，因湿度过高，盐分会从药材表面析出。因此，可将受潮药材置于日光不太强，或通风阴凉处摊晾，达到除潮的养护目的。

本品又是易泛油品种。泛油时药材表面色泽加深，质地变软，断面呈油样，降低了药用质量。

3. 知母生品主含知母皂苷，黄酮，多糖等活性成分。其中知母皂苷是滋阴降火的主要物质基础。黄酮类化合物具有抗炎活性。多糖具有调节免疫，耐缺氧作用。水提取物具有清热，降血糖作用。这些药效活性与知母的清热泻火，滋阴润燥功能基本一致。

知母盐制后皂苷含量增加，其他成分变化不大，但总体上成分比例有所改变。制品对阴虚大鼠的血清中 FT_3、FT_4 值，尿中 17-OHCS（尿 17-羟皮质类固醇）含量，Na^+-K^+-ATP 酶活性等生化指标调节能力强于生品。同时，制品能够大大促进活性成分芒果苷在大鼠体内的吸收，且降血糖和抗炎活性也强于生品，但清热解毒作用弱于生品。故盐知母滋阴作用增强，而生品清热作用力强。

侧柏叶——侧柏炭

为柏科植物侧柏的干燥枝梢和叶。

【处方用名】

侧柏叶、生侧柏、侧柏、扁柏叶、扫帚柏、丛柏叶、炙柏炭、制柏叶、炒侧柏、侧柏炭。

【饮片性状】

侧柏叶生品：为多分枝，小枝扁平，叶细小鳞片状，交互对生，贴伏于枝上。深绿色或黄绿色。质脆，易折断。气清香，味苦涩，微辛。

侧柏炭：形如侧柏叶。表面黑褐色，质脆，易折断，断面焦黄色。气香，味微苦涩。

【性味与归经】

苦、涩，寒。归肺、肝、脾经。

【功效归类】

止血药·凉血止血药。

【功能与主治】

侧柏叶生品：具有凉血止血，化痰止咳，生发，乌发功能。用于血热妄行所致的吐血，衄血，咯血，崩漏下血，肺热咳喘，血虚脱发，须发早白。

侧柏炭：经炒制后寒凉之性趋于平和，具有收敛止血功能。用于热邪不盛的各种出血证。

【应用举例】

侧柏叶生品

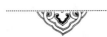

血热妄行所致的吐血、衄血、咯血、崩漏下血

与荷叶、艾叶、地黄配伍组成四生丸（《妇人大全良方》）。具有凉血止血功能。用于血热妄行所致的吐血，衄血，血色鲜红，口干咽燥。舌红或绛，脉弦数。

与地黄、白芍、牡丹皮、荷叶炭、白茅根、栀子、大黄炭、水牛角浓缩粉配伍组成中成药西角地黄丸。具有清肝肺热，凉血止咳功能。用于肺胃积热，肝经火旺，引起咳嗽吐血，鼻孔衄血，咽干口渴，烦躁心悸，肠热便血，大便秘结。

肺热咳喘

与白茅根、川贝母、苦杏仁、蝉蜕、苏叶、甘草配伍组成茅侧蝉衣汤（《中国中医秘方大全》）。具有清热止咳功能。用于小儿急性气管炎。

与白屈菜、百部、天冬、南沙参、白前、木蝴蝶配伍组成中成药小儿消咳片。具有清肺润燥，化痰止咳，解表利咽功能。用于急、慢性气管炎，痰热或燥痰咳嗽。

血虚脱发、须发早白

与墨旱莲、桑椹、女贞子、当归、黑芝麻配伍组成乌发丸（《朱仁康临床经验集》）。具有凉血清热，滋肝益肾功能。用于青少年须发早白，脱发。

与制何首乌、补骨脂、牛膝、当归、茯苓、枸杞子、菟丝子、女贞子、墨旱莲、桑寄生、黑芝麻、熟地黄、桑椹、核桃仁、沙苑子、蛇床子、紫河车、骨碎补、黄芪、黄精、五味子、灵芝、地黄、苦参、山楂配伍组成中成药生发丸。具有填精补血，补肝滋肾，乌须黑发功能。用于肝肾不足，精血气衰所致的须发早白，头发稀疏，干枯，斑秃脱发。

侧柏炭

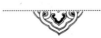

热邪不盛的各种出血症

与大蓟、小蓟、荷叶、白茅根、栀子、大黄、牡丹皮、棕榈皮、茜草

配伍组成十灰散（《十药神书》）。具有凉血止血功能。用于血热妄行所致的吐血，呕血，咯血等。

与地黄炭、当归、黄芩、地榆炭、栀子、白芍、槐花、阿胶、荆芥穗、黄连、乌梅、升麻配伍组成中成药止红肠辟丸。具有清热凉血，养血生血功能。用于血热所致的肠风便血，痔疮下血。

【调剂应付】

1. 处方写侧柏叶，生侧柏叶付侧柏叶生品；写侧柏炭付侧柏炭。

2. 用于血热妄行所致的吐血，衄血，咯血，崩漏下血，肺热咳喘，血虚脱发，须发早白，处方具有凉血止血，化痰止咳，生发乌发功能付侧柏叶生品；用于热邪不盛的各种出血证，处方具有收涩止血功能付侧柏炭。

【备注】

1. 商品药材侧柏叶不分等级，均为统装货。以枝叶嫩，色深绿，除去杂质及硬梗者为佳。

2. 侧柏叶宜贮存于低温，阴凉，干燥处。在雨季易受潮发霉，颜色变黑，影响品质。受潮时应及时晾晒，但不可曝晒，否则颜色变黄。

3. 药理研究认为，侧柏叶煎剂对小鼠出血时间，及兔凝血时间均有明显缩短，其有效成分为槲皮苷和鞣质。炒炭和煅炭后，止血作用较生品增加。

乳香——醋乳香

为橄榄科植物乳香树及同属植物树皮渗出的树脂。

【处方用名】

乳香、生乳香、滴乳香、乳头香、明乳香、乳香米、原乳香、马尾香、天泽香、熏陆香、去油乳香、炙乳香、制乳香、醋制乳香、醋乳香。

【饮片性状】

乳香生品：为长卵形滴乳状、类圆形颗粒或黏合成大小不等的，不规则块状物。表面黄白色，半透明或不透明，被有黄白色粉末，久存则颜色加深。质脆，遇热软化。破碎面有玻璃样或蜡样光泽。具有特殊香气，味微苦。

醋乳香：为块状或颗粒状。炒后表面焦褐色，显光亮，气香而质略脆，具醋香气。

【性味与归经】

辛、苦，温。归心、肝、脾经。

【功效归类】

活血化瘀药·活血止痛药。

【功能与主治】

乳香生品：具有活血消肿功能，多为外用药。用于跌打损伤，痈肿疮疡。

醋乳香：经醋制矫味，并引药入肝经。增强活血定痛，消肿生肌功能。多为内服药用。用于胸痹心痛，胃脘疼痛，痛经经闭，产后瘀阻，癥瘕腹痛、风湿痹痛，筋脉拘挛，跌打损伤，痈肿疮疡。

【应用举例】

乳香生品

跌打损伤、痈肿疮疡

与没药、血竭、麝香、冰片、红花、朱砂、儿茶配伍组成七厘散（《良方集腋》）。具有活血散瘀，止痛止血功能。用于跌打损伤，筋骨断折之瘀血肿痛，或刀伤出血。

与没药、红花、马钱子、赤芍、赤木、重楼、三七、血竭、木鳖子、地黄、熟地黄、当归、黄芪、党参、白术、苍术、川乌、草乌、伸筋草、透骨草、独活、五香血藤、海风藤、秦艽、威灵仙、蕲蛇、八角枫、四块瓦、三分三、钻地枫、雪上一枝蒿、续断、骨碎补、千年健、杜仲、猴骨、桑寄生、刺五加，牛膝、海马、淫羊藿、肉桂、白芷、细辛、茯苓、土茯苓、海螵蛸、仙鹤草、冰片、金银花、苦参、地肤子、鹤虱、黄连、大黄、黄芩、黄柏配伍组成中成药外用无敌膏。具有活血消肿，祛风除湿，通痹止痛，清热拔毒功能。用于跌打损伤，风湿麻木，肩腰腿痛，疮疖红肿疼痛。

醋乳香

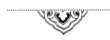

胸痹心痛

与没药、穿山甲、木鳖子配伍组成没药散（《黄帝素问宣明论方》）。用于心腹疼痛不可忍。

与黄芪、赤芍、丹参、当归、川芎、桃仁、红花、制没药、鸡血藤、牛膝、桑枝、桂枝、地龙、全蝎、水蛭配伍组成中成药脑心通胶囊。具有益气活血，化瘀通络功能。用于气虚血滞，脉络瘀阻所致的中风中经络证。症见半身不遂，肢体麻木，口眼歪斜，舌强语謇，及胸痹心痛，胸闷，心悸气短；脑梗塞，冠心病心绞痛属上述证候者。

胃脘疼痛

与没药、蝎梢、沉香配伍组成乳香丸（《幼幼新书》）。用于脾胃冷积，心腹疼痛以及寒疝腹痛。

与白及、海螵蛸、香附、黄芪、白芍、三七、鸡内金、炒焦鸡蛋壳、没药、百草霜配伍组成中成药胃康胶囊。具有行气健胃，化瘀止血，制酸止痛功能。用于气滞血瘀所致的胃脘痛，痛处固定，吐酸嘈杂，或见吐血，黑便；胃及十二指肠溃疡，慢性胃炎，上消化道出血见上述证候者。

痛经经闭

与没药、琥珀、木香、当归、麝香、朱砂配伍组成琥珀朱砂丸（《医学入门》）。用于室女带下，妇人月水不准及难产，产后血奔，或因气与风寒暑湿所搏，以致月经不调，或瘀血刺痛。

与醋制香附、蚕茧炭、当归、肉桂、醋没药、红花、益母草、醋制五灵脂、大黄、苏木、乌药、木香、桃仁、莪术、黑豆、醋制延胡索配伍组成中成药妇科乌金丸。具有活血祛瘀，行气止痛功能。用于血瘀经闭，腹痛烦躁。

产后瘀阻、癥瘕腹痛

与人参、肉桂、两头尖、麝香、虻虫、片姜黄、花椒炭、京三棱、藏红花、五灵脂、苏子霜、降香、蒲黄炭、干漆、香附、吴茱萸、延胡索、水蛭、阿魏、川芎、没药、高良姜、艾炭、公丁香、苏木、桃仁、苦杏仁、小茴香炭、当归尾、白芍、益母膏、大黄、鳖甲胶配伍组成化癥回生丹（《温病条辨》）。具有破血行气，祛瘀化癥功能。用于疟母癥结不散，妇女痛经，经闭，产后瘀血腹痛。也可试用于肝脾肿大，子宫肌瘤等肿瘤。

与益母草、桃仁、红花、虻虫、醋三棱、烫水蛭、煅干漆、阿魏、醋延胡索、川芎、醋制没药、醋制五灵脂、蒲黄炭、苏木、降香、大黄、人工麝香、姜黄、醋香附、炒苦杏仁、紫苏子、盐小茴香、丁香、制吴茱萸、肉桂、高良姜、花椒炭、醋艾炭、两头尖、人参、当归、白芍、熟地黄、鳖甲胶配伍组成中成药化癥回生片。具有消癥化瘀功能。用于瘀血内阻所致的癥积，妇女干血痨，产后血瘀，少腹疼痛拒按。

风湿痹痛、筋脉拘挛

与制川乌、制草乌、地龙、制南星、没药配伍组成小活络丹（《太平惠民和剂局方》）。具有祛风除湿，化痰通络，活血止痛功能。用于风寒湿邪留滞经络证。症见肢体筋脉挛痛，关节屈伸不利，疼痛游走不定。

与马钱子粉、麻黄、独活、羌活、桂枝、甘草、千年健、木瓜、牛膝、醋制没药、防风、盐制杜仲、地枫皮、续断配伍组成中成药舒筋丸。具有祛风除湿，舒筋活血功能。用于风寒湿痹，四肢麻木，筋骨疼痛，行步艰难。

跌打损伤

与苏木、自然铜、没药、血竭、麝香、红花、丁香、马钱子配伍组成八厘散（《医宗金鉴》）。具有接骨散瘀功能。用于跌打损伤，瘀肿疼痛。

与丁香、血竭、当归、熟大黄、木香、儿茶、红花、烫骨碎补、土鳖虫、制没药、赤芍、煅自然铜、甘草配伍组成中成药止痛紫金丸。具有舒筋活血，消瘀止痛功能。用于跌打损伤，闪腰岔气，瘀血作痛，筋骨疼痛。

痈肿疮疡

与没药、雄黄、麝香配伍组成醒消丸（《外科证治全生集》）。具有消肿止痛功能。用于痈疽肿毒，坚硬疼痛。

与人工麝香、去壳去油木鳖子、制草乌、枫香脂、制没药、醋制五灵脂、酒当归、地龙、香墨配伍组成中成药小金丸。具有散结消肿，化瘀止痛功能。用于痰气凝滞所致的瘰疬，乳岩，乳癖证。症见肌肤或肌肤下肿块一处或数处，推之能动，或骨及骨关节肿大，皮色不变，肿硬作痛。

【调剂应付】

1. 处方写生乳香付乳香生品；写乳香，制乳香，醋制乳香付醋乳香。

2. 用于外用药多付乳香生品；用于内服药多付醋乳香。

3. 乳香与没药，历来为临床医师常用的对药，也称"并开药"。处方出现的"并开药"，即"乳没"。药师在审方时要及时向调剂人员作以提醒。调剂人员见此应根据处方要求，分别按处方标注的剂量，投予乳香和没药。

【备注】

1. 商品药材乳香为进口货，以表面黄白色，香气浓而持久，颗粒微粘手，无杂质者为佳。色发红者品质较次。

2. 乳香具有热熔性质，在常温（或加热）中吸潮，而出现黏结成块现象；还由于含有挥发油3%~8%，因而易散失气味。在这些易发生质变的同时，尚可轻度变色和质地变脆硬。做好防潮养护，是维护乳香质量的大要。夏季贮存环境要求通风，干燥，凉爽。

3. 炮制研究，测定5种不同方法制备的乳香中挥发油含量，减少率大小顺序为：灯心草制＞麦麸炒制＞醋炒制＞清炒制＞生品。小白鼠痛阈比较试验表明：挥发油、清炒品、生品及灯心草制品有较强的镇痛作用，且时间较长。乳香挥发油为镇痛的有效成分，但乳香挥发油的毒性很大。生品和炒制品虽有较强的镇痛作用，但其挥发油含量较高，异味较重。临床应用后，具有毒害作用和刺激性，容易引起恶心，呕吐等不良反应。炮制后可除去部分挥发油，而缓和刺激性。

泽泻——盐泽泻

为泽泻科植物泽泻的干燥块茎。

【处方用名】

泽泻、福泽泻、建泽泻、川泽泻、沢泻、泽写、泽夕、沢夕、宅夕、制泽泻、炒泽泻、盐炒泽泻、盐泽泻。

【饮片性状】

泽泻生品：为圆形或椭圆形厚片。外表皮黄白色或淡黄棕色，可见细小突起的须根痕。断面黄白色，粉性，有多数细孔。气微，味微苦。

盐泽泻：形如泽泻切片。表面淡黄棕色或黄褐色，偶见焦斑。味微咸。

【性味与归经】

甘、淡，寒。归肾、膀胱经。

【功效归类】

利水渗湿药·利水消肿药。

【功能与主治】

泽泻生品：具有利水渗湿，泻热化浊功能。用于小便不利，水肿胀满，泄泻尿少，痰饮眩晕，热淋涩痛，高脂血症。

盐泽泻：经盐制后引药下行，增强泄热作用，利尿而不伤阴。在补益方剂中具有泻肾降浊功能，可防补药的滋腻；也可用于阴虚火旺，以及水热互结，小便不利，腰膝酸软者。

【应用举例】

泽泻生品

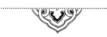

小便不利、水肿胀满

与猪苓、白术、茯苓、桂枝配伍组成五苓散（《伤寒论》）。具有利水渗湿，温阳化气功能。用于水湿内停所致的水肿，泄泻，小便不利。

与猪苓、炒白术、茯苓、肉桂配伍组成中成药五苓散。具有温阳化气，利湿行水功能。用于阳不化气，水湿内停所致的水肿证。症见小便不利，水肿胀满，呕逆泄泻，渴不思饮。

泄泻尿少

与茯苓、猪苓、白术配伍组成四苓散（《明医指掌》）。具有利水渗湿功能。用于水湿内停，小便赤少，大便溏薄或水泻者。

与白芍、槟榔、苍术、陈皮、茯苓、甘草、厚朴、黄连、木香、吴茱萸、枳壳配伍组成中成药泻痢消胶囊。具有清热燥湿，行气止痛，化浊止痢功能。用于湿热泻痢，泄泻急迫，泻而不爽，大便黄褐色或便脓血，肛门灼热，腹痛，里急后重，心烦，口渴，小便黄赤。舌质红，苔薄黄或黄腻，脉濡数。

痰饮眩晕

与白术配伍组成泽泻汤（《金匮要略》）。具有利水除饮，健脾燥湿功能。用于心下有支饮证。症见头晕目眩，甚者视物旋转，或心悸，呕吐，耳鸣，小便不利。舌苔薄腻，脉弦滑。

与法半夏、天麻、人参、制黄芪、炒白术、苍术、陈皮、茯苓、麸炒六神曲、炒麦芽、黄柏配伍组成中成药半夏天麻丸。具有健脾祛湿，化痰息风功能。用于脾虚湿盛，痰浊内阻所致的眩晕，头痛，如蒙如裹，胸脘满闷。

热淋涩痛

与萆薢、石莲子、车前子、茯苓、熟地炭、阿胶珠、蒲黄炭、当归、甘草配伍组成石莲子汤（《古今名方》）。具有清热祛湿，分清祛浊功能。用于乳糜尿证属湿热下注者。

与木通、茯苓、盐车前子、黄芩、猪苓、黄柏、大黄、萹蓄、瞿麦、知母、栀子、甘草、滑石配伍组成中成药分清五淋丸。具有清热泻火，利尿通淋功能。用于湿热下注所致的淋证。症见小便赤黄，尿频尿急，尿道灼热涩痛。

高脂血症

与黄芪、山楂、红花、桃仁配伍组成清脂五味汤（《实用中西医结合杂志》）。用于高脂血症。服用本方2个疗程（30天），结果表明对总胆固醇和甘油三酯，均有降低作用。并使TC/HDL—ch指标有所下降。

与决明子、制何首乌、山楂配伍组成中成药血脂灵片。具有化浊降脂，润肠通便功能。用于痰浊阻滞型高血脂症。症见头晕胸闷，大便干燥。

盐泽泻

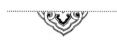

水热互结所致小便不利

与葵根、木通、车前子、赤茯苓、井泉石配伍组成泽泻汤（《圣济总录》）。用于肾脏突热，传入膀胱，小便黄赤，结涩不通。

与熟地黄、薏苡仁、冬瓜子、山茱萸、山药、牡丹皮、苍术、桃仁、茯苓、桂枝、制附子、韭菜子、淫羊藿、甘草配伍组成中成药前列舒丸。具有扶正固本，益肾利尿功能。用于肾虚所致的淋证。症见尿频，尿急，排尿滴沥不尽；慢性前列腺炎及前列腺增生症见上述证候者。

腰膝酸软

与熟地黄、山茱萸、牡丹皮、山药、茯苓配伍组成地黄丸（《小儿药证直诀》）本方是钱仲阳从《金匮要略》中肾气丸减桂、附而成。原方主治小儿"五软"（即发育不良）证。由于本方具有滋阴补肾功能。现今广泛用于肾阳不足引起的各种症候。症见腰膝酸软，头晕目眩，耳鸣耳聋，盗汗遗精，消渴，骨蒸潮热，手足心热，牙齿动摇，小便淋沥。舌红少苔，脉沉细数。

与熟地黄、酒山茱萸、牡丹皮、山药、茯苓配伍组成中成药六味地黄丸。具有滋阴补肾功能。用于肾阴亏损，头晕耳鸣，腰膝酸软，骨蒸潮热，盗汗遗精，消渴。

【调剂应付】

1.处方写生泽泻付泽泻生品；写泽泻，制泽泻，盐泽泻付盐泽泻。

2.用于小便不利，水肿胀满，泄泻尿少，痰饮眩晕，热淋涩痛，高血脂症，处方具有利水渗湿，泻热化浊降脂功能付泽泻生品；用于阴虚火旺，以及水热互结所致的小便不利，腰膝酸软，处方具有引药下行，增强泄热作用，利尿而不伤阴付盐泽泻。

【 备注 】

1.商品药材泽泻按产地分为福建品（又称建泽泻），与四川品（又称川泽泻）两种。饮片直径建泽泻大于川泽泻，川泽泻表皮粗糙，质地轻松，粉性差。商品以个大，质坚，色黄白，粉性足者为佳。

2.泽泻因含淀粉较多，易发生虫蛀和霉变，较难保管。贮存期间应采取防潮，通风等有效的养护措施。若发现有吸潮现象，应及时晾晒。还可以选用"对抗同贮法"贮存。将泽泻与牡丹皮混贮于同一容器内，这种方法能使泽泻不虫蛀，不变色；同时也可以避免牡丹皮发生变色。

3.泽泻的主要活性成分为泽泻醇类，包括24-乙酰泽泻醇A及23-乙酰泽泻醇B。泽泻醇类化合物，具有很强的药理活性。24-乙酰泽泻醇A可显著降低，血液中的胆固醇及利尿作用。23-乙酰泽泻醇B具有利尿，降低胆固醇，保肝和提高胆碱乙酰转移酶活性等药理活性。

珍珠母——煅珍珠母

为蚌科动物三角帆蚌、褶纹冠蚌、或珍珠贝科动物马氏珍珠贝的贝壳。

九画

【处方用名】

珍珠母、珍珠贝壳、珠母、珠牡、明珠母、珍珠层粉、珍蚌粉、珍蚌块、真珠母、制珍珠母、煅珠母、煅珍珠母。

【饮片性状】

珍珠母生品：为不规则碎块，黄玉白色或银灰白色，有光泽，习称"珠光"。质硬而重。气微，味淡。

煅珍珠母：为不规则细块或粉末，青灰色"珠光"少见或消失。质酥脆，易碎。

【性味与归经】

咸，寒。归肝、心经。

【功效归类】

平肝息风药·平抑肝阳药。

【功能与主治】

珍珠母生品：具有平肝潜阳，安神定惊，明目退翳功能。用于头痛眩晕，惊悸失眠，目赤翳障，视物昏花。

煅珍珠母：具有收涩制酸功能。用于湿疹，出血，胃痛泛酸。

【应用举例】

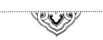

珍珠母生品

头痛眩晕

与酒制白芍、地黄、龙齿等临证配伍组方。具有平肝潜阳功能。用于肝阳上亢所致的头痛眩晕。

与郁金、黄连、栀子、黄芩、天麻、黄芪、白芍、党参、麦冬、醋五味子、川芎、人工牛黄、水牛角浓缩粉、冰片配伍组成中成药安宫降压丸。具有清热镇惊，平肝潜阳功能。用于肝阳上亢，肝火上炎所致的眩晕证。症见头痛，目眩，心烦，目赤，口苦，耳鸣耳聋；高血压病见上述证候者。

惊悸失眠

与首乌藤、炒枣仁、石斛、龙齿、茯神、麦冬、白芍、夏枯草、合欢花、朱砂、琥珀配伍组成安眠汤（《临证医案医方》）。具有镇静安神功能。用于失眠，梦多，头昏，头胀。舌质红，脉细数。

与磁石、丹参、茯苓、甘草、红枣、琥珀、黄连、石菖蒲、小麦、远志配伍组成中成药宁心安神胶囊（又称妇宁胶囊）。具有镇静安神，宽胸宁心功能。用于更年期综合征，神经衰弱诸证。

目赤翳障、视物昏花

与青铜青、蕤仁、水牛角、海螵蛸、白丁香配伍组成青金丹（《博济方》）。具有明目退翳，清热泻火功能。用于一切风毒上攻，目眼赤肿昏涩，时发痒痛，或缘眶赤烂，冷泪颇多，及气毒上攻，外障翳膜，赤筋胬肉，暴赤眼肿痛。

与葡萄糖酸锌配伍组成中成药消朦片。具有明目退翳，镇惊安神功能。用于角膜云翳，斑翳，白斑，白内障及神经衰弱。

煅珍珠母

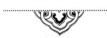

湿疹

与炉甘石、石膏、赤石脂、陈年蚕丝茧、粉口儿茶、血竭配伍组成珠粉散（《顾氏医径》）。具有收敛湿疮功能。用于疮毒脓腐已尽者。取药

269

粉少许撒布于疮面上，不日收效。

与黄柏、大黄、苦参、蛇床子、侧柏叶、马齿苋、芙蓉叶、制炉甘石、炒黄陈小麦粉、枯矾、冰片、甘草配伍组成中成药湿疹散。具有清热解毒，祛风止痒，收湿敛疮功能。用于急、慢性湿疹，脓疱疮等。

出血

与黄芪、茜草、升麻、血余炭、白茅根等临证配伍组方。具有补气，收敛，止血功能。用于气虚不能摄血所致的吐血，崩漏等证。

与墨旱莲、地锦草、拳参、土大黄配伍组成中成药止血片。具有清热凉血，止血功能。用于因血热引起的月经过多，鼻衄，咳血，吐血，咯血。

胃痛泛酸

与陈皮、醋制延胡索、甘草、浙贝母等临证配伍组方。具有制酸止痛功能。用于胃脘疼痛，泛吐酸水，嘈杂似饥；胃及十二指肠溃疡症见上述证候者。

与醋制延胡索、海螵蛸、炒鸡蛋壳、枯矾、土木香配伍组成中成药胃药胶囊。具有制酸止痛功能。用于肝胃不和所致的胃脘疼痛，胃酸过多，嘈杂反酸；胃及十二指肠溃疡见上述证候者。

【调剂应付】

1. 处方写珍珠母，生珍珠母付珍珠母生品；写煅珍珠母付煅珍珠母。

2. 用于头痛眩晕，惊悸失眠，目赤翳障，视物昏花，处方具有平肝潜阳，安神定惊，明目退翳功能付珍珠母生品；用于湿疹，出血，胃痛泛酸，处方具有收敛制酸功能付煅珍珠母。

【备注】

1. 商品药材珍珠母不分等级，均为统装货。以块大，色白，有"珠光"者为佳。

2. 贮存于干燥，防尘环境。

3. 入水煎剂宜捣碎，先煎。外用适量，研细末外敷，或水飞极细点眼。

4. 珍珠层粉是珍珠母的别称。将珍珠贝壳表面的附着物和表层角质、壳缘等物质清除干净，经粉碎加工成细粉。珍珠液为珍珠层粉经现代工艺加工水解而成，含有多种氨基酸，便于滴眼后吸收，更易发挥珍珠养阴息风，退翳明目功能而治眼疾。

5. 珍珠母主含碳酸钙和贝壳硬蛋白，角壳蛋白水解后含氨基酸（亮氨酸、蛋氨酸、丙氨酸、甘氨酸、谷氨酸、天冬氨酸等）及锰、锶、锂等多种生命元素。据化学分析，珍珠母中的碳酸钙含量为 91.26 %~94.6 %，并含有多种氨基酸。经加热煅后，性状有明显的改变，质地变得酥脆，易于粉碎。经测定总氨含量也明显下降。分析其原因，可能系珍珠母经火煅后，致使其中部分氨基酸被破坏。所以临床用于治疗肝阳上亢之疾，应用生品为宜。经火煅后，碳酸钙被氧化成氧化钙。煎汁时，钙离子在水中的溶解度增大，增强定惊、止血作用。

6. 研究表明，珍珠母中所含的碳酸钙煎出率，随用药量增大而减少，说明用药量大，碳酸钙并未多煎出，样品量为 4~5g 时，碳酸钙煎出量最大。每剂药按 500ml 计算，珍珠母最大用量不超过 20~25g，珍珠母的粉碎度与碳酸钙的煎出率成正比，粉碎度愈大，煎出率愈高。煎煮时间不得少于 40 分钟。

荆芥—荆芥炭

为唇形科植物荆芥的干燥地上部分。

【处方用名】

荆芥、生荆芥、京芥、京介、假苏、线芥、黑京芥、黑荆芥、炒荆芥炭、荆芥炭。

【饮片性状】

荆芥生品：为不规则的小段，茎、叶、穗混合。茎呈方柱形。表面淡黄绿色或淡紫红色，被短柔毛。断面类白色。叶对生片较小，皱缩卷曲，破碎多以脱落。穗状轮伞花序顶生。气芳香，味微涩而辛凉。

荆芥炭：为不规则小段。全体黑褐色。茎方柱形，体轻，质脆。断面焦褐色叶对生，多已脱落。花冠多脱落，宿萼钟状。略具焦香气，味苦而辛香。

【性味与归经】

荆芥生品：辛，微温。归肺、肝经。

荆芥炭：辛、涩，微温。归肺、肝经。

【功效归类】

解表药·发表散风通用药。

【功能与主治】

荆芥生品：具有解表散风，透疹，消疮功能。用于感冒，头痛，麻疹，风疹，疮疡初起。

荆芥炭：具有收敛止血功能。用于便血，崩漏，产后血晕。

荆芥生品

风寒感冒头痛

与炮附子、前胡、白术、人参、陈皮、麻黄、制甘草、生姜、大枣配伍组成荆芥散(《太平圣惠方》)。具有培补正气,解肌发表功能。用于伤寒二日,头项强,四肢酸痛。本方现代用于流行性感冒。症见阳气不足,外感风寒者。

与桔梗、紫苏叶、陈皮、大青叶、连翘、制甘草、炒香附、防风配伍组成中成药四季感冒片。具有清热解表功能。用于四季风寒感冒证。症见发热头痛,鼻流清涕,咳嗽口干,咽喉疼痛,恶食厌食。

风热感冒头痛

与金银花、淡竹叶、淡豆豉、芦根、薄荷、牛蒡子、甘草、六神曲配伍组成银翘散加减方(《中医方剂选讲》)。具有疏风,清热,解表功能。用于外感风热表证。症见恶寒,头痛,全身不适,厌食,续则发热,头痛加剧,周身无汗,鼻塞。舌尖红,苔薄白,脉浮数。

与金银花、连翘、薄荷、淡豆豉、炒牛蒡子、桔梗、淡竹叶、甘草配伍组成中成药银翘解毒丸。具有疏风解表,清热解毒功能。用于风热感冒。症见发热头痛,咳嗽口干,咽喉疼痛。

麻疹、风疹

与防风、羌活、茯苓皮、金银花、蝉蜕、陈皮、甘草配伍组成祛风胜湿汤(《朱仁康临床经验集》)。具有祛风胜湿,清热止痒功能。用于风湿热类型丘疹性荨麻疹,皮肤瘙痒症等皮肤病。

与防风、炒苍术、蝉蜕、石膏、木通、地骨皮、亚麻子、当归、地黄、甘草配伍组成中成药消风止痒颗粒。具有清热除湿,消风止痒功能。用于风湿热邪蕴阻肌肤所致的湿疮,风瘙痒,小儿瘾疹。症见皮肤丘疹,水疱,抓痕,血痂,或见棱形或纺锤形水肿性风团,中央出现小水疱,瘙痒剧烈;湿疹,皮肤瘙痒症,丘疹性荨麻疹见上述证候者。

疮疡初起

与柴胡、前胡、川芎、羌活、独活、茯苓、桔梗、防风配伍组成荆防败毒散(《摄生众妙方》)。具有发汗解表,散风祛湿功能。用于瘾疹及疮疡初起有表证者。

与大罗伞、小罗伞、黄藤、栀子、三棱、莪术、川芎、木香、沉香、五加皮、牛膝、红杜仲、防风、白芷、薄荷脑、细辛、桂枝、徐长卿、两面针、樟脑配伍组成中成药消肿止痛酊。具有舒筋活络，消肿止痛功能。用于跌打扭伤，风湿骨痛，无名肿毒，及腮腺炎肿痛。

荆芥炭

便血

与黄芪、熟地黄、当归、桑耳、地榆、椿皮、炒皂荚刺、炮姜、炒槐豆、炒牛蒡子、制甘草配伍组成荆芥散（《太平圣惠方》）。具有补血止血功能。用于妇人血虚，大便后时时下血。

与地榆炭、侧柏叶炭、黄芩、制刺猬皮、槐米、地黄、酒白芍、当归、乌梅、枳壳、甘草配伍组成中成药痔宁片。具有清热凉血，润燥疏风功能。用于实热内结，或湿热瘀滞所致的痔疮出血，肿痛。

崩漏

与椿皮配伍组成荆芥汤（《世医得效方》）。用于血痢或妇人血崩。

与制黄芪、党参、炒山药、白术、茯苓、制甘草、当归、熟地黄、酒白芍、川芎、阿胶、酸枣仁、肉桂、盐杜仲、桑寄生、牛膝、盐益智、酒续断、肉苁蓉、醋盐制香附、去壳盐炒砂仁、丁香、盐小茴香、木香、陈皮、益母草、醋延胡索、三七、海螵蛸、醋制地榆、醋制艾叶、酒黄芩、麦冬、白薇、椿皮配伍组成中成药天紫红女金胶囊。具有益气养血，补肾暖宫功能。用于气血两亏，肾虚宫冷，月经不调，崩漏带下，腰膝冷痛，宫冷不孕。

产后血晕

与童子尿配伍组成华佗愈风散（《妇人良方大全》）。用于产后中风口噤，牙关紧急，手足瘼疭如角弓状，血晕，四肢强直，不省人事。

与当归、益母草、桃仁、赤芍、阿胶、炮姜、艾叶、制甘草配伍组成中成药加味生化颗粒。具有活血化瘀，温经止痛功能。用于瘀血不尽，冲任不固所致的产后恶露不绝证。症见恶露不止，色紫黯或有血块，小腹冷痛。

【调剂应付】

1. 处方写荆芥，生荆芥付荆芥生品；写炒荆芥，黑荆芥，荆芥炭付荆芥炭。

2.用于感冒头痛，麻疹，风疹，疮疡初起，处方具有解表散风，透疹，消疮功能付荆芥生品；用于便血，崩漏，产后血晕，处方具有收敛止血功能付荆芥炭。

3.荆芥与荆芥穗虽同出一物，但传统中医药学家认为，在解表发散功效上，荆芥穗药力大于荆芥，因而在用于感冒头痛，麻疹，风疹，疮疡初起时，可根据病症轻重调剂荆芥或荆芥穗均可。

4.荆芥与防风均具味辛性温，解表散风功效，故临床医师常相须为用，在处方中常出现"并开药"，即"荆防"或"荆防风"。药师在审方时应向调剂人员说明清楚，提醒调剂人员按处方开具品种，剂量，炮制要求如实调剂。

【备注】

1.商品药材荆芥按药用部位及应用习惯，分为荆芥全草、荆芥梗及荆芥穗等规格，各规格均为统装货。以色黄绿，穗长而密，香气浓，味辛凉者为佳。

2.荆芥与荆芥穗，均属易虫蛀，易散失气味的饮片品种。宜贮存于密闭，阴凉，干燥处。平时注重采取防潮，防止风吹是养护的有效措施。风吹可使饮片自身所含香气散失，降低疗效。在高温条件下，挥发香气和泛油，同样会降低荆芥的疗效。

3.荆芥药性辛香发散，所含挥发油为重要的有效成分，用于解表发汗入水煎剂者，宜后下，不宜久煎。制备中成药时，应提取挥发成分后，再与群药同煎。

4.在古代本草著述中，多有荆芥不能与鱼同时应用的记载，《本草纲目》中许多鱼类条下有忌与荆芥同用说，在假苏（荆芥）条下也反复强调不与鱼同用。这种说法有无科学道理，有待验证。不过为了安全起见，最好听信古训，荆芥与鱼不要同时应用为好。

5.挥发油是荆芥解热，镇痛，抗炎的主要活性成分。研究表明，荆芥内酯类提取物具有发汗作用，荆芥醇提取物具有较好的抗H1N1病毒作用。故荆芥具有良好的解热，镇痛，发汗，抗炎作用，可用于外感和疮疡初起。

荆芥炒炭后，其主要成分薄荷酮、胡薄荷酮等仍然存在。挥发油含量显著降低，其组成比例也发生了质的变化。生品中原有的成分，如 β - 蒎烯、香芹酮等炒后未能检出。而荆芥炭中的荆芥酚、乙酰呋喃等9种成分在生品中未能检出。这些变化使荆芥炭的解热，镇痛，发汗等作用减弱。荆芥炒炭后总黄酮含量明显增加，与止血药效的变化有关。荆芥中的熊果酸和齐墩果酸，为其主要的抗炎活性成分，在炒炭后明显降低。

草乌——制草乌

为毛茛科植物北草乌的干燥块根。

【处方用名】

草乌、生草乌、草乌头、乌喙、五毒根、炙草乌头、制草乌头、制草乌。

【饮片性状】

草乌生品：为不规则长圆锥形，略弯曲，顶端常有残茎和少数不定根残基，有的顶端一侧有1枯萎的芽，一侧有1圆形或扁圆形不定根残茎。外表面灰褐色或黑棕色，皱缩，有纵皱纹，点状须根痕及数个瘤状侧根。质硬，断面灰白色或暗灰色，有裂隙，形成层环纹多角形或类圆形，髓部较大或中空。气微，味辛辣，麻舌。

制草乌：为不规则圆形或近三角形片。表面黑褐色，或暗黄色，微显光泽，有灰白色多角形，形成层环和点状维管束，并有空隙，周边皱缩或弯曲。质脆。气微，味微辛辣，稍有麻舌感。

【性味与归经】

草乌生品：辛、苦，热；有大毒。归心、肝、肾、脾经。
制草乌：辛、苦，热；有毒。归心、肝、肾、脾经。

【功效归类】

祛风湿药·祛风寒湿药。

【功能与主治】

草乌生品：有大毒。内服宜慎；多为外用。具有祛风除湿，温经止痛功能。用于风寒湿痹，关节疼痛，麻醉止痛。

制草乌：有毒。经炮制后毒性降低，祛风除湿，温经止痛功能逊于生品，可供内服。用于风寒湿痹，关节疼痛，心腹冷痛，寒疝作痛。

【应用举例】

草乌生品

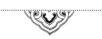

风寒湿痹、关节疼痛

与五灵脂配伍组成黑神散（《普济本事方》）。具有温经散寒，祛风止痛功能。

与川乌、乌药、白及、白芷、白蔹、土鳖虫、木瓜、三棱、莪术、当归、赤芍、肉桂、大黄、连翘、血竭、炒乳香、炒没药、三七、儿茶、薄荷脑、水杨酸甲酯、冰片配伍组成中成药少林风湿跌打膏。具有散瘀活血，舒筋止痛，祛风散寒功能。用于跌打损伤，风湿痹病证。症见伤处瘀肿疼痛，腰肢酸麻。

麻醉止痛

与川乌、半夏、天南星、蟾酥、马钱子、白芷、皂角配伍组成开刀麻药（《串雅内编·卷二·截药外治门》）。为末，临时水调，敷一饭时，开刀不疼。

与川乌、搜山虎、毛老虎、天南星、半夏、樟脑、薄荷脑配伍组成肿痛宁（《中国药物大全·中药卷》）。外涂患处，具有祛风除湿，舒筋活络，行气化瘀，消肿止痛功能。用于跌打损伤，风湿关节疼痛，扭伤，摔伤疼痛，并可作为骨折、脱臼复位手术局部麻醉止痛。

制草乌

风寒湿痹、关节疼痛

与制川乌、地龙、制天南星、乳香、没药配伍组成活络丹（《太平惠民和剂局方》）。具有温经活络，搜风除湿，祛痰逐瘀功能。用于中风手足不仁，日久不愈，经络中有湿痰死血，而见腿、臂间有一、二点作痛。也可用于风寒湿邪留滞经络，肢体筋脉挛痛，屈伸不利，或疼痛游走不定。

与胆南星、制川乌、地龙、制乳香、制没药配伍组成中成药小活络丸。具有祛风散寒，化痰除湿，活血止痛功能。用于风寒湿邪闭阻，痰瘀阻络所致的痹病。症见肢体关节疼痛，或冷痛，或刺痛，或疼痛夜甚，关节屈伸不利，麻木拘挛。

心腹冷痛

与川乌、赤石脂、花椒、肉桂、干姜配伍组成崔氏乌头丸（《张氏医通》）。用于风冷邪气，入乘心络或脏腑，暴感寒气，猝然心痛，或引背脊，经久不瘥。

寒疝作痛

与炒吴茱萸临证配伍组方（《本草汇言》）。用于心肾攻痛，痃心寒疝，常发不愈。

【调剂应付】

1. 处方写生草乌付草乌生品；写草乌，制草乌付制草乌。

2. 用于风寒湿痹，关节疼痛，麻醉止痛，处方具有祛风除湿，温经止痛功能。因生品有大毒，仅供外用付草乌生品；用于风寒湿痹，关节疼痛，心腹冷痛，寒疝作痛，处方具有祛风除湿，温经止痛功能逊于生品，可供内服付制草乌。

【备注】

1. 商品药材草乌不分等级，均为统装货。以根肥壮，质坚实，断面灰白色，残基及须根少者为佳。

2. 草乌宜置通风干燥处，伏天雨季应加强采取必要的防潮，防霉，防虫蛀等养护措施。草乌生熟品种宜分斗贮存。其生品属于毒性药品品种，收载于国务院颁布的《医疗用毒性药品管理办法》之中，其贮存养护和调剂操作，应严格执行相关规定。

3. 《中国药典·一部》载道，草乌生品内服宜慎，一般炮制后应用。制草乌用量为 1.5~3g。

4. 入水煎剂宜先煎，久煎。

5. 经验认为草乌宜先煎 30~60 分钟以上，或煎至口尝无麻辣感为度。因制草乌含有乌头碱，所以有人主张须先煎 1~2 小时。这样可使乌头碱分解为乌头次碱，进而分解为乌头原碱，使毒性大为降低。

6. 草乌生品内服，酒浸，酒煮服易致中毒，故宜慎用。

7. 含有乌头制剂的药品服用方法，应采取从小剂量逐渐递增的方法，"以知为度"。切忌骤服大量，谨防中毒。

8. 草乌生品内服宜慎；孕妇禁用。草乌生品与炮制品不宜与半夏、瓜蒌、瓜蒌子、瓜蒌皮、天花粉、川贝母、浙贝母、平贝母、伊贝母、湖北贝母、白蔹、白及配伍同用。

9. 草乌炮制的程度技术要求达到"口尝无麻舌感，或微有麻舌感"。由于每个人的味觉敏感程度不同，口尝量和口尝方式不同，因而在感知上容易出现差异。使用这种经验方法，应遵循以下原则：

（1）舌尝部位应在舌前 1/3 处；

（2）取样 100~150mg；

（3）在口中嚼半分钟；

（4）咀嚼当时不麻，2~5 分钟后出现麻辣感；

（5）麻舌时间，将维持 20~30 分钟才逐渐消失。

10. 草乌的主要成分和炮制解毒机理与川乌类似。采用双波长薄层扫描法分别测定生草乌、高压蒸法及煮沸 4 小时制草乌饮片中的乌头碱、中乌头碱、次乌头碱 3 种毒性生物碱的含量。结果煮沸 4 小时毒性生物碱含量降低最为明显。在蒸制工艺中，随着压力与温度的增高，总生物碱含量无显著变化，而毒性生物碱的含量确有显著下降。

11. 草乌含乌头碱，因用之不当极易引起中毒。其表现为口舌、四肢或全身麻木，流涎，恶心，呕吐，腹泻，头昏，眼花，口干，脉搏减缓，呼吸困难，手足抽搐，神志不清，大小便失禁，血压及体温下降，心律不齐，室性期前收缩和窦房停搏等。中毒严重时，可死于循环、呼吸衰竭及严重心律不齐。

误服或过量服用草乌后，数分钟即可出现中毒症状。死亡多在中毒后 3~4 个小时出现。有人统计过，1989~1991 年间，文献报道有 31 人因草乌而中毒。研究结果认为，乌头类生物碱对人体心脏有危害，可造成心律不齐。草乌炮制后毒性明显降低，其毒性较生品降低了 70.32 倍。

草果——草果仁 姜草果仁

为姜科植物草果的干燥成熟果实。

【处方用名】

草果、草果仁、草果子、老口、老蔻、老叩、老扣、果仁、炒草果仁、清炒草果仁、姜炒草果仁、姜草果仁。

【饮片性状】

草果生品：为长椭圆形，具三钝棱。表面灰棕色至红棕色，具纵沟及棱线，顶端有圆形突起的柱基，基部有果梗或果梗痕。果皮质坚硬，易纵向撕裂。剥去外皮，中间有黄棕色隔膜，将种子团分成3瓣，每瓣有种子多为8~11粒。种子呈圆锥状多面体，表面红棕色，外被白色膜质的假种皮，种脊为1条纵沟，尖端有凹状的种脐。质硬。有特异香气，味辛、微苦。

草果仁：为圆锥状多面体。表面棕色至红棕色，有的可见外被残留灰白色膜质的假种皮。种脊为1条纵沟，尖端有凹状的种脐。种子坚硬，胚乳灰白色至黄白色。有特异香气，味辛，微苦。

姜草果仁：形如草果仁。颗粒饱满，棕褐色，偶见焦斑。有特异香气，味辛辣，微苦。

【性味与归经】

辛，温。归脾、胃经。

【功效归类】

芳香化湿药。

【功能与主治】

草果生品：药性辛温燥烈，作用峻猛。具有特殊浓郁的辛辣香味，能除腥气，增进食欲，是烹调佐料中的佳品。

草果仁：经过清炒后药性与作用相对缓和，具有截疟除痰功能。多用于疟疾寒热，瘟疫发热。

姜草果仁：经姜制后其燥烈之性得以缓和，具有温中止呕功能。用于寒湿内阻，脘腹胀痛，痞满呕吐。

草果仁

疟疾寒热

与常山、陈橘皮、青橘皮、槟榔、制甘草、厚朴、生姜汁配伍组成截疟七宝饮（《太平惠民和剂局方》）。具有燥湿祛痰，理气截疟功能。用于痰湿疟疾证。症见寒热往来，数发不止。舌苔白腻，寸口脉弦滑浮大。

与槟榔、常山、陈皮、甘草、青皮、厚朴配伍组成中成药截疟七宝丸。具有行气化滞，除湿截疟功能。用于宿食停水，腠理失和引起的疟疾。症见胸胁满闷，不思饮食，肢体酸痛，寒热交作。

瘟疫发热

与柴胡、枳壳、厚朴、青皮、制甘草、黄芩、桔梗、槟榔、荷叶梗配伍组成柴胡达原饮（《重订通俗伤寒论》）。具有透达膜原，祛湿化痰功能。用于瘟疫痰阻于膜原证。症见间日发疟，胸膈痞满，心烦懊侬，头眩口腻，咯痰不爽。苔白如积粉，扪之粗涩，脉弦而滑。

与羌活、白芷、苍术、防风、茯苓、陈皮、六神曲、姜制厚朴、枳壳、醋香附、姜半夏、前胡、川芎、薄荷、砂仁、木香、豆蔻、广藿香、醋乌药、紫苏叶、甘草配伍组成中成药调胃清滞丸。具有疏风解表，散寒化湿，健胃消食功能。用于感冒属风寒夹湿证。症见恶寒发热，食少纳呆，嗳气吞酸，腹痛泄泻。

姜草果仁

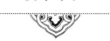

寒湿内阻、脘腹胀满、痞满呕吐

与乌梅、青蒿、黄芩、厚朴、知母、炒白芍、天花粉、半夏配伍组成乌梅草果汤（《李幼昌临床经验选集》）。具有调和脾胃，疏表和里功能。用于邪入少阳募原，或外有表邪，湿食互滞肠胃证。症见发热恶寒，头痛身困重，脘腹胀满疼痛，恶心呕吐，大便塘泄。舌红苔黄腻，脉弦数。

与草豆蔻、当归、甘草、干姜、高良姜、六神曲、肉桂、山楂、茯苓、香附、延胡索、郁金配伍组成中成药八宝瑞生丸。具有散寒化湿，理气消食功能。用于脾胃寒湿，脘腹胀满，食积气滞，寒疝腹痛等。

【调剂应付】

1.处方写草果，生草果付草果生品；写草果仁，清炒草果仁付草果仁；写姜制草果仁，姜草果仁付姜草果仁。

2.用于疟疾寒热，瘟疫发热，处方具有截疟除痰功能付炒果仁；用于寒湿内阻，脘腹胀痛，痞满呕吐，处方具有温中止呕功能付姜草果仁。

3.草果生品及草果仁气猛燥烈，燥湿温中之力甚强，因其味厚气浊，临床多用姜制品，草果经姜制后即可矫正不良之味，又能增加温中止呕的作用，因此备受医家的欢迎。

【备注】

1.商品药材草果为统装货。以个大，饱满，质硬，表面红棕色，内色白，香气浓，味辛，微苦者为佳。

2.草果种子团易霉变，应击破果壳观察，种子团萌霉时质地变软，色泽变暗，表面有白色膜絮状物黏附，继而变成青黑或黄等多种颜色。因此，当贮存于防潮，阴凉，干燥环境中。

3.入水煎剂宜捣碎。

4.草果除含有挥发油外，还含有锌、铜、铁、镍、锰、钴等微量元素。草果炮制后水煎液中铅元素有所下降，炒草果比姜制草果更明显，锌、铜、镍等元素含量均有增加。其中姜制草果最高，炒草果次之。

5.草果炮制后挥发油的含量降低，辛散之性缓和，这与姜草果仁燥烈之性有所缓和，温中散寒，止痛止呕能力强的中医理论相符。药理实验表明，草果不同炮制品均可拮抗由醋酸引起的小鼠腹痛，拮抗由肾上腺素引起的回肠运动抑制，和乙酰胆碱引起的回肠痉挛，其中姜草果作用好于其他制品。

枳壳 — 麸炒枳壳

为芸香科植物酸橙及其栽培变种的干燥未成熟果实。

【处方用名】

枳壳、生枳壳、江枳壳、川枳壳、江壳、川壳、炒枳壳、制枳壳、麸炒枳壳。

【饮片性状】

枳壳生品：为不规则弧状条形薄片。断面外皮棕褐色至褐色，中果皮黄白色至黄棕色，近外缘有1~2列点状油室，内侧有少数紫褐色瓢囊。

麸炒枳壳：形如枳壳切片。色较深，偶有焦斑。

【性味与归经】

苦、辛、酸，微寒。归脾、胃经。

【功效归类】

理气药。

【功能与主治】

枳壳生品：药性辛燥，具有宽中除胀功能。用于气实壅满所致的胸胁气滞，胀满疼痛，脏器下垂。

麸炒枳壳：经麸炒制后，辛燥之性得以缓和，偏于理气消食。用于食积不化，痰饮内停，也可用于产后或年老体弱而致的脏器下垂。

【应用举例】

枳壳生品

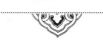

胸胁气滞、胀满疼痛

与五灵脂、当归、川芎、桃仁、牡丹皮、赤芍、乌药、延胡索、甘草、香附、红花配伍组成膈下逐瘀汤（《医林改错》）。具有活血祛瘀，行气止痛功能。用于瘀在膈下，形成积块，或小儿痞块，痛处不移，卧则腹坠者。

与柴胡、白芍、甘草配伍组成中成药柴枳四逆散。具有疏肝理脾功能。用于热厥手足不温，胸胁痞满，下痢腰痛。

脏器下垂

与升麻配伍组成枳麻汤（《中国中医秘方大全》）。具有升提清阳，消胀除满功能。用于胃下垂。

麸炒枳壳

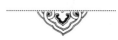

食积不化

与木香、槟榔、青皮、陈皮、莪术、黄连、大黄、炒香附、黑牵牛子、三棱、芒硝配伍组成木香槟榔丸（《儒门事亲》）。具有行气导滞，攻积泄热功能。用于湿热积滞证。症见脘腹痞满胀痛，或泄泻痢疾，里急后重，或大便秘结。舌苔黄腻，脉沉实。

与茯苓、山楂、醋制香附、炒白术、槟榔、莱菔子、草豆蔻、麦芽、炒六神曲、陈皮、木香、广藿香、甘草、高良姜、豆蔻、青皮、官桂、砂仁、丁香配伍组成中成药紫蔻丸。具有温中行气，健脾消食功能。用于寒郁气滞，或饮食所致的消化不良，恶心呕吐，嗳气吞酸，腹满，胃脘疼痛。

痰饮内停

与半夏、茯苓、风化硝、生姜配伍组成指迷茯苓丸（《医方考》）。具有燥湿，行气，化痰功能。用于痰湿内停，流注四肢，肩背酸痛，两手疲软者。

与紫菀、橘红、桔梗、百部、五味子、陈皮、干姜、荆芥、罂粟壳浸膏、甘草、氯化铵、前胡、薄荷素油配伍组成中成药止咳宝片。具有宣肺祛痰，止咳平喘功能。用于外感风寒所致的咳嗽，痰多清稀，咳甚而喘；慢性支气管炎，上呼吸道感染见上述证候者。

因产后或年老体弱而致脏器下垂

与黄芪、白术、升麻、当归、益母草、制甘草配伍组成枳壳益气汤（《中药临床应用》）。具有补中益气，升提固脱功能。用于产后子宫脱垂，或久泄脱肛。

【 调剂应付 】

1. 处方写生枳壳付枳壳生品；写枳壳，炒枳壳，麸炒枳壳付麸炒枳壳。

2. 用于气实壅满所致的胸胁气滞，胀满疼痛及脏器下垂，处方具有宽中除胀付枳壳生品；用于食积不化，痰饮内停，或产后，或年老体弱而致脏器下垂，处方具有理气消食功能付麸炒枳壳。

3. 枳壳虽有生用与制用之分，但因生品药性辛燥，煎液还有苦麻感。脾胃虚弱的人服用后，有时可出现肠胃不适，而炒制品则无此现象。为了既能有效，又能消除某些不良反应，所以从古至今枳壳多制用。总之，对枳壳的生用与制用，不宜完全拘泥于某一病症，药用原则通常是体强病实者生用。一般情况都宜制用，如治子宫脱垂，脱肛，虽然多生用，但常需与补中益气药同用，若体虚者仍多用制品。

【 备注 】

1. 商品药材枳壳常按产地划分为川枳壳（主产四川），江枳壳（主产江西），湘枳壳（主产湖南）。以外皮青绿，肉厚瓤小，肉色白净外翻，香气浓者质量为佳。川、江出产均为道地药材，湘枳壳产量较大，质量一般。

2. 枳壳属易虫蛀，易霉变，和易散失气味的饮片品种。本品吸潮后质地变软，气味散失，内皮及果瓤可见灰色霉斑。危害的仓虫常将果皮蛀成针孔状，虫蛀严重者可采用磷化铝熏杀。贮存期间，应采取防潮与通风等有效的养护措施，将虫害发生率降低再降低。

3. 黄酮、生物碱和挥发油，是枳壳的主要活性成分，具有调整平滑肌运动的作用。故枳壳行滞除胀作用较强，但因含量较高，刺激性较大。

麸炒后枳壳中的桔皮苷，新橙皮苷，新弗林，川陈皮素，橘皮素，水合橘皮内酯，橘皮内酯，马尔敏含量均微下降。由此降低了枳壳的刺激性，表现为制枳壳调整平滑肌运动较为缓和。麸炒后枳壳中的葡萄内酯含量明显上升，小剂量葡萄内酯对正常小鼠小肠运动具有促进作用，高剂量则具有抑制作用。也就是说，葡萄内酯对正常小鼠小肠的运动具有双向调节作用，这与枳壳中医临床功能主治相吻合。

枳实—麸炒枳实

为芸香科植物酸橙（习称『酸橙枳实』）及其栽培变种或甜橙（习称『甜橙枳实』）的干燥幼果。

【处方用名】

枳实、生枳实、只什、生枳实、陈枳实、陈枳什、绿衣枳实、川枳实、江枳实、湘枳实、破胸椎、破凶追、制枳实、炒枳实、麸炒枳实。

【饮片性状】

枳实生品：为不规则弧状条形或圆形薄片。断面外果皮黑绿色至暗棕绿色，中果皮部分黄白色至黄棕色，近边缘有1~2列点状油室，条片内侧或圆片中央有棕褐色瓤囊。质坚硬。气清香，味苦，微酸。

麸炒枳实：形如枳实切片。色较深，有的可见焦斑。气焦香，味微苦，微酸。

【性味与归经】

苦、辛、酸，微寒。归脾、胃经。

【功效归类】

理气药。

【功能与主治】

枳实生品：辛散苦泄，药性微寒，破气力强，作用快速，有"冲墙倒壁"之誉。具有化痰散痞功能。用于气壮邪实所致的痰滞气阻，胸痹，结胸，脏器下垂。

麸炒枳实：经麸炒制后，既可缓其峻烈之性，又能免伤正气。因此，具有破气消积功能。用于积滞内停，痞满胀痛，泻痢后重，大便不通。

枳实生品

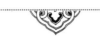

痰滞气阻

与半夏、茯苓、橘红、姜汁浸天南星配伍组成导痰汤(皇甫坦方,录自《传信适用方》)。具有燥湿祛痰,行气开郁功能。用于痰厥证。症见头目旋晕,或痰饮壅盛,胸膈痞塞,胁肋胀满,头痛呕逆,喘急痰嗽,涕唾稠黏。舌苔厚腻,脉滑。

与北葶苈子、制麻黄、苦杏仁、浙贝母、枇杷叶、大青叶、石菖蒲、穿山龙、一枝蒿、银杏叶、五味子、石膏、甘草配伍组成中成药银黄清肺胶囊。具有清肺化痰,止咳平喘功能。用于慢性支气管炎急性发作之痰热壅肺证。症见咳嗽咯痰,痰黄而黏,胸闷气喘,发热口渴,便干尿黄。舌红,苔黄腻等。

胸痹、结胸

与瓜蒌、薤白、厚朴、桂枝配伍组成枳实薤白桂枝汤(《金匮要略》)。具有通阳散结,祛痰下气功能。用于胸痹证。症见胸满而痛,甚或胸痛彻背,喘息咳唾,短气,气从胁下上抢心。舌苔白腻,脉沉强或紧。

与黄芪、党参、麦冬、何首乌、淫羊藿、葛根、当归、丹参、皂角刺、海藻、昆布、牡蛎配伍组成中成药心通口服液。具有益气养阴,软坚化痰功能。用于气阴两虚,痰瘀交阻型胸痹。症见胸闷心悸,胸闷气短,心烦乏力。脉沉细,弦滑,结代。冠心病心绞痛见上述证候者。

脏器下垂

以本品水煎浓缩成66%或132%浓度,或配蓖麻子油等量,制成10%溶液,用离子透入疗法治疗胃下垂。

麸炒枳实

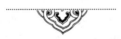

积滞内停、痞满胀痛

与白术配伍组成枳术丸(《脾胃论》引张洁古方)。具有健脾消痞功能。用于脾胃虚弱,饮食停滞证。症见脘腹痞满,不思饮食等。

与炒白术、草豆蔻、醋制鸡内金、木香、焦槟榔、荸荠粉配伍组成中成药健脾消食丸。具有健脾,消食,化积功能。用于脾胃气虚所致的疳证。症见小儿乳食停滞,脘腹胀满,食欲不振,面黄肌瘦,大便不调。

泻痢后重

与大黄、茯苓、炒六神曲、黄芩、黄连、白术、泽泻配伍组成枳实导滞丸(《内外伤辨惑论》)。具有消导积滞,清利湿热功能。用于湿热食积证。症见脘腹胀痛,下痢泄泻,或大便秘结,小便黄赤。舌苔黄腻,脉沉有力。

与黄连、木香、黄芩、陈皮、醋制青皮、姜制厚朴、炒槟榔、滑石、炒白芍、当归、甘草配伍组成中成药香连化滞丸。具有清热利湿,行血化滞功能。用于大肠湿热所致痢疾,症见大便脓血,里急后重,发热腹痛。

大便不通

与麻子仁、芍药、大黄、厚朴、苦杏仁配伍组成麻子仁丸(《伤寒论》)。具有滋液润燥,泻热通便功能。用于肠胃燥热,大便数日不行,或排出不畅,一般无潮热,腹满硬痛等燥热结实证表现,往往不更衣多日,亦无所苦。此外,凡年老体虚、亡血、产后便秘,以及痔疮,肛裂而大便干燥者,亦可归于本证范畴。

与肉苁蓉、何首乌、蜂蜜配伍组成中成药苁蓉通便口服液。具有滋阴补肾,润肠通便功能。用于中老年人,病后,产后等虚性便秘及习惯性便秘。

【调剂应付】

1.处方写生枳实付枳实生品;写枳实,制枳实,炒枳实,麸炒枳实付麸炒枳实。

2.用于痰滞气阻,胸痹,结胸,脏器下垂,处方具有化痰散痞功能,且患者气壮邪实者付枳实生品;用于积滞内停,痞满胀痛,泻痢后重,大便不通,处方具有破气消积功能付麸炒枳实。

【备注】

1.商品药材枳实一般以个头均匀,果皮表面黑绿色光滑,果肉厚而成白色,断面凸起,质坚硬,体重者为佳。传统以出产于四川、江西者为著名。

2.枳实虫蛀常在瓤部空隙处开始,并吐丝排粪结串污染饮片,影响药效。故枳实宜贮存于干燥,通风处。

3.未经切片加工的枳实个子货,入水煎剂宜捣碎。

4.据实验结果表明,生枳实与生枳壳经麸炒后,挥发油约降低了1/2。通过枳实中挥发油对离体肠管作用的研究看,它可使肠蠕动频率增强,振幅降低,从描记曲线分析,肠蠕动收缩力加强,舒张不完全,平滑肌处于痉挛状态。所以麸炒后挥发油的减少,必然导致减弱枳实与枳壳对肠道平滑肌的刺激。这符合古人"麸皮制去燥性而和胃"及"生用峻烈,麸炒略缓"的记载。

栀子——炒栀子 焦栀子

为茜草科植物栀子的干燥果实。

【处方用名】

栀子、生栀子、山栀子、山栀、支子、山支子、黄栀子、红栀子、黑山栀、黑山支、炒栀子、焦栀子。

【饮片性状】

栀子生品：为长卵圆形或椭圆形，或不规则的碎块。果皮表面红黄色或棕红色，具6条翅状纵棱，棱间常有1条明显的纵脉纹，并有分枝。顶端残存萼片，基部稍尖，有残留果梗。果皮薄而脆，略有光泽；内表面色较浅，有光泽，具2-3条隆起的假隔膜。种子多数，扁卵圆形，集结成团，深红色或红黄色，表面密具细小疣状突起。气微，味微酸而苦。

炒栀子：形如栀子或不规则的碎块。黄褐色。

焦栀子：形如栀子或不规则的碎块。表面焦褐色或焦黑色。果皮内表面棕色，种子表面黄褐色或棕褐色。气微，味微酸而苦。

【性味与归经】

苦，寒。归心、肺、三焦经。

【功效归类】

清热药·清热泻火药。

【功能与主治】

栀子生品：具有泻火除烦，清热利湿，凉血解毒；外用消肿止痛功能。用于热病心烦，湿热黄疸，淋证涩痛，血热吐衄，目赤肿痛，火毒疮疡；外治扭挫伤痛。

炒栀子：经炒制后苦寒之性得以缓和，减少对脾胃的刺激，功效与焦栀子相似，炒栀子比焦栀子苦寒之性略强。一般病情热证较甚者用炒栀子，脾胃虚弱者可用焦栀子。

焦栀子：具有凉血止血功能。用于血热吐血，衄血，尿血，崩漏。

289

【应用举例】

栀子生品

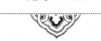

热病心烦

与淡豆豉配伍组成栀子豉汤（《伤寒论》）。具有清宣郁热，除烦止躁功能。用于伤寒汗、吐、下后，虚烦不得眠，甚者反复颠倒，心中懊恼，胸脘痞闷，饥不能食。舌苔薄黄腻，脉数。

与胆酸、珍珠母、猪去氧胆酸、水牛角、板蓝根、黄芩苷、金银花配伍组成中成药清开灵片。具有清热解毒，镇惊安神功能。用于外感风热时毒，火毒内盛所致的高热不退，烦躁不安，咽喉肿痛，舌质红绛，苔黄，脉数者；上呼吸道感染，病毒性感冒，急性化脓性扁桃体炎，急性咽炎，急性气管炎，高热等病属上述证候者。

湿热黄疸

与茵陈、大黄配伍组成茵陈蒿汤（《伤寒论》）。具有清热，利湿，退黄功能。用于湿热黄疸证。症见一身面目俱黄，黄色鲜明如橘子色，腹微满，口中渴，但头汗出，小便不利。舌苔黄腻，脉沉实或滑数。本方现今用于急性黄疸型传染性肝炎，胆囊炎，胆石症，钩端螺旋体病引起的黄疸属湿热型者。

与茵陈、山银花、厚朴、防己配伍组成中成药清肝利胆胶囊。具有清利肝胆湿热功能。用于湿热蕴结肝胆所致的纳呆，胁痛，疲倦，乏力，尿黄。苔腻，脉弦。

淋证涩痛

与木通、瞿麦、车前子、萹蓄、滑石、制甘草、煨大黄、灯心草配伍组成八正散（《太平惠民和剂局方》）。具有清热泻火，利水通淋功能。用于湿热下注，发为热淋，石淋证。症见尿频涩痛，淋沥不畅，甚或癃闭不通，小腹胀满，口燥咽干。舌红苔黄，脉滑数实。

与瞿麦、萹蓄、木通、盐车前子、滑石、大黄、制甘草配伍组成中成药清淋颗粒。具有清热泻火，利水通淋功能。用于膀胱湿热所致的淋证，癃闭证。症见尿频涩痛，淋沥不畅，小腹胀满，口干咽燥。

血热吐衄

与地黄、小蓟、滑石、木通、炒蒲黄、淡竹叶、藕节、酒浸当归、制甘草配伍组成小蓟饮子（《济生方》）。具有凉血止血，利尿通淋功能。

用于下焦热结证。症见血淋尿血，小便频数，赤涩热痛。舌红苔薄白，脉数。

与黄连、黄芩、黄柏、金银花、知母、天花粉、大黄配伍组成中成药栀子金花丸。具有清热泻火，凉血解毒功能。用于肺胃火盛所致的口舌生疮，牙龈肿痛，目赤眩晕，咽喉肿痛，吐血衄血，大便秘结。

目赤肿痛

与当归、龙胆、黄连、黄芩、黄柏、大黄、芦荟、青黛、木香、麝香配伍组成当归芦荟丸（《黄帝素问宣明论方》）。具有清泻肝胆实火功能。用于肝胆实火证。症见头晕目眩，神志不宁，谵语发狂，或大便秘结，小便赤涩。

与桔梗、熟大黄、天花粉、石膏、麦冬、玄参、蒺藜、蝉蜕、甘草、陈皮、菊花、车前子、当归、黄芩、赤芍、黄连、枳壳、薄荷脑、连翘、荆芥油配伍组成中成药明目上清丸。具有清热散风，明目止痛功能。用于外感风热所致的暴发火眼，红肿作痛，头晕目眩，眼边刺痛，大便燥结，小便赤黄。

火毒疮疡

与黄连、黄芩、黄柏配伍组成黄连解毒汤（《外台秘要》）。具有泻火解毒功能。用于三焦火毒热盛证。症见大热烦扰不眠，狂乱错语，口燥咽干，或吐血发斑，及痈肿疔毒。舌红苔黄，脉数有力。

与地榆、地黄、当归、桃仁、黄连、木鳖子、罂粟壳、血余炭、棕榈、半边莲、土鳖虫、白蔹、黄柏、紫草、金银花、红花、大黄、苦参、五倍子、槐米、木瓜、苍术、白芷、赤芍、黄芩、胡黄连、川芎、乌梅、冰片、血竭、乳香、没药配伍组成中成药京万红软膏。具有活血解毒，消肿止痛，祛腐生肌功能。用于轻度水、火烫伤，疮疡肿痛，创面溃烂。

扭挫伤痛

取本品研细末与面粉、黄酒或鸡蛋清调敷患处（表皮破溃者不可选用）。具有清热活血，止痛消肿功能。用于跌打损伤，局部肿痛。

与木香、防风、荆芥、细辛、五加皮、桂枝、牛膝、川芎、徐长卿、白芷、莪术、红杜仲、大罗伞、小罗伞、沉香、两面针、黄藤、三棱、樟脑、薄荷脑配伍组成中成药消肿止痛酊。具有舒筋活络，消肿止痛功能。用于跌打扭伤，风湿骨痛，无名肿毒，及腮腺炎肿痛。

焦栀子

血热吐血、衄血、尿血、崩漏

与大蓟、小蓟、荷叶、侧柏叶、白茅根、茜草、大黄、牡丹皮、棕榈配伍组成十灰散（《十药神书》）。具有凉血止血功能。用于血热妄行所致的呕血，咯血等。

与荷叶、藕节、大蓟炭、小蓟炭、茅根炭、棕榈炭、知母、黄芩炭、地黄炭、玄参、当归、白芍、香墨配伍组成中成药荷叶丸。具有凉血止血功能。用于血热所致的咯血，衄血，尿血，便血，崩漏。

【调剂应付】

1. 处方写栀子，生栀子付栀子生品；写炒栀子付炒栀子；写焦栀子付焦栀子。

2. 用于热病心烦，湿热黄疸，淋证涩痛，血热吐衄，目赤肿痛，火毒疮疡，扭挫伤痛，处方具有泻火除烦，清热利湿，凉血解毒，外用消肿止痛功能付栀子生品；栀子苦寒之性甚强，且对脾胃有刺激性，易使脾胃虚弱者导致恶心呕吐，故对于脾胃虚弱者可付炒栀子；用于血热吐血，衄血，尿血，崩漏，处方具有凉血止血功能付焦栀子。

【备注】

1. 商品药材栀子以身干，果形均匀，饱满，色红艳，外形完整者为佳。

2. 栀子在贮存过程中，如果发现有虫蛀或霉变现象时，应立即置于阴凉，通风处进行除潮。除潮干燥，忌强光下曝晒。虫害严重且数量较大者，可用溴甲烷或磷化铝熏蒸。霉迹通常在种子团部位，表面不易发现，应击破果壳观察，种子萌霉时质地变软，色泽变暗。表面有白色膜絮状物黏附，续而变成青、黑黄等多种颜色。

3. 入水煎剂宜捣碎。

4. 用栀子生品与焦栀子给家兔注射 1.5g 的剂量时，均有显著缩短凝血时间的作用；但在 0.75g 剂量时，栀子生品仍有作用，焦栀子则无此作用。

5. 对注射酵母引起发烧的家兔，栀子生品有明显的解热作用，而焦栀子则无此作用。

6. 栀子生品有明显对抗 CCl_4 所引起的动物肝急性中毒的作用，经不同方法炮制后，护肝作用均降低。实验初步认为，栀子若用于急性黄疸型肝炎应以生品为好。

厚朴 — 姜厚朴

为木兰科植物厚朴或凹叶厚朴的干燥干皮、根皮及枝皮。

【处方用名】

厚朴、生厚朴、川厚朴、川朴、筒朴、紫厚朴、紫油朴、炙厚朴、制厚朴、姜制厚朴、姜厚朴。

【饮片性状】

厚朴生品：为弯曲的切丝条状或单、双卷筒状，习称"筒朴"。外表面灰褐色，有时可见椭圆形皮孔或纵皱纹。内表面紫棕色或深紫褐色，较平滑，具细密纵纹，手指划之显油痕。断面颗粒性，有油性，有的可见小亮星。气香，味辛辣，微苦。

姜厚朴：形如厚朴切丝。表面灰褐色，偶见焦斑。略有姜辣气。

【性味与归经】

苦、辛，温。归脾、胃、肺、大肠经。

【功效归类】

芳香化湿药。

【功能与主治】

厚朴生品：药力峻烈，其味辛辣，对咽喉有一定的刺激性，故一般不为内服药用。

姜厚朴：经姜制后，可消除生品对咽喉的刺激。增强燥湿消痰，下气除满功能。用于湿滞伤中，脘痞吐泻，食积气滞，腹满便秘，痰饮喘咳。

【应用举例】

姜厚朴

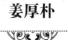

湿滞伤中，脘腹吐泻

与广藿香、紫苏、白芷、大腹皮、茯苓、白术、半夏曲、陈皮、桔梗、制甘草配伍组成藿香正气散（《太平惠民和剂局方》）。具有解表化湿，理气和中功能。用于外感风寒，内伤湿滞证。症见发热恶寒，头痛，胸膈满闷，脘腹疼痛，恶心呕吐，肠鸣泄泻。舌苔白腻。

与苍术、陈皮、白芷、茯苓、大腹皮、半夏、甘草浸膏、广藿香油、紫苏叶油配伍组成中成药藿香正气水。具有解表化湿，理气和中功能。用于外感风寒，内伤湿滞或夏伤暑湿所致的感冒。症见头痛昏重，胸膈痞闷，脘腹胀痛，呕吐泄泻；胃肠型感冒见上述证候者。

食积气滞、腹胀便秘

与酒大黄、制枳实、芒硝配伍组成大承气汤（《伤寒论》）。具有峻下热结功能。用于阳明腑实证。症见大便秘结，频传矢气，脘腹痞满，腹痛拒按，按之则硬，甚则潮热谵语，手足濈然汗出。舌苔黄燥起刺，或焦黑燥裂。脉沉实。或用于热结旁流证，症见下利清水，色纯青，脘腹疼痛，按之坚硬有块，口舌干燥。脉滑实。

与火麻仁、苦杏仁、大黄、炒枳实、炒白芍配伍组成中成药麻仁丸。具有润肠通便功能。用于肠热津亏所致的便秘。症见大便干结难下，腹部胀满不舒；习惯性便秘见上述证候者。

痰饮喘咳

与麻黄、石膏、苦杏仁、半夏、干姜、细辛、小麦、五味子配伍组成厚朴麻黄汤（《金匮要略》）。具有宣肺散饮，止逆除烦功能。用于饮邪夹热上迫，病势走表为主要病机之证。症见咳嗽喘息痰多，胸满烦躁，咽喉不利。舌苔滑腻或微黄。脉弦滑。

与炒紫苏子、前胡、甘草、姜半夏、陈皮、沉香、当归配伍组成中成药苏子降气丸。具有降气化痰，温肾纳气功能。用于上盛下虚，气逆痰壅所致的咳嗽喘息，胸膈痞塞。

【调剂应付】

1. 处方写生厚朴付厚朴生品；写厚朴，制厚朴，姜厚朴，付姜厚朴。

2. 用于湿滞伤中，脘腹吐泻，食积气滞，腹胀便秘，痰饮喘咳，处方具有燥湿消痰，下气除满功能付姜厚朴。

【备注】

1. 商品药材厚朴一般以皮厚，肉细，内表面紫棕色，油性足，断面有小亮星，香气浓者为佳。

2. 厚朴含有挥发油，如果挥发油散失即成干皮，失去药用价值。为了防止"泛油"及气味散失，本品宜贮存于干燥、凉爽之处。贮存环境，不宜过于燥热或通风。最好避光，尽量减少接触空气，以免影响药用质量。

3. 厚朴经姜制后，消除了对咽喉的刺激性，并增强了宽中和胃止呕的作用。故多用于腹中痛泻，痞满胀痛，胃虚呕逆等证。

厚朴姜制前后的化学成分变化分析显示，厚朴酚及和厚朴酚的含量下降，但是姜制厚朴的色谱图中增加了姜酚成分。气质联用实验结果表明，厚朴炮制后挥发油总量降低，但其组成未发生改变。这些成分的变化，表现为厚朴姜制后抗炎和抗菌作用增强。同时抑制胃溃疡形成，促进胃排空和抑制腹泻的作用也增强。从现代药理学角度验证了"厚朴有油味苦，不以姜制则棘人喉舌"炮制理论的合理性。

综合厚朴炮制前后药理作用和化学成分的变化，姜制后挥发油总量降低，可能是姜厚朴对咽喉刺激性减弱的原因之一。而姜制后促进胃肠道功能，则可能是炮制过程中，生姜中的一些成分如姜酚进入厚朴，即由于辅料生姜的协同作用产生的结果。

牵牛子——炒牵牛子

为旋花科植物裂叶或圆叶牵牛的干燥成熟种子。

【处方用名】

牵牛子、牵牛花子、喇叭花子、牵牛仁、黑牵牛子、白牵牛子、黑丑牛、白丑牛、黑丑、白丑、二丑、炙牵牛子、制牵牛子、炒牵牛子、炒牵牛子。

【饮片性状】

牵牛子生品：为橘瓣状。表面灰黑色或淡黄白色，背面有一条浅纵沟，腹面棱线的下端有一点状种脐，微凹。质硬，横断面可见淡黄色或黄绿色皱缩折叠的子叶，微显油性。气微，味辛、苦，有麻舌感。

炒牵牛子：形如牵牛子。表面黑褐色或黄棕色，稍鼓起。断切面浅黄色，微具香气。

【性味与归经】

苦、寒；有毒。归肺、肾、大肠经。

【功效归类】

泻下药·峻下逐水药。

【功能与主治】

牵牛子生品：有毒。具有逐水消肿，杀虫功能。用于水肿胀满，二便不通，虫积腹痛。

炒牵牛子：毒性降低，缓和药性，免伤正气，易于粉碎和煎出。具有消积导滞，消积之中略寓健脾功能。用于痰饮积聚，气逆喘咳，饮食停滞。

【应用举例】

牵牛子生品

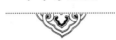

水肿胀满、二便不通

与面裹煨甘遂、醋炒芫花、醋炒大戟、轻粉、大黄、青皮、陈皮、木香、槟榔配伍组成舟车丸（《太平圣惠方》）。具有行气破滞，逐水消肿功能。用于水热内壅，气机阻滞，水肿水胀病。症见肿胀，口渴，气粗，腹坚，二便秘涩。脉沉数有力。

与酒炒大黄、炒猪牙皂、炒牵牛子、醋炒香附、槟榔、醋炒五灵脂配伍组成中成药四消丸。具有消水，消痰，消食、消气，导滞通便功能。用于一切气食痰水，停积不化，胸脘饱闷，腹胀疼痛，大便秘结。

虫积腹痛

与槟榔、大黄、皂角、苦楝根皮、沉香、木香、雷丸配伍组成万应丸（《医学正传》）。具有攻积杀虫功能。用于虫积内阻，腹痛拒按，大便秘结者。

与槟榔、大黄、鹤虱、苦楝皮、雷丸、使君子仁、木香配伍组成中成药杀虫丸。具有杀虫导滞功能。用于肠道虫积引起的虫积腹痛，停食停乳，饮食少进，大便秘结。

炒牵牛子

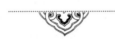

痰饮积聚

与葶苈子、苦杏仁、陈皮等临证配伍组方。具有增强祛痰逐饮功能。用于痰壅气阻，胸腹满胀，大便不利等。

与大黄、槟榔、人参、朱砂配伍组成中成药一捻金胶囊。具有消食导滞，祛痰通便功能。用于脾胃不和，痰食阻滞所致的积滞。症见停食停乳，腹胀便秘，痰盛喘咳。

气逆喘咳

与大黄、槟榔配伍组成夺命散（《儒门事亲》）。用于小儿肺胀喘满，胸高气急，两胁煽动，陷下作坑，两鼻窍张，闷乱嗽渴，声嘎不鸣，痰涎潮塞，俗称"马脾风"者。

与大黄、槟榔、黄连、化橘红、珍珠、牛黄、琥珀、朱砂、冰片配伍组成中成药小儿珠黄散。具有泻火导滞，镇静安神功能。用于小儿宿食夹热引起的面赤唇红，身热不安，咳嗽痰鸣，小便短赤，大便秘结，惊风抽搐。

饮食停滞

与桔梗、升麻、皂角、芥子、厚朴、熟大黄、竹沥、姜汁、韭汁配伍组成桔升牵牛汤（《千家名老中医妙方秘典》）。具有宣上通下功能。用于嗜食高粱厚味，湿热蕴热，上阻下秘之便秘，腹胀欲吐。

与炒焦六神曲、焦山楂、焦麦芽、焦槟榔、醋莪术、制三棱、大黄配伍组成中成药小儿化食丸。具有消食化滞，泻火通便功能。用于食滞化热所致的积滞证。症见厌食烦躁，恶心呕吐，口渴，脘腹胀满，大便干燥。

【调剂应付】

1. 处方写牵牛子，生牵牛子付牵牛子生品；写炒牵牛子付炒牵牛子。

2. 用于水肿胀满，二便不通，虫积腹痛，处方具有逐水消肿，杀虫功能付牵牛子生品；用于痰饮积聚，气逆喘咳，饮食停滞，处方具有消积导滞健脾功能付炒牵牛子。

【备注】

1. 商品药材牵牛子不分等级，均为统装货。以籽粒大饱满，无杂质者为佳。

2. 牵牛子水试区别方法。取牵牛子适量加水浸泡后种皮出现龟裂状，并自腹面棱线处破裂，手捻有明显的黏滑感。气微辛辣，并有腥味，口嚼有黏滑麻舌感。

3. 牵牛子表面呈灰黑色或乌黑色，习称黑牵牛或黑丑；表面呈黄白色或淡棕色，习称白牵牛或白丑。两者有按药材表面颜色不同，而分斗贮存；也有将两者混在一起，统装于一斗之中，习称"二丑"。研究证明，牵牛子药效与种皮颜色无关。

4. 宜贮存于通风，干燥处。

5. 入水煎剂宜捣碎。

6. 不宜与巴豆、巴豆霜配伍同用。

7. 牵牛子含牵牛子苷为峻泻药，内服在肠内遇见胆汁及肠液，可分解成牵牛子素，对肠道有强烈的刺激作用，使肠蠕动增加，可引起腹痛和腹泻。牵牛子苷吸收后由肾脏排泄，引起肾脏损害，并能损害神经中枢。内服过量可引起血尿，舌运动麻痹，语言障碍，重则可损害中枢神经系统而出现昏迷。清炒的目的，既可使坚硬的种壳松弛，易于煎出药效，又可因加热而使部分牵牛子苷破坏，其毒性减弱，峻泻作用亦变缓和。

为莎草科植物莎草的干燥根茎。

【处方用名】

香附、生香附、香附米、附米、莎草根、莎根、三棱草根、毛香附、光香附、炙香附、制香附、醋制香附、醋香附。

【饮片性状】

香附生品：为不规则厚片或颗粒状。外表皮棕褐色或黑褐色，有时可见环节。断面色白或黄棕色，质硬。内皮层环纹明显。气香，味微苦。

醋香附：形如香附切片（粒）。表面黑褐色。微有醋香气，味微苦。

【性味与归经】

辛、微苦、微甘，平。归肝、脾、三焦经。

【功效归类】

理气药。

【功能与主治】

香附生品：能上行胸膈，外达肌肤，具有理气宽中功能。用于胸胁胀满，脘腹痞闭，风寒感冒。

醋香附：经醋炮制后，药力专入肝经，增强疏肝解郁，调经止痛功能。用于肝郁气滞所致的胀满疼痛，乳房胀痛，月经不调，经闭痛经，脾胃气滞，疝气疼痛。

【应用举例】

香附生品

胸胁胀满、脘腹痞闷

与苍术、川芎、栀子、六神曲配伍组成越橘丸（《丹溪心法》）。具有行气解郁功能。用于气、血、痰、火、湿、食等郁结所致的胸膈痞闷，脘腹胀痛，吞酸呕吐，饮食不化等症。

与川芎、炒栀子、炒苍术、炒六神曲配伍组成中成药越橘丸。具有理气解郁，宽中除满功能。用于胸脘痞闷，腹中胀满，饮食停滞，嗳气吞酸。

风寒感冒

与紫苏叶、陈皮、制甘草配伍组成香苏散（《太平惠民和剂局方》）。具有疏散风寒，理气和中功能。用于外感风寒，内有气滞证。症见形寒身热，头痛无汗，胸脘痞闷，不思饮食。舌苔薄白，脉浮。

与细辛、乌药、荜茇、广藿香、冰片、柴胡、雄黄、荆芥、砂仁、薄荷、丁香、陈皮、豆蔻、独活、甘草、川芎、天花粉、朱砂、防风、紫苏叶、天麻、白芷、檀香、半夏配伍组成中成药解表追风丸。具有祛风解表，健脾和中功能。用于体虚有风，头晕头痛，不思饮食，胸腹满闷，产后风气。

醋香附

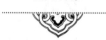

胀满疼痛

与柴胡、枳壳、白芍、陈皮、川芎、甘草配伍组成柴胡疏肝散（《景岳全书》）。具有疏肝行气，活血止痛功能。用于肝气郁结，胁肋疼痛，往来寒热及痛经等。

与茯苓、麸炒枳壳、豆蔻、酒白芍、甘草、陈皮、桔梗、姜厚朴、炒山楂、防风、炒六神曲、柴胡、黄芩、薄荷、紫苏梗、木香、炒槟榔、醋三棱、酒大黄、炒青皮、姜半夏、乌药、醋莪术、当归配伍组成中成药柴胡舒肝丸。具有疏肝理气，消胀止痛功能。用于肝气不舒，胸肋痞闷，食滞不消，呕吐酸水。

乳房胀痛

与柴胡、当归、白芍、白术、茯苓、郁金、天葵草、蝎子、芥子、制甘草配伍组成开郁散（《洞天奥旨》）。具有疏肝解郁，化痰散结功能。用于乳痈初起，乳癖，乳岩，情志郁结。

与柴胡、青皮、赤芍、丹参、炒王不留行、鸡血藤、牡蛎、海藻、昆布、淫羊藿、菟丝子配伍组成中成药乳疾灵颗粒。具有疏肝活血，祛痰软坚功能。用于肝郁气滞，痰瘀互结所致的乳癖。症见乳房肿块或结节数量目不等，大小不一，质软或中等硬，或经前疼痛；乳腺增生病见上述症候者。

月经不调

与益母草、茺蔚子、当归、熟地黄、白芍、川芎、丹参、白术配伍组成益母胜金丹（《医学心悟》）。具有活血调经功能。用于月经不调，或前或后者。

与益母草、党参、地黄、熟地黄、陈皮、乌药、白芍、川芎、炒白术、茯苓、木香、紫苏叶、阿胶、砂仁、黄芩、琥珀、甘草、沉香、川牛膝配伍组成中成药妇宁丸。具有养血调经，顺气通郁功能。用于月经不调，腰腹疼痛，赤白带下，精神倦怠，饮食减少。

经闭痛经

与益母草、泽兰、桃仁、红花、当归、地黄、川芎、赤芍、牛膝、柴胡、枳壳、甘草配伍组成血府逐瘀汤加味（经验方）。具有活血祛瘀，行气止痛功能。用于血瘀经闭，痛经。

与制巴豆、干漆炭、红花、醋制大黄、沉香、木香、醋莪术、醋三棱、郁金、黄芩、艾叶炭、醋制硇砂、醋穿山甲、醋鳖甲配伍组成中成药妇科通经丸。具有破瘀通经，软坚散结功能。用于气血凝滞所致的闭经，痛经，癥瘕。症见经水日久不行，小腹疼痛拒按，腹有癥块，胸闷，喜叹息。

脾胃气滞

与乌药、陈皮、广藿香、枳壳、厚朴、木香、泽泻配伍组成排气饮（《景岳全书》）。具有行气导滞，化湿和中功能。用于气逆食滞所致的脘腹胀满，疼痛者。

与柴胡、醋制延胡索、枳壳、白芍、制甘草配伍组成中成药气滞胃痛颗粒。具有疏肝理气，和胃止痛功能。用于肝郁气滞，胸痞胀满，胃脘疼痛。

疝气疼痛

与乌药配伍组成青囊丸（《韩氏医通》）。具有散寒调气，破结止痛功能。用于肝气失疏，流注不定，聚散无常，阴囊偏，有大小，时作疼痛。

与盐小茴香、八角茴香、盐橘核、荔枝核、盐补骨脂、肉桂、川楝子、醋延胡索、醋莪术、木香、醋青皮、昆布、槟榔、制乳香、桃仁、制穿山甲配伍组成中成药茴香橘核丸。具有散寒行气，消肿止痛功能。用于寒凝气滞所致的寒疝。症见睾丸坠胀疼痛。

【调剂应付】

1. 处方写生香附付香附生品；写香附，制香附，醋香附付醋香附。

2. 用于胸胁胀满，脘腹痞闭，风寒感冒，处方具有理气宽中功能付香附生品；用于肝郁气滞所致的胀满疼痛，乳房胀痛，月经不调，经闭痛经，脾胃气滞，疝气疼痛，处方具有疏肝解郁，调经止痛功能付醋香附。

【备注】

1. 商品药材香附有光香附，毛香附，香附米，统装货等规格。均以粒大，饱满，质地坚实，香气浓者为佳。

2. 贮存于阴凉，干燥处。平时做好防虫蛀，防霉变的养护工作。

3. 香附主要活性成分是挥发油，黄酮类。解表，理气止痛的主要物质基础是挥发油类成分，主要为 α - 香附酮、香附子烯。其中 α - 香附酮的镇痛作用，可能是通过外周机制发挥的。α - 香附酮还能抑制大鼠离体子宫的收缩，可能是治疗痛经的成分，也是香附发挥解热镇痛的有效成分之一。醋制后 α - 香附酮含量降低 1.54%，故香附入解表药应生用。

香附醋制后，挥发油含量降低，但部分成分水煎出率增加，且总黄酮含量明显升高。表现为醋香附对大鼠子宫收缩有较强的抑制作用，子宫肌张力降低，收缩力减弱，痛经缓解，且作用较快，持续时间长。解痉、镇痛作用明显强于香附生品，并能增加燥结便秘动物的排便频率、小鼠肠内容物推进速度，提示香附炮制后对消食化滞作用更好。故醋香附解表理气作用减弱，而偏重于调经散结，消食化滞。

为十字花科植物萝卜干燥成熟的种子。

十画

【处方用名】

莱菔子、生莱菔子、萝卜子、萝卜籽、卜子、炙莱菔子、制莱菔子、炒萝卜子、炒莱菔子。

【饮片性状】

莱菔子生品：为类卵圆形或椭圆形，稍扁。表面黄棕色和红棕色或灰棕色。一端有深棕色圆形种脐，一侧有数条纵沟。有油性。气微，味淡、微苦辛。

炒莱菔子：形如莱菔子。表面微隆起，色泽加深，有焦斑，种皮有些裂片。质酥脆，气微香。

【性味与归经】

辛、甘，平。归肺、脾、胃经。

【功效归类】

消食药。

【功能与主治】

莱菔子生品：味辛药性能升能散，具有降气化痰功能。用于痰壅喘咳。

炒莱菔子：经炒制加热后，产生香气。使药性变缓，由升变降，既可避免生品服后产生恶心的副作用，又有利于粉碎和有效成分的煎出。因而具有消食除胀功能。用于饮食停滞，脘腹胀痛，大便秘结，积滞泻痢，咳嗽喘逆。

【应用举例】

莱菔子生品

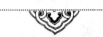

痰壅喘咳

以本品为末，温水调服（《胜金方》）。用于宣吐风痰。

与麻黄、石膏、苦杏仁、罂粟壳、桔梗、甘草配伍组成中成药克咳胶囊。具有清热祛痰，止咳定喘功能。用于痰热蕴肺所致的咳嗽，喘急气短。

炒莱菔子

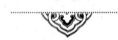

饮食停滞、脘腹胀痛

与山楂、六神曲、半夏、茯苓、陈皮、连翘配伍组成保和丸（《丹溪心法》）。具有消食和胃功能。用于胸脘痞满，腹胀时痛，嗳腐吞酸，厌食呕恶，或大便泄泻。苔腻或黄，脉滑。

与焦山楂、炒六神曲、制半夏、茯苓、陈皮、连翘、炒麦芽配伍组成中成药保和丸。具有消食，导滞，和胃功能。用于食积停滞，脘腹胀满，嗳腐吞酸，不欲饮食。

大便秘结

与大黄、芒硝、厚朴、枳实、桃仁、赤芍配伍组成复方大承气汤（《中西医结合治疗急腹症》）。具有行气活血，通里泻下功能。用于一般性肠梗阻，属气滞较重者。

与山楂、六神曲、麦芽、槟榔、牵牛子配伍组成中成药山楂化滞丸。具有消食导滞功能。用于饮食不节所致的食积证。症见脘腹胀满，纳少饱胀，大便秘结。

积滞泻痢

与炒白术、苍术、姜厚朴、木香、砂仁、六神曲、炒麦芽、甘草等临证配伍组方。具有健脾和胃功能。用于脾胃不和所致的痞满，泄泻。

与熟大黄、甘草、六神曲、乌药、青皮、木香、麦芽、枳实、厚朴、山楂、槟榔配伍组成中成药开胸消食片。具有开胸顺气，健胃消食功能。用于胸腹胀满，消化不良，呕吐恶心，停食蓄水，红白痢疾。

咳嗽喘逆

与芥子、苏子配伍组成三子养亲汤（《皆效方》，录自《杂病广要》）。具有祛痰，降气，消食功能。用于痰壅气滞证。症见咳嗽喘逆，痰多胸痞，食少难消。舌苔白腻，脉滑。

与肉桂、淡附片、苍术、麸炒白术、炒紫苏子、干姜、炒芥子、制甘草配伍组成中成药痰饮丸。具有温补脾胃，助阳化饮功能。用于脾肾阳虚，痰饮阻肺所致的咳嗽，气促发喘，咯吐白痰，畏寒肢冷，腰酸背冷，腹胀食少。

【调剂应付】

1. 处方写生莱菔子付莱菔子生品；写莱菔子，炒莱菔子付炒莱菔子。

2. 用于痰壅喘咳，处方具有降气化痰功能付莱菔子生品；用于饮食停滞，脘腹胀痛，大便秘结，积滞泻痢，咳嗽喘逆，处方具有消食除胀功能付炒莱菔子。

【备注】

1. 商品药材莱菔子不分等级，均为统装货。以颗粒饱满，无杂质，无虫蛀者为佳。

2. 莱菔子外皮色泽加深，用手搓磨或敲击，使其气味溢出，若为油哈气味即为泛油。炒莱菔子由于包装不严，易被虫蛀或鼠咬。故宜贮存于通风、干燥处，并作好防鼠咬的有效措施。

3. 莱菔子生熟品种，宜分斗贮存。

4. 入水煎剂宜捣碎。

5. 不宜与人参配伍同用。

6. 莱菔子含脂肪油，挥发油及少量莱菔子素，芥子碱，黄酮类等成分。莱菔子素为活性成分，有抗菌作用。炮制对理化性质和药理作用都有一定的影响。莱菔子素的含量以生品最高，烘制品次之，炒制品最低。由于生品含莱菔子素比炮制品高，临床上以莱菔子治疗肺炎，气管炎，支气管炎，痢疾等细菌感染性疾病时，认为应用生品入药，不必炒制。

7. 有研究成果表明，莱菔子炒后粉碎入药，水溶性浸出物含量明显增高。能增强实验动物胃和小肠的运动机能。与生品比较，炒制品能增强离体家兔回肠节律性收缩，抑制小鼠胃排空，进而有利于食物在小肠内的消化吸收；炒制品亦能拮抗肾上腺素对肠管的抑制作用，增强离体豚鼠胃肌条节律性收缩和紧张性收缩，提示中医临床用炒莱菔子作为消导药具有合理性。

莪术－醋莪术

为姜科植物蓬莪术、广西莪术、或温郁金（习称温莪术）的干燥根茎。

【处方用名】

莪术、生莪术、蓬莪术、蓬术、蓬莪莛、温莪术、广术、文术、炙莪术、制莪术、醋制莪术、醋莪术。

【饮片性状】

莪术生品：为类圆形或椭圆形的厚片。外表皮灰黄色或灰棕色，有时可见环节或须根痕。断面黄绿色或棕褐色，内皮层环纹明显，散在"筋脉"小点。气微香，味微苦而辛。

醋莪术：形如莪术切片。色泽加深，角质样。微有醋香气。

【性味与归经】

辛、苦，温。归肝、脾经。

【功效归类】

活血化瘀药·破血消癥药。

【功能与主治】

莪术生品：气中血药。具有行气破血，消积止痛功能。用于癥瘕痞块，瘀血经闭，食积胀痛。

醋莪术：醋制后主入血分，引药入肝，增强行气破血，消积止痛功能。用于气滞血瘀诸证，如癥瘕痞块，瘀血经闭，胸痹心痛，食积胀痛。

【应用举例】

内容详见"三棱—醋三棱"中,"应用举例"项下。

【调剂应付】

1. 处方写莪术,生莪术付莪术生品;写制莪术,醋制莪术付醋莪术。

2. 用于癥瘕痞块,瘀血经闭,食积胀痛,处方具有行气破血,消积止痛功能付莪术生品;用于癥瘕痞块,瘀血经闭,胸痹心痛,食积胀痛,经醋制后,引药入肝血分,增强行气破血,消积止痛功能付醋莪术。

3. 三棱与莪术均为破血行气,消积止痛之品。故凡气血阻滞,有形坚积之证,两药同行配伍应用。但三棱苦平不香,入肝脾血分,能破血中之气,长于破血通经;而莪术苦辛微香,入肝脾血分,能破气中之血,偏于破气消积。两药在功效上虽有区别,但因气血是相互联系的,治血必先行气,气行则血自行。所以血瘀经闭,腹中包块,肝脾大及食积腹痛等证,两药同行相须为用,则疗效更佳。

【备注】

1. 商品药材莪术不分等级,均为统装货。以个大,质坚实,断面淡绿色者为佳。

2. 商品按来源和产地不同,分为蓬莪术、温莪术和桂莪术三种。习惯以产于广西贵县的质量最佳,这里出产的莪术除内销外,还供出口。

3. 莪术属川药之一。蓬莪术主产于四川双流、新津、崇州,福建建阳、安乐等地;温莪术主产于浙江瑞安、温州等地;桂莪术主产于广西上思,贵县,横县大新、邕宁等地。

4. 本品易虫蛀和霉变,及时做好通风、晾晒,是其养护的有效措施之一。

5. 莪术根茎中所含挥发油高达 1%~2.5%,主要分为多种半倍萜类,具有抗炎,保肝,镇痛,调节胃肠平滑肌等作用。故莪术生品行气作用强。

莪术醋制后挥发性倍半萜类成分含量降低,如莪术酮、莪术二酮、吉马酮等含量明显减少,且有化学转变。如莪术二酮可转变为莪术内酯,致使挥发油组成也发生改变,抗病毒作用降低。莪术煎剂(以水溶性成分为主)可对抗肾上腺素的小鼠肠内膜微动脉收缩,减轻管径收缩程度,改善微循环。莪术增加股动脉血流量的作用,在活血化瘀药中最为明显。莪术炮制后对水溶性成分影响较小,且可使其煎出率增加,这可能是醋莪术抗炎、止痛和抗凝作用,强于莪术生品的主要原因。

荷叶——荷叶炭

为睡莲科植物莲的干燥叶。

【处方用名】

荷叶、生荷叶、干荷叶、干败荷叶、莲花叶、莲叶、荷叶炭。

【饮片性状】

荷叶生品：为不规则的丝状。上表面深绿色或黄绿色，较粗糙；下表面淡灰棕色，较光滑，叶脉明显突起。质脆，易破碎。稍有清香气，味微苦。

荷叶炭：为不规则的片状。表面棕褐色或黑褐色。气焦香，味涩。

【性味与归经】

苦，平。归肝、脾、胃经。

【功效归类】

芳香化湿药。

【功能与主治】

荷叶生品：具有清暑化湿，升发清阳，凉血止血功能。用于暑热烦渴，暑湿泄泻，脾虚泄泻，血热吐衄，便血崩漏。

荷叶炭：具有收涩化瘀止血功能。用于出血症和产后血晕。

【应用举例】

荷叶生品

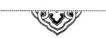

暑热烦渴

与金银花、西瓜翠衣、丝瓜皮、鲜竹叶心、扁豆花配伍组成清络饮(《温病条辨》)。具有解暑清肺功能。用于暑热伤肺轻证,或暑温病发汗后,余邪未解证。症见身热口渴不甚,但头目不清,昏眩微胀。舌淡红,苔薄白。

与香薷、连翘、菊花、佩兰、丝瓜络、石膏、知母、北沙参、竹茹、竹叶配伍组成中成药暑热感冒颗粒。具有祛暑解表,清热生津功能。用于病暑热症候。症见发热重,恶寒轻,汗出热不退,心烦口渴,尿赤。舌苔黄,脉数。

暑湿泄泻、脾虚泄泻

与陈皮、白扁豆、人参、白术、茯苓、甘草、山药、莲子、桔梗、薏苡仁、砂仁配伍组成陈荷散(《医用中药饮片学》引吕德方)。具有益气健脾,和胃渗湿功能。用于暑湿或脾虚泄泻证。症见面色萎黄,四肢乏力,饮食不化,或吐或泻。舌苔白腻,脉虚缓。

与枳实、白术配伍组成中成药枳术颗粒。具有健脾消食,行气化湿功能。用于脾胃虚弱,食少不化,脘腹痞满。

血热吐衄、便血崩漏

与艾叶、侧柏叶、地黄配伍组成四生丸(《妇人良方》)。具有凉血止血功能。用于血热妄行所致的吐血,衄血,血色鲜红,口干咽燥。舌红或绛,脉弦数有力者。本方现今多用于肺结核,支气管扩张之咯血和胃溃疡吐血,有血热见证者。

与藕节、大蓟炭、小蓟炭、知母、黄芩炭、地黄炭、棕榈炭、焦栀子、茅根炭、玄参、白芍、当归、香墨配伍组成中成药荷叶丸。具有凉血止血功能。用于血热所致的咯血,衄血,尿血,便血,崩漏。

荷叶炭

出血症、产后血晕

与大蓟、小蓟、侧柏叶、白茅根、茜草、栀子、大黄、牡丹皮、棕榈皮配伍组成十灰散（《十药神书》）。具有凉血止血功能。用于血热妄行证。症见呕血，咯血等。

与大蓟炭、小蓟炭、茜草炭、茅根炭、侧柏叶炭、棕榈炭、栀子炭、大黄炭、牡丹皮炭配伍组成中成药十灰丸。具有凉血止血功能。用于血热妄行所致的吐血，衄血，血崩。

【调剂应付】

1.处方写荷叶，生荷叶付荷叶生品；写荷叶炭付荷叶炭。

2.用于暑热烦渴，暑湿泄泻，脾虚泄泻，血热吐衄，便血崩漏，处方具有清暑化湿，升发清阳，凉血止血功能付荷叶生品；用于出血症，产后血晕，处方具有收涩化瘀止血付荷叶炭。

【备注】

1.商品药材荷叶以身干，叶大，色翠绿无斑点，不破碎和霉变者为佳。

2.本品库存量不宜过大，长期存放易虫蛀和发霉，故应加强库存商品养护。防止虫蛀、霉变和鼠咬。

3.有学者以出、凝血时间为药理指标，对《中国药典》1963年版收载的30种炭药进行了比较。动物实验表明，荷叶生品有较好的止血作用，制炭后止血效果增强。

4.荷叶中主含活性成分为荷叶碱和黄酮，具有降脂的功效。主要是通过使血清TC（胆固醇）、TG（甘油三酯）、LDL–C（低密度脂蛋白胆固醇）水平下降，HDL–C（高密度脂蛋白胆固醇）升高，达到降脂的效果。

荷叶经炭制后，荷叶碱和挥发油含量损失，导致降脂和解热效果弱于生品。荷叶经炭制后槲皮素含量明显升高，致使止血作用增强。荷叶碱和槲皮素成分的变化及药理作用的改变，证明了荷叶"生用清热解暑，制用收涩止血"传统炮制理论的合理性。

柴胡——醋柴胡

【处方用名】

柴胡、生柴胡、茈胡、才胡、硬柴胡（又称北柴胡）、软柴胡（又称南柴胡）、黑柴胡、红柴胡、春柴胡、秋柴胡、柴草、炒柴胡、醋制柴胡、醋炒柴胡、醋柴胡。

【饮片性状】

北柴胡生品：为不规则厚片。外表皮黑褐色或浅棕色，具纵皱纹和支根痕。断面黄白色，纤维性。质硬。气微香，味微苦。

南柴胡生品：为类圆形或不规则切片。外表皮红棕色或黑褐色。有时可见根头处具细密环纹，或有细毛状枯叶纤维。断面黄白色，平坦。具败油气。

醋北柴胡：形如北柴胡切片。表面淡棕黄色。微有醋香气，味微苦。

醋南柴胡：形如南柴胡切片。微有醋香气。

【性味与归经】

辛、苦，微寒。归肝、胆、肺经。

【功效归类】

解表药·发散风热药。

【功能与主治】

柴胡生品：具有疏散退热，升举阳气功能。用于感冒发热，寒热往来，子宫脱垂，脱肛。

醋柴胡：经醋制后疏肝解郁，理气止痛功能增强。用于肝郁气滞导致的胸胁胀满，月经不调。

为伞形科植物柴胡或狭叶柴胡的干燥根。按形状不同，分别习称「北柴胡」和「南柴胡」。

【应用举例】

柴胡生品

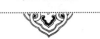

感冒发热

与葛根、甘草、黄芩、羌活、芍药、桔梗、白芷配伍组成柴葛解肌汤（《伤寒六书》）。具有辛凉解肌，兼清里热功能。用于外感风寒，寒郁化热证。症见恶寒渐轻，身热增盛，头痛肢楚，目痛鼻干，心烦不眠，眼眶痛。舌苔薄黄，脉浮微洪。

与黄芩配伍组成中成药柴黄片。具有清热解表功能。用于风热感冒。症见发热，周身不适，头痛目眩，咽喉肿痛。

寒热往来

与黄芩、人参、半夏、甘草、生姜、大枣配伍组成小柴胡汤（《伤寒论》）。具有和解少阳功能。用于少阳病。症见寒热往来，胸胁苦满，心烦喜呕，默默不欲饮食，口苦咽干，目眩。舌苔薄白，脉弦。

与黄芩、人参、甘草、半夏、干姜、大枣、青蒿配伍组成中成药少阳感冒颗粒。具有解表散热，和解少阳功能。用于外感病邪犯少阳证。症见寒热往来，胸胁苦满，食欲不振，心烦喜呕，口苦咽干。

子宫脱垂、脱肛

与黄芪、人参、制甘草、升麻、当归、白术、陈皮配伍组成补中益气汤（《内外伤辨惑论》）。具有益气升阳，调补脾胃功能。用于脾胃气虚，气虚下陷证。症见身热有汗，渴喜热饮，头痛恶寒，少气懒言，饮食无味，四肢无力，脱肛，子宫脱垂，久泻久痢，久疟等。舌淡苔薄白，脉虚软无力。

与制黄芪、党参、制甘草、炒白术、当归、升麻、陈皮配伍组成中成药补中益气丸。具有补中益气，升阳举陷功能。用于脾胃虚弱，中气下陷所致的泄泻，脱肛，阴挺。症见体倦乏力，食少腹胀，便溏久泻，肛门下坠或脱肛，子宫脱垂。

醋柴胡

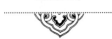

胸胁胀满

与陈皮、川芎、芍药、麸炒枳壳、制甘草、香附配伍组成柴胡舒肝散（《医学统旨》录自《证治准绳·类方》）。具有疏肝解郁，行气止痛功能。用于肝气郁滞证。症见胁肋疼痛，胸闷善叹息，情志抑郁，易怒，或嗳气，脘腹胀满。脉弦。

与茯苓、麸炒枳壳、豆蔻、酒白芍、甘草、醋香附、陈皮、桔梗、姜厚朴、炒山楂、防风、炒六神曲、黄芩、薄荷、紫苏梗、木香、炒槟榔、醋三棱、酒大黄、炒青皮、当归、姜半夏、乌药、醋莪术配伍组成中成药柴胡舒肝丸。具有疏肝理气，消胀止痛功能。用于肝气不舒，胸胁痞闷，食滞不清，呕吐酸水。

月经不调

与制甘草、当归、茯苓、白芍、白术、薄荷、生姜配伍组成逍遥散（《太平惠民和剂局方》）。具有疏肝解郁，健脾养血功能。用于肝郁血虚证。症见两胁作痛，头痛目眩，口燥咽干，神疲食少，或见往来寒热，或月经不调，乳房作胀。舌淡红，脉弦而虚。

与当归、白芍、炒白术、茯苓、甘草、牡丹皮、姜制栀子、薄荷配伍组成中成药加味逍遥丸。具有疏肝清热，健脾养血功能。用于肝郁血虚，肝脾不和，两胁胀痛，头晕目眩，倦怠食少，月经不调，脐腹胀痛。

【调剂应付】

1. 处方写柴胡，生柴胡付柴胡生品；写醋制柴胡，醋柴胡付醋柴胡。

2. 用于感冒发热，寒热往来，子宫脱垂，脱肛处方具有疏散退热，升举阳气功能付柴胡生品；用于胸胁胀满，月经不调，处方具有疏肝解郁，理气止痛功能付醋柴胡。

【备注】

1. 商品药材柴胡以来源不同，分为北柴胡和南柴胡两种。一般认为北柴胡品质较优。均为统装货。药材以条粗坚实，气味浓者为佳。

2. 饮片柴胡生品与醋制品宜分斗贮存。柴胡含挥发油，多糖，皂苷应置阴凉、通风、干燥处贮存。防止受潮后，出现霉变及虫蛀。柴胡适宜贮存温度条件为30℃以下，相对湿度70%~75%。柴胡贮存过久，除易发生霉变及虫蛀外，还有螨虫寄居。因此对贮存环境，应保持整洁，干燥，并定期消毒。

3. 柴胡主要含有挥发油和皂苷类成分，其中挥发油具有解热，抗炎，镇痛等作用。生品含量较高，故用其解表退热多用生品。柴胡挥发油的解热作用，主要是抑制外周 IL-1β、PGE_2 的增加和下丘脑 cAMP、PGE_2 的释放。

柴胡醋制后挥发油含量显著降低，导致其解热，抗炎和镇痛作用弱于生品。柴胡醋制后抗炎，保肝的活性成分柴胡总皂苷溶出量增加。且柴胡皂苷 a、d 部分转化为次柴胡皂苷和皂苷元，致使促进胆汁分泌，调节雌激素 E_2 和抑制作用增强。

研究结果与临床实践均证明了，柴胡"解热生用，清肝炒用"传统理论的合理性。

桑白皮——蜜桑白皮

为桑科植物桑的干燥根皮。

【处方用名】

桑白皮、生桑白皮、桑根白皮、桑根皮、白桑皮、桑皮、白双皮、双皮、炙桑白皮、制桑白皮、制桑皮、制双白皮、蜜制桑白皮、蜜桑白皮。

【饮片性状】

桑白皮生品：为扭曲的卷筒状、槽状或板状，长短宽窄不一。外表面白色或淡黄白色，较平坦，有的残留橙黄色或棕黄色鳞片状粗皮。内表面黄白色或灰黄色，有细纵纹，体轻，质韧，纤维性强，难折断，易纵向撕裂。撕裂时有粉尘飞扬。气微，味微甘。

蜜桑白皮：形如桑白皮切片。表面深黄色或棕黄色，质柔润，略有光泽，纤维性强，易纵向撕裂。炒至不粘手。具有蜜香气，味甜。

【性味与归经】

甘，寒。归肺经。

【功效归类】

化痰止咳平喘药·止咳平喘药。

【功能与主治】

桑白皮生品：具有泻肺行水功能。用于肺热喘咳，水肿胀满，尿少，面目肌肤浮肿。

蜜桑白皮：蜜制后性寒偏润，能缓和寒泻之性，具有润肺止咳功能。用于肺虚咳喘。

【应用举例】

桑白皮生品

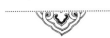

肺热咳喘

与地骨皮、桑叶、牡丹皮、菊花、苦杏仁、贝母、金银花配伍组成桑丹泻肺汤（《广温热论》）。具有清热宣肺，化痰，止咳平喘功能。用于肺热喘咳，痰壅胸闷，或兼风热者。

与麻黄、射干、苦杏仁、白前、石膏、胆南星、黄芩、莱菔子、五味子配伍组成中成药射麻口服液。具有清肺化痰，止咳平喘功能。用于痰热壅肺所致的咳嗽，痰多稠黏，胸闷憋气，气促作喘，喉中痰鸣，发热或不发热。舌苔黄或黄白，或舌质红，脉弦滑或滑数。

水肿胀满、尿少、面目肌肤浮肿

与生姜皮、大腹皮、陈橘皮、茯苓皮配伍组成五皮散(《华佗中藏经》)。具有利湿消肿，理气健脾功能。用于皮水证。症见一身悉肿，肢体沉重，心腹胀满，上气喘息，小便不利，以及妊娠水肿等。舌白苔腻，脉沉缓。

与大黄、黄芪、丹参、川芎、何首乌、党参、白术、茯苓、苦参、车前草、姜半夏、柴胡、菊花、白芍、甘草配伍组成中成药尿毒清颗粒。具有通腑降浊，健脾利湿，活血化瘀功能。用于脾肾亏损，湿浊内停，瘀血阻滞所致的少气乏力，腰膝酸软，恶心呕吐，肢体浮肿，面色萎黄；慢性肾功能衰竭（氮质血症期或尿毒症早期）见上述证候者。

蜜桑白皮

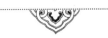

肺虚咳喘

与熟地黄、黄芪、五味子配伍组成补肺汤（《云岐子保命集》）。具有滋阴润肺，补益肺气功能。用于肺肾阴虚，日晡潮热，咳嗽痰多，气虚作喘，自汗盗汗，虚痨短气自汗，易患感冒，时寒时热。舌质淡，脉沉无力。

与蛤蚧、人参、黄芪、川贝母、五味子、炒苦杏仁、玄参、当归、白芍、茯苓、甘草配伍组成中成药金咳息胶囊。具有补肺纳气，止咳平喘，理肺化痰功能。用于脾肺两虚，肾不纳气所致的久咳痰白，气喘阵作，动则益甚，疲乏无力，畏寒背冷。舌苔白，脉沉等。或用于慢性气管炎迁延缓解期，轻度慢性阻塞性肺气肿见有上述证候者。

【调剂应付】

1. 处方写桑白皮，生桑白皮付桑白皮生品；写制桑白皮，蜜制桑白皮付蜜桑白皮。

2. 用于肺热咳喘，水肿胀满，尿少，面目肌肤浮肿，处方具有泻肺行水功能付桑白皮生品；用于肺虚咳喘并常与补气药及养阴药配伍应用，处方具有润肺止咳功能付蜜桑白皮。

【备注】

1. 商品药材桑白皮不分等级，均为统装货。以根皮色白，皮厚，质柔韧，无粗皮，嚼之有黏性成丝团者为佳。

2. 桑白皮具粉性，易吸潮。发霉后遍及全体，色泽灰暗，霉迹不易除去。一般虫蛀大多数发生在较厚的皮层部。故桑白皮宜贮存在通风，干燥处。

3. 桑白皮主要含有二苯乙烯苷，黄酮和香豆素成分。如黄酮 A，东莨菪内酯，伞形花内酯等。其中总黄酮，二苯乙烯苷等酚酸类成分，是桑白皮止咳平喘、祛痰的有效成分。乙酸乙酯提取物（含有挥发油，黄酮，香豆素等成分）具有利尿作用。

桑白皮炮制后有效成分溶出率增加，但小极性的香豆素成分和挥发油含量降低，总体上发生了黄酮，香豆素，二苯乙烯苷，挥发油等成分的大小极性成分比例变化。表现为生品偏于利水，平喘；炮制品偏于止咳，化痰。这可能是生熟桑白皮功用，存在差异的原因所在。

黄芩 — 酒黄芩

为唇形科植物黄芩的干燥根。

【处方用名】

黄芩、生黄芩、元芩、淡黄芩、淡芩、枯黄芩、枯芩、宿芩、片黄芩、黄芩片、子黄芩、子芩、条芩、嫩黄芩、嫩芩、酒芩、酒炒黄芩、酒黄芩。

【饮片性状】

黄芩生品：为类圆形或不规则的薄片。外表面黄棕色至棕褐色，断面黄棕色或黄绿色，具放射状纹理，中间部分多成枯朽状的棕色圆心，周边棕黄色或深黄色，质硬而脆。气微，味苦。

酒黄芩：形如黄芩切片。表面棕黄色，略带焦斑，微有酒香气。

【性味与归经】

苦，寒。归肺、胆、脾、大肠、小肠经。

【功效归类】

清热药·清热燥湿药。

【功能与主治】

黄芩生品：清热燥湿，泻火解毒，止血，安胎。用于湿温，暑湿，胸闷呕恶，湿热痞满，泻痢，黄疸，高热烦渴，血热吐衄，痈肿疮毒，胎动不安。

酒黄芩：借酒性升散，引药入血分，并可向上升腾和外行，同时缓和黄芩的苦寒之性。用于清上焦热，目赤肿痛，肺热咳嗽。

【应用举例】

黄芩生品

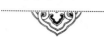

湿温、暑湿

与滑石、茯苓皮、猪苓、大腹皮、白豆蔻仁、通草配伍组成黄芩滑石汤（《温病条辨》）。具有清热利湿功能。用于湿温邪在中焦证。症见发热身痛，汗出热解，继而复热，渴不多饮，或不渴。舌苔淡黄而滑，脉缓。

与滑石、茵陈、石菖蒲、木通、射干、豆蔻、连翘、川贝母、广藿香、薄荷配伍组成中成药甘露消毒丸。具有芳香化湿，清热解毒功能。用于暑湿蕴结，身热肢酸，胸闷腹胀，尿赤黄疸。

胸闷呕恶

与半夏、干姜、人参、制甘草、黄连、大枣配伍组成半夏泻心汤（《伤寒论》）。具有和胃降逆，开解除痞功能。用于胃气不和证。症见心下痞满不痛，或干呕，或呕吐，肠鸣下利。舌苔薄黄而腻，脉弦数。

与木香、醋制香附、乌药、醋制青皮、陈皮、枳实、枳壳、姜汁制厚朴、醋制三棱、醋制莪术、山楂、槟榔、制吴茱萸、肉桂、甘松、桔梗、大黄、炒牵牛子配伍组成中成药木香理气丸。具有行气宽中，化滞通便功能。用于气郁不舒，停食停水，胸胁痞闷，脘腹胀满，恶心呕吐，倒饱嘈杂，大便秘结。

湿热痞满

与柴胡、芍药、半夏、枳实、大黄、大枣、生姜配伍组成大柴胡汤（《金匮要略》）。具有和解少阳，内泻热结功能。用于少阳、阳明合病。症见往来寒热，胸胁苦满，呕不止，郁郁微烦，心下痞硬，或心下满痛，大便不解或协热下利。舌苔黄，脉弦有力。

与蒲公英、水线草、茵陈、广金钱草、溪黄草、大黄、枳壳、柴胡、鹅胆粉配伍组成中成药胆石通胶囊。具有清热利湿，利胆排石功能。用于肝胆湿热所致的胁痛、胆胀证。症见右胁胀痛，痞满呕恶，尿黄口苦；胆石症，胆囊炎见上述证候者。

泻痢

与葛根、制甘草、黄连配伍组成葛根黄芩黄连汤（《伤寒论》）。具有清里解表功能。用于外感表证未解，热邪入里证。症见身热下利，胸脘烦热，口干作渴。舌红苔黄，脉数。

与苦参、黄连、白芍、车前子、金银花、甘草、颠茄流浸膏配伍组成中成药复方苦参肠炎康片。具有清热燥湿，止泻功能。用于湿热泄泻证。症见泄泻急迫或泄而不爽，肛门灼热，腹痛，小便短赤；急性肠炎见上述证候者。

黄疸

与茵陈、大黄、甘草配伍组成黄疸茵陈冲剂（上海中医学院编《方剂学》）。具有清热利胆，退黄功能。用于湿热黄疸，急性黄疸型传染性肝炎。

与茵陈、龙胆、猪胆膏、栀子、炒白芍、当归、甘草配伍组成中成药茵胆平肝胶囊。具有清热利湿，退黄功能。用于肝胆湿热所致的胁痛，口苦，尿黄，身目发黄；急慢性肝炎见上述证候者。

高热烦渴

与大黄、朴硝、甘草、栀子、连翘、薄荷叶配伍组成凉膈散（《太平惠民和剂局方》）。具有泻火通便，清上泻下功能。用于上、中二焦热而炽盛之证。症见烦躁口渴，面赤唇焦，胸膈烦热，口舌生疮，或咽痛吐衄，便秘溲赤，胃热发斑发狂，及小儿急惊，痘疮黑陷。舌边红，舌苔或黄或白，脉数。

与牛黄、水牛角浓缩粉、麝香（或人工麝香）、黄连、珍珠、朱砂、雄黄、连翘、栀子、郁金、冰片配伍组成中成药安宫牛黄丸。具有清热解毒，镇惊开窍功能。用于热病，邪入心包，高热惊厥，神昏谵语；中风昏迷及脑炎，脑膜炎，中毒性脑病，脑出血，败血症见上述证候者。

血热吐衄

与大黄、黄连配伍组成泻心汤（《金匮要略》）。具有泻火解毒，燥湿泄热功能。用于心胃火炽，迫血妄行之证。症见吐衄便秘，或三焦积热，目赤口疮，或外科痈肿属于热毒炽盛者。

与地榆炭、蜜槐角、炒槐花、大黄、地黄、当归、赤芍、红花、防风、荆芥穗、麸炒枳壳配伍组成中成药地榆槐角丸。具有疏风凉血，泻热润燥功能。用于脏腑实热，大肠火盛所致的肠风便血，痔疮肛瘘，湿热便秘，肛门肿痛。

痈肿疮毒

与黄连、黄柏、栀子配伍组成黄连解毒汤（《外台秘要》引崔氏方）。具有泻火解毒功能。用于三焦热盛证。症见大热烦扰，口燥咽干，错语不眠，或吐衄发斑，以及外科痈肿疔毒。舌红苔黄，脉数有力。

与连翘、天南星、白芷、冰片、薄荷脑、水杨酸甲酯配伍组成中成药伤疖膏。具有清热解毒，消肿止痛功能。用于热毒蕴结肌肤所致的疮疡。症见红肿热痛，未破溃。亦用于乳腺炎，静脉炎及其他皮肤创伤。

胎动不安

与人参、白术、当归、川芎、白芍、熟地黄、制甘草、黄芪、续断、砂仁、糯米配伍组成泰山磐石散（《古今医统大全》）。具有益气健脾，养血安胎功能。用于气血虚弱，胎元失养证。症见胎动不安，堕胎，滑胎，面色淡白，倦怠乏力，不思饮食。舌淡苔薄白，脉滑无力。

与熟地黄、醋艾炭、荆芥穗、平贝母、槲寄生、酒制菟丝子、黄芪、炒白术、砂仁、姜厚朴、麸炒枳壳、甘草、川芎、白芍、羌活、当归配伍组成中成药保胎丸。具有益气养血，补肾安胎功能。用于气血不足，肾气不固所致的胎漏，胎动不安证。症见小腹坠痛，或见阴道少量出血，或屡经流产，伴神疲乏力、腰膝酸软。

酒黄芩

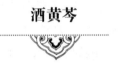

清上焦热、目赤肿痛

与石膏、石决明、菊花、木贼、决明子、赤芍、蔓荆子、川芎、羌活、甘草、生姜配伍组成决明散（《世医得效方》）。具疏风清热，凉肝明目功能。用于风热毒气或肝火上攻，所致的目赤肿痛，或猝生翳膜，或赤脉胬肉，或涩痒羞明多泪，或始则昏花，渐成内障，一切暴风客热者。

与黄连、胡黄连、醋青皮、黄柏、龙胆、柴胡、木贼、密蒙花、茺蔚子、炒决明子、煅石决明、夜明砂、鲜羊肝配伍组成中成药黄连羊肝丸。具有泻火明目功能。用于肝火旺盛，目赤肿痛，视物昏暗，羞明流泪，胬肉攀睛。

肺热咳嗽

与酒蒸大黄、礞石、沉香配伍组成滚痰丸（《泰定养生主论》录自《玉机微义》）。具有降火逐痰功能。用于实热老痰证。症见发为癫狂惊悸，或怔忡昏迷，或咳喘痰稠，或胸脘痞闷，或眩晕耳鸣，或绕颈结核，或口眼蠕动，或不寐，或梦寐奇怪之状，或关节卒痛难以名状，或噎塞烦闷，大便秘结。舌苔黄厚而腻，脉滑数有力者。

与瓜蒌仁霜、制半夏、胆南星、陈皮、苦杏仁、枳实、茯苓配伍组成中成药清气化痰丸。具有清肺化痰功能。用于痰热阻肺证。症见咳嗽痰多，痰黄稠黏，胸腹满闷。

【调剂应付】

1. 处方写黄芩，生黄芩付黄芩生品；写酒芩，酒黄芩付酒黄芩。

2. 用于湿温，暑湿，胸闷呕恶，湿热痞满，泻痢，黄疸，高热烦渴，血热吐衄，痈肿疮毒，胎动不安，处方具有清热燥湿，泻火解毒，止血安胎功能付黄芩生品；用于目赤肿痛，肺热咳嗽，处方具有缓和黄芩的苦寒之性，发挥清上焦热的功能付酒黄芩。

【备注】

1. 商品药材黄芩一般分为条芩（枝芩）、子芩、枯芩、片芩等统装货。一般以断面粗壮，色黄，质坚实，内心充实，枯心少者为佳。习惯认为野生品品质较为优良。

2. 商品黄芩的老根（宿根）中心枯朽状或中空，暗棕色或棕黑色，习称"枯芩"；新根（子根）内外鲜黄习称"子芩"，也称"条芩"。现今商品又有条芩，枯芩，片芩，尾芩之分。根据断面充实不空者为条芩，质量最好；外形粗大，中心枯朽者为枯芩，质量较次；而片芩尾芩，则为加工后的碎片或尾稍，质量最差。

3. 黄芩属易吸潮，霉变品种。应贮存于干燥、通风、整洁环境中。在高温多雨季节来临之前，做好防潮，防霉变等有效养护措施。

4. 现代研究证明，黄芩主要含有黄芩苷及汉黄芩苷，若用冷水浸润软化，则易被酶类分解。分解产物黄芩苷之结构中含有 3 个邻位酚羟基，其性质不稳定，易被氧化成醌类衍生物，颜色变绿，影响药效。所以软化黄芩禁用冷水浸润。原思通教授在《医用中药饮片学》中指出，入水煎剂亦以另包，后下为妥。

5. 黄芩主要含有黄酮类化合物，黄酮苷类成分具有清热，抗氧化等作用。其中黄芩苷的作用效果最强。因此，用其清热燥湿时多用生品。

黄芩酒制后黄酮类成分的含量下降，导致其解热和抗氧化作用弱于生品。黄芩酒制后镇痛抗炎的活性成分黄酮苷溶出量增加，且黄芩黄酮苷类成分因局部高温部分分解为黄芩苷元，致使酒黄芩抑菌，镇痛和抗炎作用增强。

通过对生熟制黄芩中黄酮类成分的变化和药理作用，证明了黄芩"生用清热燥湿，酒制清上焦热"传统理论存在的合理性。

黄芪——制黄芪

为豆科植物蒙古黄芪或膜荚黄芪的干燥根。

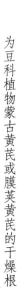

【处方用名】

黄芪、生黄芪、生芪、黄耆、元芪、黑皮芪、白皮芪、箭芪、绵芪、绵黄芪、西绵芪、西芪、北黄芪、北芪、北口芪、口芪、蜜炙黄芪、蜜制黄芪、蜜黄芪、制芪片、制黄芪。

【饮片性状】

黄芪生品：为类圆形或椭圆形的厚片。外表皮黄白色至淡棕褐色，可见纵皱纹纹或纵沟。断面皮部黄白色，木部淡黄色，有放射状纹理及裂隙，有的中心偶有枯朽状，黑褐色或呈空洞。气微，味微甜，嚼之有豆腥味。

制黄芪：形如黄芪切片。外表皮淡棕黄色或棕褐色，略有光泽。具蜜香气，味甜。略带黏性，不粘手，嚼之微有豆腥味。

【性味与归经】

黄芪生品：甘，微温。归肺、脾经。

制黄芪：甘，温。归肺、脾经。

【功效归类】

补虚药·补气药。

【功能与主治】

黄芪生品：具有补气升阳，固表止汗，利水消肿，生津养血，行滞通痹，托毒排脓，敛疮生肌功能。用于中气下陷，久泻脱肛，便血崩漏，表虚自汗，气虚水肿，内热消渴，血虚萎黄，半身不遂，痹痛麻木，痈疽难溃，久溃不敛。

制黄芪：具有益气补中功能。用于气虚乏力，食少便溏。

黄芪生品

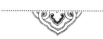

中气下陷、久泻脱肛

与制甘草、人参、陈皮、升麻、柴胡、酒当归、白术配伍组成补中益气汤(《内外伤辨惑沦》)。具有补中益气,升阳举陷功能。用于脾不升清证。症见头晕目眩,视物昏瞀,耳鸣耳聋,少气懒言,语声低微,面色萎黄,纳差便溏。舌淡脉细;或用于气虚发热证。症见身热,自汗,渴喜热饮,气短乏力。舌淡而胖,脉大无力;或用于中气下陷证。症见脱肛,子宫脱垂,久泻久痢,崩漏等,伴气短乏力,纳差便溏。舌淡,脉虚软。

与党参、人参芦、阿胶、制甘草、炒白术、升麻配伍组成中成药补气升提片。具有补中益气,升阳举陷功能。用于脾气不足,中气下陷所致的神疲乏力,心悸气短,小腹坠胀,纳少,便溏;胃下垂,脱肛,子宫下垂见上述证候者。

便血

与枳实、乌蛇、当归、赤石脂配伍组成黄芪丸(《外台秘要》)。用于治痔下血。

与白及、白术、大黄、当归、地榆、动物大肠、防己、槐角、火麻仁、牡丹皮、三颗针皮配伍组成中成药消痔丸。具有消肿生肌,清热润便,补气固脱,止血止痛功能。用于痔疮肿痛,便秘出血,脱肛不收以及肠风下血,积滞不化等症。

崩漏

与白术、茯苓、龙眼肉、炒酸枣仁、人参、木香、当归、远志、制甘草配伍组成归脾汤(《正体类要》)。具有益气补血,健脾养心功能。用于心脾气血两虚证。症见心悸怔忡,健忘失眠,盗汗虚热,体倦食少,面色萎黄。舌淡苔薄白,脉细弱;或用于脾不统血证。症见便血、皮下紫癜,妇女崩漏,月经超前,量多色淡,或淋漓不止。舌淡,脉细弱。

与阿胶、党参、白术、枸杞子、白芍、甘草配伍组成中成药山东阿胶膏。具有补益气血,润燥功能。用于气血两虚所致的虚痨咳嗽,吐血,妇女崩漏,胎动不安。

表虚自汗

与煅牡蛎、麻黄根配伍组成牡蛎散（《太平惠民和剂局方》）。具有益气固表，敛阴止汗功能。用于体虚卫外不固证。症见常自汗出，夜卧更甚，心悸惊惕，气短烦倦。舌质淡红，脉细弱。

与炒白术、防风配伍组成中成药玉屏风颗粒。具有益气，固表，止汗功能。用于表虚不固，自汗恶风，面色㿠白，或体虚易感风邪者。

气虚水肿

与防己、茯苓、桂枝、甘草配伍组成防己茯苓汤（《金匮要略》）。具有益气，通阳，利水功能。用于水气在皮肤所致的皮水证。症见四肢浮肿，按之没指，不恶风，腹肿胀如鼓，不渴，小便不利。脉浮。

与细梗胡枝子、黄芩、石韦配伍组成中成药肾炎四味片。具有清热利尿，补气健脾功能。用于湿热内蕴兼气虚所致的水肿证。症见浮肿，腰痛，乏力，小便不利；慢性肾炎见上述证候者。

内热消渴

与山药、知母、鸡内金、葛根、五味子、天花粉配伍组成玉液汤（《医学衷中参西录》）。具有益气生津，润燥止渴功能。用于消渴证。症见气不布津，肾虚胃燥，口渴引饮，小便频数量多，或小便混浊，困倦气短。脉虚细无力。

与酒黄精、地黄、太子参、天花粉配伍组成中成药降糖甲片。具有补中益气，养阴生津功能。用于气阴两虚型所致的消渴症（非胰岛素依赖型糖尿病）。

血虚萎黄

与白术、茯苓、龙眼肉、炒酸枣仁、人参、木香、制甘草、当归、远志配伍组成归脾汤（《正体类要》）。具有益气补血，健脾养心功能。用于心脾气血两虚证。症见心悸怔忡，健忘失眠，盗汗虚热，体倦食少，面色萎黄。舌淡，苔薄，脉细弱；或用于脾不统血证。症见便血，皮下紫癜，妇女崩漏，月经超前，量多色淡，或淋漓不止。舌淡，脉细弱。

与党参、茯苓、炒白术、甘草、山药、炒鸡内金、醋龟甲、山麦冬、醋南五味子、龙骨、煅牡蛎、大枣、硫酸亚铁配伍组成中成药健脾生血片。具有健脾和胃，养血安神功能。用于脾胃虚弱及心脾两虚所致的血虚证。症见面色萎黄或㿠白，食少纳呆，脘腹胀闷，大便不调，烦躁多汗，倦怠乏力。舌胖色淡，苔薄白，脉沉细。缺铁性贫血见上述证候者。

半身不遂

与当归、赤芍、地龙、桃仁、红花、川芎配伍组成补阳还五汤（《医林改错》）。具有补气，活血，通络功能。用于中风后遗症所致的半身不遂，口眼歪斜，语言謇涩，口角流涎，下肢痿废，小便频数，或遗尿不禁。苔白，脉缓。

与川芎、丹参、泽泻、三七、槐花、桂枝、郁金、木香、冰片、山楂配伍组成中成药消栓通络胶囊。具有活血化瘀，温经止痛功能。用于瘀血阻络所致的中风。症见神情呆滞，言语謇涩，手足发凉，肢体疼痛；缺血性中风及高脂血症见上述证候者。

痹痛麻木

与芍药、桂枝、生姜、大枣配伍组成黄芪桂枝五物汤（《金匮要略》）。具有益气温经，和营通痹功能。用于血痹证。症见肌肤麻木不仁。脉微而涩紧。

与制附子、制川乌、麻黄、桂枝、细辛、威灵仙、木瓜、炒白术、当归、白芍、制甘草配伍组成中成药寒湿痹颗粒。具有祛寒除湿，温通经络功能。用于风寒湿闭阻所致的痹病。症见肢体关节疼痛，困重或肿胀，局部畏寒；风湿性关节炎见上述证候者。

痈疽难溃、久溃不敛

与酒当归配伍组成当归补血汤（《内外伤辨惑论》）。具有补气生血功能。用于劳倦内伤证。症见肌热面赤，烦渴欲饮，以及妇人经期、产后血虚发热，头痛，或疮疡溃后，久不愈合者。脉洪大而虚，重按无力。

以本品一味制成中成药黄芪颗粒。具有补气固表，利尿，托毒排脓，生肌功能。用于气短心悸，虚脱，自汗，体虚浮肿，慢性肾炎，久泻，脱肛，子宫脱垂，痈疽难溃，疮口久不愈合。

制黄芪

气虚乏力

与白芍、当归、熟地黄、人参、白术、茯苓、甘草、肉桂、陈皮、五味子、远志、生姜、大枣配伍组成人参养荣丸（《太平惠民和剂局方》）。具有益气补血，养血安神功能。用于痨伤虚损，呼吸少气，行动喘息，心虚惊悸，失眠健忘，咽干唇燥等症。

与党参、南五味子、炒酸枣仁配伍组成中成药参芪五味子片。具有健脾益气，宁心安神功能。用于气血不足，心脾两虚所致的失眠，多梦，健忘，乏力，心悸，气短，自汗。

食少便溏

与炒白扁豆、广藿香、制甘草、人参、茯苓、白术配伍组成加味四君子汤（经验方）。具有调理脾胃功能。用于小儿吐泻不止，不进乳食。

与白芍、白术、党参、防风、茯苓、葫芦茶、山药、枳实、山楂配伍组成中成药参苓健儿膏。具有健脾和胃功能。用于小儿脾胃虚弱，食少便溏，自汗，盗汗。

【调剂应付】

1.处方写黄芪，生黄芪，生芪付黄芪生品；写制黄芪，蜜制黄芪，蜜黄芪，制黄芪付制黄芪。

2.用于中气下陷，久泻脱肛，便血崩漏，表虚自汗，气虚水肿，内热消渴，血虚萎黄，半身不遂，痹痛麻木，痈疽难溃，久溃不敛，处方具有补气升阳，固表止汗，利水消肿，生津养血，行滞通痹，托毒排脓，敛疮生肌功能付黄芪生品；用于气虚乏力，食少便溏，处方具有益气补中功能付制黄芪。

3.黄芪与防风相须为用，处方常见"并开药"如"芪防"。药师在审方时应及时提醒调剂人员，见此情况应按处方要求和标注剂量，如质如量地调剂黄芪与防风。

【备注】

1.商品药材黄芪以根条粗长，无空心，质地柔韧。断面外层白色，中间黄色或淡黄色，有粉性及纤维性，显菊花纹。味甜，有豆腥味者为佳。

2.黄芪粉性大，有甜味，易受潮、霉变、变色（发黑），极易被虫蛀。贮存环境温度要求在30℃以下，相对湿度60%~70%，商品安全水分为10%~13%。可防吸潮、虫蛀及霉变。贮存过程应做到勤检查，勤翻动，勤晾晒，晾晒时避免阳光直照。

3.黄芪生熟品种，宜分斗贮存。

4.黄芪多糖具有免疫调节活性，可显著增强非特异免疫性功能和体液免疫功能，蜜制黄芪较生品多糖含量增加，可使补益作用增强。蜜制所用辅料蜂蜜具有补中益气缓急等作用，黄芪蜜制过程中由于蜂蜜的加入，对黄芪蜜制增强补益可起到一定的协同作用。现代药理研究表明，黄芪补气固表，利尿，托毒排脓，敛疮生肌的作用，与黄酮和皂苷类成分有关。黄芪甲苷和黄酮由于在蜜制过程中发生了水解或解离，含量有所下降，推测与黄芪蜜制后相应药理作用的减弱有关。同时该类成分的含量降低，也相对突出了多糖的药效作用。

另外黄芪具有一定的抗氧化活性，蜜制过程可使其抗氧化成分，如皂苷类成分部分氧化而失去氧化活性。此外，黄芪蜜制后主要成分含量之间的比例发生改变，推测也与生制黄芪药理作用差异有一定的关系。

上述化学成分的变化和药理作用，证明了黄芪生熟饮片异用传统理论的合理性。

黄连

萸黄连 酒黄连 姜黄连

为毛茛科植物黄连、三角叶黄连或云连的干燥根茎。以上3种习称「味连」「雅连」「云连」。

【处方用名】

黄连、黄连片、生黄连、元连、支连、王连、味连、雅连、云连、鹰爪连、鸡爪连、小黄连、酒黄连、姜黄连、吴萸连、萸黄连。

【饮片性状】

黄连片生品：为不规则的薄片。外表皮灰黄色或灰褐色，粗糙，有细小的须根。断面或碎断面鲜黄色或红黄色，具有放射状纹理。气微，味极苦。

酒黄连：形如黄连切片。表面色泽加深。味苦，略有酒香气。

姜黄连：形如黄连切片。表面棕黄色。味苦，有姜的辛辣味。

萸黄连：形如黄连切片。表面棕黄色。味辛，有吴茱萸的辛辣香气。

【性味与归经】

苦，寒。归心、脾、肝、胆、大肠经。

【功效归类】

清热药·清热燥湿药。

【功能与主治】

黄连生品：苦寒之性较强，具有清热燥湿，泻火解毒功能。用于湿热痞满，高热神昏，心火亢盛，泻痢，黄疸，心烦不寐，心悸不宁，血热吐衄，牙痛，消渴，痈肿疔疮；外用湿疹，湿疮，耳道流脓。

酒黄连：借酒力引药上性，缓其寒性，善清上焦火热功能。用于目赤肿痛，口舌生疮。

姜黄连：经姜制后，黄连苦寒之性得以缓和，具有清胃和胃，止呕功能。用于寒热互结，湿热中阻，痞满呕吐。

萸黄连：经吴茱萸制后，能抑制黄连的苦寒之性，使黄连寒而不滞，以清气分湿热，散肝胆郁火为主，增加疏肝和胃，止呕功能。用于肝胃不和，呕吐吞酸。

黄连生品

湿热痞满、高热神昏、心火亢盛

与黄芩、黄柏、栀子配伍组成黄连解毒汤（《外台秘要》）。具有泻火解毒功能。用于三焦热盛证。症见大热烦扰，口燥咽干，错语不眠，或吐衄发斑。舌红苔黄，脉数有力。

由本品一味制成中成药黄连胶囊。具有清热燥湿，泻火解毒功能。用于湿热痞满，呕吐，泻痢，黄疸，高热神昏，心火亢盛，心烦不寐，血热吐衄，目赤吐酸，牙痛，消渴，痈肿疔疮。

泻痢

与白头翁、黄柏、秦皮配伍组成白头翁汤（《伤寒论》）。具有清热解毒，凉血止痢功能。用于湿热痢疾。症见腹痛，里急后重，大便脓血，肛门灼热，渴欲饮水。舌红苔黄，脉弦数。

与葛根、黄芩、制甘草配伍组成中成药葛根芩连片。具有解肌清热，止泻止痢功能。用于湿热蕴结所致的泄泻，痢疾。症见身热烦渴，下痢臭秽，腹部不适。

黄疸

与茵陈、栀子、大黄配伍组成加味茵陈蒿汤（经验方）。具有清热利湿，退黄功能。用于湿热黄疸证。症见一身面目尽黄，黄色鲜明，如橘子色，腹微满，口中渴，但头汗出，二便不利。舌苔黄腻，脉沉实或滑数。

与蜂王浆冻干粉、青黛、五味子、大黄、山豆根配伍组成中成药清肝扶正胶囊。具有清热解毒，泻火燥湿，健脾益肝功能。用于慢性乙型肝炎湿热困脾证。症见胁痛，口苦，神疲乏力或纳后腹胀，或见黄疸，大便溏而不爽，或便结而秘。舌苔腻等。

心烦不寐、心悸不宁

与阿胶、白芍、黄芩、鸡子黄配伍组成黄连阿胶汤（《伤寒论》）。具有滋阴降火，除烦安神功能。用于少阴病阴虚火旺，心神不安证。症见心中烦热，失眠，口干咽燥。舌红苔燥，脉细数。

与当归、地黄、甘草、朱砂配伍组成中成药朱砂安神丸。具有清心养血，镇静安神功能。用于心中烦热证。症见心悸不宁，失眠多梦。

血热吐衄

与石膏、地黄、水牛角、栀子、桔梗、黄芩、知母、赤芍、玄参、连翘、牡丹皮、鲜竹叶配伍组成清瘟败毒丸（《疫疹一得》）。具有清热解毒，凉血救阴功能。用于瘟疫热毒，充斥内外，气血两燔证。症见大热烦躁，渴饮干呕，头痛如裂，昏狂谵语，或发斑吐衄。舌绛唇焦，脉沉细而数，或沉数。

与大黄、黄芩配伍组成中成药一清胶囊。具有清热泻火解毒，化瘀凉血，止血功能。用于火毒血热所致的身热烦躁，目赤口疮，咽喉，牙龈肿痛，大便秘结，吐血，咯血，衄血，痔血；咽炎，扁桃体炎，牙龈炎见上述证候者。

牙痛

与当归身、地黄、牡丹皮、升麻配伍组成清胃散（《兰室秘藏》）。具有清胃凉血功能。用于胃有积热，火气上攻证。症见牙痛牵引头脑，面颊发热，其齿喜冷恶热，或牙宣出血，或牙龈红肿溃烂，或唇齿颊腮肿痛，口气热臭，口干舌燥。舌红苔黄，脉滑大而数。

与姜制栀子、连翘、炒蔓荆子、防风、荆芥穗、白芷、黄芩、菊花、薄荷、酒大黄、酒炒黄柏、桔梗、川芎、石膏、旋覆花、甘草配伍组成中成药黄连上清丸。具有散风清热，泻火止痛功能。用于风热上攻，肺胃热盛所致的头晕目眩，暴发火眼，牙龈疼痛，口舌生疮，咽喉肿痛，耳痛耳鸣，大便秘结，小便短赤。

消渴

与麦冬、地黄汁、天花粉汁、牛乳配伍组成黄连丸（《外台秘要》）。具有清热养阴功能。用于消渴，小便多。

与人参、天花粉、天冬、黄芪、丹参、枸杞子、沙苑子、葛根、知母、五倍子、五味子配伍组成中成药消渴平片。具有益气养阴，清热泻火功能。用于阴虚燥热，气阴两虚所致的消渴病。症见口渴喜饮，多食，多尿，消瘦，气短乏力，手足心热；2型糖尿病见上述证候者。

痈肿疔疮

与栀子、白芍、木香、槟榔、连翘、薄荷、甘草、黄芩、桔梗、大黄、当归配伍组成内疏黄连汤（《外科正宗》）。具有清热凉血，解毒功能。用于痈疽阳毒在里证。症见局部肿硬，疼痛，皮色发红，根脚深大，火热发狂，烦躁呕哕，口干渴欲冷饮，二便秘结。舌红苔黄，脉数有力，或滑数有力。

与黄芩、黄柏、连翘、赤芍、甘草配伍组成中成药芩连片。具有清热解毒，消肿止痛功能。用于脏腑蕴热，头痛目赤，口鼻生疮，热痢腹痛，湿热带下，疮疖肿痛。

湿疹、湿疮

以本品一味，研末外敷（《金匮要略》）。用于浸淫疮。

与巴豆霜、白芷、蓖麻子、槟榔、穿山甲、大黄、当归、独活、独角莲、莪术、防风、甘遂、红大戟、厚朴、黄柏、麻黄、密陀僧、木瓜、蕲蛇、羌活、全蝎、肉桂、三棱、川乌、草乌、桃仁、天花粉、蜈蚣、五倍子、细辛、香附、苦杏仁、玄参、芫花、枳实、猪牙皂配伍组成中成药杜记独角膏。具有解毒，消肿止痛，托脓生肌，敛疮功能。用于痈疽肿毒，疮疡不敛，瘰疬痰核。

耳道流脓

与矾石、海螵蛸配伍组成用于治聤耳出脓方（《肘后方》）。研细末，绵裹塞耳。

与枯矾、冰片、白矾、龙骨、海螵蛸配伍组成中成药冰连滴耳剂。具有清热解毒，燥湿祛脓功能。用于风热型、肝胆湿热型急、慢性化脓性中耳炎。

酒黄连

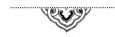

目赤肿痛

与当归、龙胆、栀子、黄柏、黄芩、大黄、芦荟、青黛、木香、麝香配伍组成当归龙荟丸（《黄帝素问宣明论方》）。具有清泄肝火功能。用于肝胆实火证。症见头晕目眩，耳聋耳鸣，神志不宁，谵语发狂，或大便秘结，小便赤涩。舌红苔黄，脉弦有力。

与黄芩、姜制栀子、熟大黄、连翘、石膏、菊花、天花粉、薄荷、荆芥、去刺盐制蒺藜、桔梗、赤芍、当归、麦冬、玄参、盐制车前子、蝉蜕、陈皮、炒枳壳、甘草配伍组成中成药清心明目上清丸。具有清热散风，明目止痛功能。用于上焦火盛引起的暴发火眼，红肿痛痒，热泪昏花，云翳遮睛，头痛目眩，烦躁口渴，大便燥结。

口舌生疮

与大黄、黄芩配伍组成泻心汤（《金匮要略》）。具有泻火解毒，燥湿泄热功能。用于心胃火炽，迫血妄行证。症见吐衄便秘，或三焦积热，目赤口疮，或外科痈肿属于热毒炽盛者。

与连翘、姜炒栀子、木通、玄参、天花粉、赤芍、大黄、黄芩、滑石配伍组成中成药导赤丸。具有清热泻火，利尿通便功能。用于火热内盛所致的口舌生疮，咽喉疼痛，心胸烦热，小便短赤，大便秘结。

姜黄连

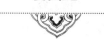

寒热互结、湿热中阻

与枳实、制厚朴、半夏曲、人参、白术、茯苓、干姜、制甘草、麦芽配伍组成枳实消痞丸（《兰室秘藏》）。具有消痞除满，健脾和胃功能。用于脾胃虚弱，升降失司，气滞湿聚，寒热互结，湿热中阻证。症见心下痞满，不欲饮食，体弱倦怠，大便不调。舌苔黄腻，脉弱。

与大黄、炒枳实、黄芩、炒六神曲、炒白术、茯苓、泽泻配伍组成中成药枳实导滞丸。具有消积导滞，清热利湿功能。用于饮食积滞，湿热内阻所致的脘腹胀痛，不思饮食，大便秘结，痢疾，里急后重。

痞满呕吐

与甘草、干姜、桂枝、人参、半夏、大枣配伍组成黄连汤（《伤寒论》）。具有平调寒热，和胃降逆功能。用于胸中有热，胃中有寒，升降失常证。症见胸中烦闷，欲呕吐，腹痛，或肠鸣泄泻等症。

与制吴茱萸、柴胡、醋延胡索、木香、醋香附、麸炒枳壳、郁金、陈皮、醋制青皮、黄芩、白芍、当归、甘草配伍组成中成药加味左金丸。具有平肝降逆，疏郁止痛功能。用于肝郁化火，肝胃不和引起的胸脘痞闷，急躁易怒，嗳气吞酸，胃痛少食。

萸黄连

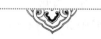

肝胃不和、呕吐吞酸

与吴茱萸配伍组成左金丸（又名萸连丸，《丹溪心法》）。具有清泄肝火，降逆止呕功能。用于胆经火旺证。症见胁肋胀痛，呕吐吞酸，口苦咽干。舌红苔黄，脉弦数。

与制吴茱萸、炒白芍配伍组成中成药戊己丸。具有泻肝和胃，降逆止呕功能。用于肝火犯胃，肝胃不和所致的胃脘灼热疼痛，呕吐吞酸，口苦嘈杂，腹痛泄泻。

【调剂应付】

1. 处方写黄连，生黄连付黄连生品；写酒制黄连，酒黄连付酒黄连；写姜制黄连，姜黄连付姜黄连；写吴茱萸制黄连，萸黄连付萸黄连。

2. 用于湿热痞满，高热神昏，心火亢盛，泻痢，黄疸，心烦不寐，心悸不宁，血热吐衄，牙痛，消渴，痈肿疔疮；外用湿疹，湿疮，耳道流脓，处方具有清热燥湿，泻火解毒功能付黄连生品；用于目赤肿痛，口舌生疮，处方具有善清上焦火热功能付酒黄连；用于寒热互结，湿热中阻，痞满呕吐，处方具有清胃和胃止呕功能付姜黄连；用于肝胃不和，呕吐吞酸，处方具有疏肝和胃止呕功能付萸黄连。

【备注】

1. 商品药材黄连通常有味连（鸡爪连）、雅连和云连3种规格，一般味连以身干，条粗长，呈连珠状，质坚实，"过桥"短，无残茎，毛须。断面红黄色，有菊花心。味极苦者为佳；雅连以身干，粗壮，质坚实，无须根，形如蚕形者为佳；云连以身干，条细节密，须根少，色黄者为佳。

2. 黄连不易虫蛀，但易霉变，故贮存环境要求干燥，通风。防止受潮发生霉变。安全水分为11%~14%。并避免强光照射，保持药材原有色泽。贮存期间应定期检查，及时晾晒或采取密封充氧养护。

3. 黄连主含生物碱类成分，其中生物碱具有较强的抗菌、抗病毒等作用。因此，用其泻火解毒时多同生品。

黄连经酒、姜汁、吴茱萸汁炮制后，各黄连生物碱的含量，与生品相比无明显的降低。但黄连生物碱组分的溶出比例变化影响其药性改变，从而导致药效的不同。黄连经酒制后，有利于小檗碱的溶出；姜黄连和吴茱萸黄连因加姜汁和吴茱萸汁，成分与小檗碱相互结合，降低了溶出率。黄连炮制品还因与使用不同的辅料，引起生理变化，从而使药理及功能主治发生变化。酒制延长巴马汀和小檗碱在体内被吸收的时间，姜汁促进巴马汀和小檗碱在脾胃的吸收，吴茱萸制促进巴马汀和小檗碱在肝组织的吸收。

通过生物碱类成分的变化和药理作用，证明了黄连"清热燥湿、泻火解毒生用，清上焦火酒制，清胃和胃止呕姜制，清气分湿热或清肝胆郁用萸黄连"这一传统经验理论存在的合理性。

黄柏——盐黄柏 黄柏炭

为芸香科植物黄皮树的干燥树皮。习称『川黄柏』。

【处方用名】

黄柏、生黄柏、元柏、黄柏丝、黄檗、黄檗皮、檗木、檗皮、川黄柏、川柏、关黄柏、关柏、柏皮、炒黄柏、盐黄柏、黄柏炭。

【饮片性状】

黄柏生品：为丝条状。外表面黄褐色或黄棕色。内表面暗黄色或淡棕色，具纵棱纹。断面纤维性，呈裂片状分层，深黄色。味极苦。嚼之有黏性。

盐黄柏：形如黄柏丝。表面深黄色，偶有焦斑。味极苦，微咸。

黄柏炭：形如黄柏丝。表面焦黑色，内部深褐色或棕黑色。体轻，质脆，易折断。味苦涩。

【性味与归经】

苦，寒。归肾、膀胱经。

【功效归类】

清热药·清热燥湿药。

【功能与主治】

黄柏生品：苦燥性寒，具有清热燥湿，解毒疗疮功能。用于湿热泻痢，黄疸尿赤，带下阴痒，热淋涩痛，疮疡肿毒，湿疹湿疮。

盐黄柏：苦燥之性得以缓和，具有滋阴降火，泻火除蒸功能。用于阴虚火旺，骨蒸痨热，脚气痿躄，盗汗，遗精。

黄柏炭：具有清湿热中兼具收涩功能。用于便血，尿血，崩漏下血。

【应用举例】

黄柏生品

湿热泻痢

与白头翁、黄连、秦皮配伍组成白头翁汤（《伤寒论》）。具有清热解毒，凉血治痢功能。用于痢疾。症见腹痛，里急后重，肛门灼热，泻下脓血，赤多白少，渴欲饮水。舌红苔黄，脉弦数。

与白头翁、蒲公英、黄芩配伍组成中成药白蒲黄片。具有清热燥湿，解毒凉血功能。用于大肠湿热，热毒壅盛所致的痢疾，泄泻证。症见里急后重，便血脓血；肠炎，痢疾见上述证候者。

黄疸尿赤

与栀子、制甘草配伍组成栀子柏皮汤（《伤寒论》）。具有清热利湿功能。用于伤寒身热发黄。

与茵陈、黄芩、姜制栀子、大豆黄卷，通草、焦山楂、郁金配伍组成中成药小儿肝炎颗粒。具有清热利湿，解郁止痛功能。用于肝胆湿热所致的黄疸，胁痛，腹胀，发热，恶心呕吐，食欲减退，身体倦懒，皮肤黄染；黄疸型肝炎或无黄疸型肝炎见上述证候者。

带下阴痒

与山药、芡实、车前子、白果配伍组成易黄汤（《傅青主女科》）。具有健脾除湿，清热止带功能。用于脾虚湿热带下证。症见带下黏稠，量多，色白兼黄，其气腥臭，头眩且重，乏力。舌淡苔白，脉濡微者。

与赤芍、土茯苓、醋三棱、炒川楝子、醋莪术、醋延胡索、炒芡实、当归、苦参、醋香附、丹参、山药配伍组成中成药妇炎康片。具有清热利湿，理气活血，散结消肿功能。用于湿热下注，毒瘀互阻所致的带下病。症见带下量多，色黄，气臭，少腹痛，腰骶痛，口苦咽干；阴道炎，慢性盆腔炎见上述证候者。

热淋湿痛

与萆薢、石菖蒲、白术、茯苓、莲子心、丹参、车前子配伍组成萆薢分清饮（《医学心悟》）。具有清热利湿功能。用于膏淋，白浊证。属于湿热下注者。

与木通、盐车前子、黄芩、茯苓、猪苓、大黄、瞿麦、萹蓄、知母、泽泻、栀子、甘草、滑石配伍组成中成药分清五淋丸。具有清热泻火，利尿通淋功能。用于湿热下注所致的淋证。症见小便黄赤，尿频尿急，尿道灼热涩痛。

疮疡肿毒

与黄连、黄芩、栀子配伍组成黄连解毒汤（《外台秘要》引崔氏方）。具有泻火解毒功能。用于三焦热盛证。症见大热烦扰，口燥咽干，错语不眠，或吐衄发斑，以及外科痈肿疔毒。舌红苔黄，脉数有力。

与姜黄、大黄、苍术、厚朴、陈皮、甘草、天南星、白芷、天花粉配伍组成中成药如意金黄散。具有清热解毒，消肿止痛功能。用于热毒瘀滞肌肤所致的疮疡肿痛，丹毒流注证。症见肌肤红肿热痛。亦可用于跌打损伤。

湿疹湿疮

与黄连水煎去渣，入硫黄、冷霜调糊（《浙江中医杂志》·梁通群方）。用于婴儿湿疹。

与苍术、紫苏叶、苦杏仁、薄荷、乳香、没药、轻粉、红粉配伍组成中成药九圣散。具有解毒消肿，燥湿止痒功能。用于湿毒瘀阻肌肤所致的湿疮，臁疮，黄水疮。症见皮肤湿烂，溃疡，渗出脓水。

盐黄柏

阴虚火旺、骨蒸痨热、盗汗、遗精

与熟地黄、山茱萸、山药、泽泻、牡丹皮、茯苓、知母配伍组成知柏地黄丸（《医方考》）。具有滋阴降火功能。用于阴虚火旺证。症见骨蒸潮热，虚烦盗汗，腰脊酸痛，遗精。尺脉有力者。

与知母、熟地黄、制山茱萸、牡丹皮、山药、茯苓、泽泻配伍组成中成药知柏地黄丸。具有滋阴降火功能。用于阴虚火旺证。症见潮热盗汗，口干咽痛，耳鸣遗精，小便短赤。

脚气痿躄

与苍术配伍组成二妙散（《丹溪心法》）。具有清热燥湿功能。用于湿热下注所致的下肢痿软无力，或足膝红肿热痛，或湿热带下，或下部湿疮，小便短赤。舌苔黄腻。

与防己、通草、桂枝、姜黄、石膏、薏苡仁、木瓜、海桐皮、忍冬藤、滑石、连翘配伍组成中成药风痛安胶囊。具有清热利湿，活血通络功能。用于湿热阻络所致的痹病。症见关节红肿热痛，肌肉酸楚；风湿性关节炎见上述证候者。

黄柏炭

便血

与白术、地黄、白芍、地榆、香附配伍组成白柏丸（《医学入门》）。具有健脾清热，养血止血功能。用于脾虚湿热便血者。

与栀子、黄芩、大黄、金银花、知母、天花粉配伍组成中成药栀子金花丸。具有清热泻火，凉血解毒功能。用于肺胃热盛，口舌生疮，牙龈肿痛，目赤眩晕，咽喉肿痛，吐血衄血，大便秘结。

尿血

与车前子、瞿麦、栀子、木通、萹蓄等临证配伍组方。具有清热利水，凉血止血功能。用于湿热下注证。症见尿频涩痛，尿浑色黄，尿中带血。舌红苔黄，脉滑数。

与肾茶、小蓟、白茅根配伍组成中成药血尿安胶囊。具有清热利湿，凉血止血功能。用于湿热蕴结证。症见尿血，尿频，尿急，尿痛；泌尿系感染见上述证候者。

崩漏下血

与甘草、地黄、白术、炮附子、阿胶、灶心黄土配伍组成黄土汤（《金匮要略》）。具有温阳健脾，养血止血功能。用于脾阳不足所致的大便下血，以及吐血衄血，妇人血崩，血色黯淡，四肢不温，面色萎黄。舌淡苔白，脉沉细。

与酒龟甲、炒白芍、酒黄芩、麸炒椿皮、醋香附配伍组成中成药固经丸。具有滋阴清热，固经止带功能。用于阴虚血热，月经先期，经血量多，色紫黑，赤白带下。

【调剂应付】

1. 处方写黄柏，生黄柏付黄柏生品；写炒黄柏，盐炒黄柏付盐黄柏；写柏炭，黄柏炭付黄柏炭。

2. 用于湿热泻痢，黄疸尿赤，带下阴痒，热淋涩痛，疮疡肿毒，湿疹湿疮，处方具有清热燥湿，解毒疗疮功能付黄柏生品；用于阴虚火旺，骨蒸痨热，脚气痿躄，盗汗，遗精，处方具有滋阴降火，泻火除蒸功能付盐黄柏；用于便血，尿血，崩漏下血，处方具有清湿热之中，兼具收涩功能付黄柏炭。

3. 黄柏由于产地不同，分为川黄柏、关黄柏两种。因功能主治相同，故在调剂操作过程中可互用。

【备注】

1. 商品药材黄柏以色鲜黄，粗皮去净，皮厚，皮张均匀，纹细，体表洁净者为佳。

2. 黄柏受潮后易发热，易霉变。如被雨淋水湿，颜色变黑。这些因素均将直接影响药材质量。盐制黄柏在空气相对湿度过高时，易吸湿受潮。当室内温度过高，或空气相对湿度过低时，盐分可以从表面析出。故应贮存于通风，干燥之处。

3. 川黄柏和关黄柏均主含小檗碱，并含少量木兰花碱、黄柏碱、掌叶防己碱等。已知小檗碱具有广谱抗菌作用，对于急性细菌性痢疾、肠炎等具有较好的疗效，是黄柏的有效成分之一。

4. 经研究黄柏生品、酒黄柏、蜜黄柏对小鼠胃肠功能的影响，发现生品组与空白组相比，小鼠体重增加缓慢，胃残留率升高，胃肠推进率下降，对大鼠的胃液分泌有较大影响，表现胃液分泌量减少，胃液 pH 值降低，总酸度、总酸排出量及胃蛋白酶活性显著下降，与黄柏的"苦寒伤脾胃"理论相吻合，而各炮制组均表现出了不同程度的缓和。

5. 黄柏炒炭后其小檗碱损失殆尽，抗菌消炎作用随之相应减弱。所以，中医用黄柏治疗崩漏以止血，而不用治疗痢疾是有道理的。

黄精——酒黄精

为百合科植物滇黄精、黄精或多花黄精的干燥根茎。

【处方用名】

黄精、生黄精、黄精根、菟竹、萎蕤、熟黄精、炙黄精、制黄精、蒸黄精、酒制黄精、酒黄精。

【饮片性状】

黄精生品：为不规则的厚片。外表皮淡黄色至黄棕色。断面略呈半透明角质样，淡黄色至黄棕色，可见多数淡黄色筋脉小点（维管束）。质稍硬，而韧。气微，味甜，嚼之有黏性。

酒黄精：形如黄精切片。表面棕褐色至黑色，有光泽，中心棕色至浅褐色，可见筋脉小点。质较柔软。味甜，微有酒香气。

【性味与归经】

甘，平。归脾、肺、肾经。

【功效归类】

补虚药·补阴药。

【功能与主治】

黄精生品：口嚼有麻味，刺激咽喉，故一般仅为外用药。

酒黄精：经酒制后起到滋而不腻，能更好地发挥补气养阴，健脾，润肺，益肾功能。用于脾胃气虚，体倦乏力，胃阴不足，口干食少，肺虚燥咳，痨嗽咳血，精血不足，腰膝酸软，须发早白，内热消渴。

【应用举例】

黄精生品

外用治癣、疮疹等皮肤病

与丁香、百部临证配伍组方（《新编常用中草药手册》）。水煎熏洗用于足癣、体癣。

与 75% 乙醇浸泡，外用于甲癣。

酒黄精

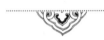

脾胃气虚、体倦乏力

与当归临证配伍组方（《东北药用植物志》）。用于脾胃虚弱，体倦乏力。

与党参、炒白术、山药、菟丝子、北沙参、玄参、乌梅、陈皮、山楂、干姜配伍组成中成药养胃舒胶囊。具有益气养阴，健脾和胃，行气导滞功能。用于脾胃气阴两虚所致的胃痛。症见胃脘灼热疼痛，痞胀不适，口苦口干，纳少消瘦，手足心热；慢性萎缩性胃炎，慢性胃炎见上述证候者。

胃阴不足、口干食少

与粳米配伍制作黄精粥（《饮食辨录》）。具有补脾胃，润心肺功能。用于一切诸虚百损，不拘阴阳气血衰惫，体倦乏力，饮食减少。

与南沙参、白芍、石斛、山楂、炒枳壳、黄柏、甘草配伍组成中成药胃安胶囊。具有养阴益胃，柔肝止痛功能。用于肝胃阴虚，胃气不和所致的胃痛，痞满证。症见胃脘隐痛，纳少嘈杂，咽干口燥。舌红少津，脉细数；萎缩性胃炎见上述证候者。

肺虚燥咳、痨嗽咳血

与百部、白及、玉竹、穿心莲、葎草配伍组成健肺丸（《古今名方》）。具有化痰止咳，生津止血功能。用于各型肺结核。

与鹿角胶、紫河车、龟甲胶、蛤蚧、蛤蟆油、鸡蛋黄油、乌梢蛇、红参、核桃仁、麦冬、茯苓、陈皮、浙贝母、蜜制百部、桔梗、白及配伍组成中成药补金片。具有补肾益肺，健脾化痰，止咳平喘功能。用于肺肾两虚，肾不纳气所致的久病咳喘，神疲乏力；肺结核，慢性支气管炎，肺气肿，肺心病缓解期均见上述证候者。

精血不足、腰膝酸软

与枸杞子、酒浸牛膝、茯苓、桑椹、天冬、麦冬、熟地黄、何首乌、地黄配伍组成还少乳乌丸（《摄生众妙方》）。具有滋阴养血，润燥功能。用于精血亏虚所致的腰膝软弱，精神衰减，形体消瘦，肌肤干枯，须发早白者。

与天麻、白芷、何首乌、熟地黄、丹参、当归、川芎、炒蒺藜、桑叶、墨旱莲、女贞子、白芍、甘草配伍组成中成药天麻首乌片。具有滋阴补肾，养血息风功能。用于肝肾阴虚所致的头晕目眩，头痛耳鸣，口苦咽干，腰膝酸软，脱发，白发；脑动脉硬化，早期高血压，血管神经性头痛，脂溢性脱发见上述证候者。

须发早白

与花椒、黑芝麻配伍组成真人绝粒长生方（《太平圣惠方》）。具有调补脾胃，乌须黑发功能。用于体弱神衰，恶寒食少，腰膝酸软，须发早白。

与制何首乌、酒女贞子、墨旱莲配伍组成中成药精乌胶囊。具有补肝肾，养精血功能。用于肝肾亏虚所致的失眠多梦，耳鸣健忘，须发早白。

内热消渴

与芡实、山药、白芍、大枣、太子参、佩兰配伍组成黄精芡实汤（《中医内科临床治疗学》）。具有补益脾阴功能。用于脾阴不足所致的中消证。

与黄芪、地黄、太子参、天花粉配伍组成中成药渴乐宁胶囊。具有益气养阴，生津止渴功能。用于气阴两虚所致的消渴证。症见口渴多饮，五心烦热，乏力多汗，心慌气短；2型糖尿病见上述症候者。

【调剂应付】

1.处方写生黄精付黄精生品；写黄精，制黄精，酒制黄精付酒黄精。

2.外用于癣，疮疹等皮肤病付黄精生品；用于脾胃气虚，体倦乏力，胃阴不足，口干食少，肺虚燥咳，痨嗽咳血，精血不足，腰膝酸软，须发早白，内热消渴，处方具有补气养阴，健脾，润肺，益肾功能付酒黄精。

【备注】

1.商品药材黄精不分等级，均为统装货。生黄精以块大，肥润，色黄白，断面略呈半透明角质样为佳；酒制黄精以色黑，块大，质地柔软为佳。

2.黄精富含多糖、黏液质等成分，在气温高湿度大时，易出现泛油（糖）粘连现象。因此贮存环境要求阴凉，干燥。酒制黄精属经蒸煮炮制加工制得的饮片品种，常因含有较多水分蒸煮后易受霉菌侵染，饮片表面附着霉菌菌丝体。宜贮存于干燥容器内，或置干燥、通风处。以此实现防霉变，防虫蛀的目的。

3.黄精含有多糖，甾体皂苷，蒽醌，生物碱，强心苷，木脂素，黏液质以及氨基酸等成分。黄精经炮制后，黏液质大量被除去，导致了药材中总多糖含量的下降，同时也达到了除去生品刺激咽喉的目的。酒制后，5-羟甲基麦芽酚，5-羟甲基糠醛为酒黄精新增加的化学成分，并且两种成分在黄精炮制后都呈规律性变化。而且这两种成分，能够降低心肌缺血小鼠血清中 LDH（乳酸脱氢酶）含量，降低心肌缺血组织中 MDA 含量。与生品相比，酒黄精薯蓣皂苷元含量升高，增强了抗血小板聚集作用，降血脂作用，抗肿瘤作用及保肝作用。现代临床多用于治疗高脂血症，还可用于低血压症，呼吸道激发霉菌感染及白细胞较少症等。

淫羊藿——制淫羊藿

为小檗科植物淫羊藿、箭叶淫羊藿、柔毛淫羊藿或朝鲜淫羊藿的干燥叶。

【处方用名】

淫羊藿、羊藿、洋火叶、羊藿叶、仙灵脾、三枝九叶草、炒淫羊藿、羊油制淫羊藿、炙羊藿叶、制羊藿叶、制淫羊藿。

【饮片性状】

淫羊藿生品：为丝片状。上表面绿色、黄绿色或浅黄色；下表面灰绿色，网脉明显，中脉及细脉凸出。边缘具黄色刺毛状细锯齿。近革质。气微，味微苦。

制淫羊藿：形如淫羊藿丝片。表面浅黄色，油亮光泽。微有羊脂油气。

【性味与归经】

辛、甘，温。归肝、肾经。

【功效归类】

补虚药·补阳药。

【功能与主治】

淫羊藿生品：具有强筋骨，祛风湿功能。用于风湿痹痛，麻木拘挛。

制淫羊藿：增强温补肾阳功能。用于肾阳虚衰，阳痿遗精，筋骨痿软。

【应用举例】

淫羊藿生品

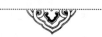

风湿痹痛、麻木拘挛

与威灵仙、川芎、肉桂、苍耳子配伍组成仙灵脾散（《太平圣惠方》）。具有祛风止痛功能。用于风寒湿痹，走注疼痛。

与制附子、制川乌、党参、当归、炒白芍、制乳香、肉桂配伍组成中成药附桂骨痛胶囊。具有温阳散寒，益气活血、消肿止痛功能。用于阳虚寒湿所致的颈椎及膝关节增生性关节炎。症见局部骨关节疼痛，屈伸不利，麻木肿胀，遇热则减，畏寒肢冷等。

制淫羊藿

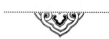

肾阳虚衰、阳痿遗精

与金樱膏、川牛膝、川芎、巴戟天、炒小茴香、官桂、姜炒杜仲、当归、菟丝子、炒补骨脂、沉香、烧酒配伍组成仙灵酒（《医学启蒙》）。具有壮阳固精，健筋骨，补精髓，广嗣延年功能。用于气血虚惫，下元痼冷，腰膝无力，临事不举，梦泄遗精。

与巴戟天、补骨脂、当归、杜仲、茯苓、附子片、枸杞子、莲须、牛膝、肉苁蓉、肉桂、沙苑子、菟丝子、鱼鳔胶配伍组成中成药鱼鳔补肾丸。具有壮阳益精功能。用于肾阳虚弱，肾精亏损所致的头昏，眼花，耳鸣，腰痛膝软，阳痿，早泄，梦遗，滑精，不育，宫冷不孕，面色发黑等症。

筋骨痿软

与肉苁蓉、杜仲、菟丝子、川萆薢、猪腰子等临证配伍组方。具有温肾生精功能。用于肾虚精亏，筋骨痿弱，腰脊酸痛，足膝乏力等。

与灵芝、黄芪、三七、丹参、制何首乌、桑寄生、人参、五味子配伍组成中成药灵芝益寿胶囊。具有补气固本，滋补肝肾，活血化瘀功能。症见神疲倦怠，心悸气短，失眠多梦，胸痛胸闷，头晕目眩，腰膝酸软。脉细无力或结代的辅助治疗。

【调剂应付】

1.处方写淫羊藿，生淫羊藿付淫羊藿生品；写炒淫羊藿，羊油制淫羊藿，制淫羊藿付制淫羊藿。

2.用于风湿痹痛，麻木拘挛，处方具有强筋骨，祛风湿功能付淫羊藿生品；用于肾阳虚衰，阳痿遗精，筋骨痿软，处方具有温补肾阳功能付制淫羊藿。

【备注】

1.商品药材淫羊藿一般为统装货。以梗少，叶多，色黄绿，不碎者，不带根者为佳。

2.宜贮存于干燥、通风处，防止受潮、霉变、虫蛀。

3.羊脂油制淫羊藿始于《雷公炮制论》。羊脂能温散寒邪，补虚润燥。淫羊藿用羊脂制后，可增强温肾助阳的作用，这一点已经得到临床上的证实。此外，淫羊藿用羊脂油炮制前后的药理实验比较也发现，小鼠血浆睾酮、睾丸、提肛肌及附睾重量，炮制品皆明显高于生品。

4.动物试验结果表明，生品淫羊藿无促进性机能作用，且部分指标还显示有抑制性机能作用，如睾丸和提肛肌称重两项指标，生品组低于空白组。此结果似与《神农本草经》记载的"性寒"，和《本草纲目》中有云"丈夫服令人无子"相一致。而炮制品与空白组比较，则有明显的促性机能作用，其作用强度与肌注睾丸酮组无明显差异，且无注射睾丸酮引起的睾丸重量下降现象，并能明显促进睾丸组织的增生与分泌，说明经用甘温补虚的羊脂油炮制后，淫羊藿药性由寒转温，具有温补肾阳的作用。

款冬花——蜜款冬花

为菊科植物款冬的干燥花蕾。

十二画

【处方用名】

款冬花、款冬、冬花、灵台冬花、丁冬花、连三朵、炙冬花、制冬花、蜜制款冬花、蜜款冬花。

【饮片性状】

款冬花生品：为长圆棒状。单生或2~3个基部连生，俗称"连三朵"，有时可达五朵，色泽鲜丽。上端较粗，下端渐细或带有短梗。外面被有多数鱼鳞状苞片。苞片外面紫红色或淡红色，内表面密被白色絮状茸毛。体轻，撕开后可见白色茸毛。气香，味微苦而辛。

蜜款冬花：形如款冬花。表面棕黄色或褐棕色，稍带黏性。具蜜香气，味微甜。

【性味与归经】

辛、微苦，温。归肺经。

【功效归类】

化痰止咳平喘药·止咳平喘药。

【功能与主治】

款冬花生品：具有散寒止咳功能。用于风寒咳嗽或喘咳痰多。

蜜款冬花：增强润肺止咳功能。用于肺虚久咳、阴虚燥咳，痨嗽咳血。

【应用举例】

款冬花生品

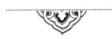

风寒咳嗽、喘咳痰多

与射干、麻黄、生姜、细辛、五味子、制半夏、紫菀、大枣配伍组成射干麻黄汤（《金匮要略》）。具有温肺化饮，止咳平喘功能。用于痰饮，咳而上气，喉中有水鸡声者。

与白果、麻黄、西青果、桑白皮、苦杏仁、浙贝母、黄芩、甘草、石膏、紫苏叶、紫苏子、半夏、冰片配伍组成中成药止嗽青果丸。具有宣肺化痰，止咳平喘功能。用于风寒束肺所致的咳嗽痰盛，胸膈满闷，气粗作喘，口燥咽干。

蜜款冬花

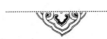

肺虚久咳

与人参、姜半夏、知母、贝母、葶苈子、罂粟壳、乌梅肉配伍组成款冬花贝母散（《普济方》）。具有补虚化痰，止咳平喘功能。用于肺气虚弱，喘嗽日久不止。

与梨清膏、川贝母、麦冬、百合配伍组成中成药川贝雪梨膏。具有润肺止咳，生津利咽功能。用于阴虚肺热咳嗽，喘促，口燥咽干。

阴虚燥咳

与枇杷叶、川贝母、半夏、陈皮、沙参、桔梗等临证配伍组方。具有清热润肺，化痰止咳功能。用于肺燥咳嗽，痰黄而黏，声音嘶哑。

与玄参、制百部、天冬、牡丹皮、麦冬、木蝴蝶、地黄、板蓝根、青果、蝉蜕、薄荷油配伍组成中成药咽炎片。具有养阴润肺，清热解毒，清利咽喉，镇咳止痒功能。用于慢性咽炎引起的咽干，咽痒，刺激性咳嗽。

痨嗽咳血

与紫菀、百部、人参、白术、制甘草、干姜配伍组成款冬花膏（经验方）。饭后，临卧啥化。用于肺气虚寒，咳嗽不止，痰唾并多，或吐血，咯血，痨嗽。

与桔梗、苦杏仁、葶苈子、前胡、川贝母、瓜蒌子、制马兜铃、制百部、石膏、知母、玄参、麦冬、天冬、紫苏叶、桑叶、密蒙花、陈皮、姜半夏、炒枳壳、木香、罂粟壳、五味子、制大黄、制甘草配伍组成中成药止嗽化痰丸。具有清肺止嗽定喘功能。用于肺热阻肺，久嗽咯血，痨喘气逆，喘息不眠。

【调剂应付】

1. 处方写款冬花，款冬，冬花付款冬花生品；写制冬花，蜜冬花，蜜制款冬花付蜜款冬花。

2. 用于风寒咳嗽，喘咳痰多，处方具有散寒止咳功能付款冬花生品；用于肺虚久咳，阴虚燥咳，痨嗽咳血，处方具有润肺止咳功能付蜜款冬花。

【备注】

1. 商品药材款冬花以朵大，2~3朵并连，色粉紫鲜艳，花梗短者为佳。木质老梗及已开花者，不可入药。

2. 款冬花宜贮存于阴凉，通风，干燥处，温度在28℃以下，相对湿度65%~75%，安全水分10%~13%。本品易受潮发霉变色，要经常翻动和晾晒（切忌在日光下曝晒），或置通风降湿处。防止内部发热，吸潮，霉变，虫蛀或变色。款冬花发霉后，表面显不同颜色霉斑，严重时萌发大量菌丝并结坨成块，颜色由紫红色或淡红色变成灰黄色。本品贮存时间不宜过久，应坚持"勤进勤出""先进先出""易变先出"的原则，以确保药材质量。

蜜制款冬花表面糖分大，易吸潮发黏，易污染或遭虫害，或发霉变质。因此，做好款冬花的养护，对保证药品质量，事关重要。

3. 款冬花含倍半萜类成分，如款冬酮、款冬二醇及其异构体阿里二醇等，黄酮，挥发油等活性成分。其中黄酮苷元和倍半萜类成分具有镇咳，升血压和解痉等作用；挥发油具有平喘作用；黄酮苷抗炎、抗氧化作用显著。故生品的药理作用表现为抗炎和平喘作用较强。

款冬花蜜制后，挥发油含量减少。但相对成分比例有明显变化，如治疗老年慢性支气管炎有效成分石竹烯的含量明显增加（1.721%→3.647%），抗炎有效成分款冬酮和甲基丁酰-3,14-去氢-Z-款冬素酯含量增加。

葛根——煨葛根

为豆科植物野葛的干燥根，习称『野葛』。

【处方用名】

葛根、野葛、甘葛、干戈、干葛、粉葛、粉戈、鸡齐根、方葛、葛片、葛块、葛条根、葛子根、生葛根、粉葛根、炙葛根、制葛根、煨戈根、煨葛根。

【饮片形状】

葛根生品：为纵切的长方形厚片，粗丝或小方块。外皮淡棕色，有纵皱纹，粗糙。断面黄白色至淡黄棕色，纹理明显。质韧，纤维性强。气微，味微甜。

煨葛根：形如葛根切片。表面焦黄色或微浅，具焦香气味。

【性味与归经】

甘、辛，凉。归脾、胃、肺经。

【功效归类】

解表药·发散风热药。

【功能与主治】

葛根生品：具有解肌退热，生津止渴，透疹，通经活络，解酒毒功能。用于外感发热头痛，项背强痛，口渴，消渴，麻疹不透，眩晕头痛，中风偏瘫，胸痹心痛，酒毒伤中。

煨葛根：发散作用减轻，升阳、止泻功能增强。用于热痢，脾虚泄泻。

【应用举例】

葛根生品

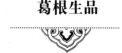

外感风热头痛

与柴胡、甘草、黄芩、芍药、羌活、白芷、桔梗、石膏、生姜、大枣配伍组成柴葛解肌汤（《伤寒六书》）。具有辛凉解肌，兼清里热功能。用于感冒风寒，寒郁化热证。症见恶寒渐轻，身热增盛，头痛肢楚，目痛鼻干，心烦不眠，眼眶痛。舌苔薄黄，脉浮微洪。

与柴胡、山银花、青蒿、连翘、黄芩、桔梗、苦杏仁、薄荷脑配伍组成中成药感冒止咳颗粒。具有清热解表，止咳化痰功能，用于外感风热所致的感冒。症见发热恶风，头痛鼻塞，咽喉肿痛，咳嗽，周身不适。

项背强痛

与麻黄、桂枝、生姜、制甘草、芍药、大枣配伍组成葛根汤（《伤寒论》）。具有解表发汗，升津舒筋功能。用于太阳病，项背强几几，无汗，恶风者。

与川芎、羌活、秦艽、威灵仙、苍术、丹参、白芍、酒制地龙、红花、制乳香、黄芪、党参、地黄、石决明、煅花蕊石、关黄柏、炒王不留行、燀桃仁、制没药、酒制土鳖虫配伍组成中成药颈复康颗粒。具有活血通络，散风止痛功能。用于风湿瘀阻所致的颈椎病。症见头晕，颈项僵硬，肩背酸痛，手足麻木。

口渴、消渴

与山药、黄芪、知母、鸡内金、五味子、天花粉配伍组成玉液汤（《医学衷中参西录》）。具有益气生津，润燥止渴功能。用于气阴两虚型消渴证。症见口干而渴，饮水不解，小便频数，困倦气短。脉虚细无力。

与黄芪、人参、天冬、天花粉、黄连、知母、枸杞子、沙苑子、五倍子、五味子、丹参配伍组成中成药消渴平片。具有益气养阴，清热泻火功能。用于阴虚燥热，气阴两虚型消渴证。症见口渴喜饮，多食，多尿，消瘦，气短，乏力，手足心热；2 型糖尿病见上述症候者。

麻疹不透

与升麻、芍药、制甘草配伍组成升麻葛根汤（《太平惠民和剂局方》）。

具有解肌透疹功能。用于麻疹初起证。症见疹发不出，身热头痛，咳嗽，目赤流泪，口渴。舌红苔薄而干，脉浮数。

与羚羊角、天竺黄、金银花、紫草、连翘、牛蒡子、浮萍、赤芍、西河柳、黄连、川贝母、水牛角浓缩粉配伍组成中成药小儿羚羊散。具有清热解毒，透疹止咳功能。用于麻疹隐伏，肺炎高热，嗜睡，咳嗽喘促，咽喉肿痛。

眩晕头痛

与黄芪、天麻、钩藤、白术、山茱萸、菊花、川芎、半夏、五味子、白芍、桂枝、甘草配伍组成天麻葛根汤（杨干卿《临床医学》）。具有益气活血，通络息风功能。用于颈性眩晕，头痛。

与丹参、三七、山楂、木香配伍组成中成药心可舒片。具有活血化瘀，行气止痛功能。用于气滞血瘀引起的胸闷，心悸，头晕，头痛，颈项疼痛；冠心病心绞痛，高血压，高血脂，心律失常见上述证候者。

中风偏瘫

与麻黄、桂枝、白芍、当归、丹参、红花、川芎、甘草、生姜、大枣临证配伍组成葛根汤加味（《浙江中医杂志》）。用于缺血性脑梗塞。

与天麻、僵蚕、全蝎、地龙、珍珠、决明子、槐米、水牛角浓缩粉、人工牛黄、黄连、黄芩、丹参、川芎、赤芍、牛膝、醋制没药、血竭、山楂、铁丝威灵仙、制白附子、酒蕲蛇、法半夏、安息香、冰片、去芦人参、黄芪、炒白术、茯苓、麦冬、玄参、地黄、骨碎补、桑寄生、沉香、醋香附、郁金、炒枳壳、泽泻配伍组成中成药清眩治瘫丸。具有平肝息风，化痰通络功能。用于肝阳上亢，肝风内动所致的头目眩晕，项强头胀，胸中闷热，惊恐虚烦，痰涎壅盛，言语不清，肢体麻木，口眼歪斜，半身不遂。

胸痹心痛

以本品一味水煎代茶饮（民间经验方）。具有解痉止痛，增加血流量功能。用于冠心病心绞痛的辅助治疗。

与毛冬青、银杏叶、益母草、柿叶、豨莶草配伍组成中成药心舒宁片。具有活血化瘀功能。用于心脉瘀阻所致的胸痹，心痛；冠心病心绞痛，冠状动脉供血不全见上述证候者。

酒毒伤中

与绿豆、赤小豆共研细末（《本草纲目》）。饮酒前服 1~2 匙，令人不醉。

与乌梅、牡蛎、甘草、VC 等配伍组成保健品醉翁停。具有护肝解酒功能。用于缓解饮酒过度引起的头痛，心悸，呕吐。

煨葛根

热痢

与制甘草、黄芩、黄连配伍组成葛根黄芩黄连汤（《伤寒论》）。具有清里解表功能。用于外感表证未解，热邪入里证。症见身热下利，胸脘烦热，口干作渴。舌红苔黄，脉数或促。

与黄芩、黄连、制甘草配伍组成中成药葛根芩连丸。具有解肌透表，清热解毒，利湿止泻功能。用于湿热蕴结所致的泄泻腹痛，便黄而黏，肛门灼热；及风热感冒所致的发热恶风，头痛，身痛。

脾虚泄泻

与人参、白术、木香、茯苓、制甘草、广藿香配伍组成七味白术散（《太平惠民和剂局方》）。具有健脾益胃，升发清阳功能。用于脾胃虚弱证。症见大便泄泻，神疲体倦，少气懒言等。

与太子参、北沙参、茯苓、山药、炒山楂、炒麦芽、陈皮、炒白芍、炒白扁豆、麦冬配伍组成中成药儿宝颗粒。具有健脾益气，生津开胃功能。用于脾气虚弱，胃阴不足所致的纳呆，厌食，口干燥渴，大便久泻，面黄体弱，精神不振，盗汗。

【调剂应付】

1. 处方写葛根，生葛根付葛根生品；写制葛根，煨葛根付煨葛根。

2. 用于外感发热头痛，项背强痛，口渴，消渴，麻疹不透，眩晕头痛，中风偏瘫，胸痹心痛，酒毒伤中，处方具有解肌退热，生津止渴，透疹，通经活络，解酒毒功能付葛根生品；用于热痢，脾虚泄泻，处方具有升阳止泻功能付煨葛根。

【备注】

1. 商品药材葛根根据切制形态不同分为葛方、葛片等规格。因产地不同，一般认为南方出产者粉性很大，品质显佳；北方出产者粉性小，品质稍逊。以片大质坚实，色白，粉性足，纤维少者为佳；质松，色发黄，缺粉性者质次。

2. 葛根在贮存过程中，易吸潮霉变。因此，贮存温度不宜超过 30℃。

葛根霉变后能引起有效成分总黄酮含量显著下降，故防止吸潮霉变，是保证质量的重要措施。夏秋高温季节注意通风，除湿，保持贮存环境干燥。

3.葛根主要含有异黄酮，三萜皂苷，生物碱，多糖等成分。还含有多种微量元素铁、锌、镁、铜和维生素，氨基酸。煨葛根中总异黄酮，葛根素，大豆苷，大豆苷元等异黄酮含量增加。

葛根经麸煨制后，其水醇浸出物总黄酮、葛根素以及无机微量元素含量，均有不同程度的改变。煨制葛根水煎液中有效成分总黄酮与葛根素的含量高于生品，这可能是葛根煨制后止泻作用增强的原因之一。炮制后无机成分的溶出量也有改变，其中以铁最为显著，制品是生品的1/3，可能与葛根生制品的调节脾胃作用差异有关。

紫菀—蜜紫菀

为菊科植物紫菀的干燥根和根茎。

【处方用名】

紫菀、生紫菀、紫菀头、紫菀片、紫菀茸、软紫菀、北紫菀、甜紫菀、紫蒐、子菀、子苑、炙紫菀、制紫菀、蜜制紫菀、蜜紫菀。

【饮片性状】

紫菀生品：为不规则的厚片或段。根茎呈不规则块状，大小不一，顶端有茎、叶的残基。质稍硬。根茎簇生多数细根，多编成辫状。表面紫红色或灰红色，有纵皱纹。断面淡棕色，中心具棕黄色的木心。质较柔韧。气微香，味甜，微苦。

蜜紫菀：形如紫菀切片或段。表面棕褐色或紫棕色。有蜜香气，味甜。

【性味与归经】

辛、苦，温。归肺经。

【功效归类】

化痰止咳平喘药·止咳平喘药。

【功能与主治】

紫菀生品：具有降气化痰功能。用于外感或实证咳嗽，痰多喘咳。

蜜紫菀：具有润肺止咳功能。用于肺虚久咳，痨嗽咳血。

【应用举例】

紫菀生品

外感或实证咳嗽

与桔梗、荆芥、百部、白前、甘草、陈皮配伍组成止嗽散（《医学心悟》）。具有止咳化痰，疏表宣肺功能。用于咳嗽证。症见咳嗽咽痒，咯痰不爽，或有恶风发热。舌苔薄白，脉浮缓。

与橘红、桔梗、枳壳、百部、五味子、陈皮、干姜、荆芥、罂粟壳浸膏、甘草、前胡、氯化铵、薄荷素油配伍组成中成药止咳宝片。具有宣肺祛痰，止咳平喘功能。用于外感风寒所致的咳嗽。症见痰多清稀，咳甚而喘；慢性支气管炎，上呼吸道感染见上述证候者。

痰多喘咳

与射干、麻黄、生姜、细辛、款冬花、五味子、大枣、半夏配伍组成射干麻黄汤（《金匮要略》）。具有温肺化饮，下气止咳功能。用于痰饮郁结，气逆喘咳证。症见咳而上气，喉中有水鸣声。

与天冬、地黄、天花粉、蜜制瓜蒌子、蜜桑白皮、炒紫苏子、炒苦杏仁、浙贝母、款冬花、桔梗、醋五味子、前胡、醋青皮、陈皮、制黄芪、炒酸枣仁、黄芩、知母、淡竹叶、制甘草配伍组成中成药润肺止嗽丸。具有润肺定喘，止嗽化痰功能。用于肺气虚所致的咳嗽喘促，痰涎壅盛，久嗽声哑。

蜜紫菀

肺虚久咳

与白芷、人参、制甘草、黄芪、地骨皮、苦杏仁、制桑白皮配伍组成紫菀汤（《三因极一病证方论》）。用于肺虚感热，咳嗽喘满，发热自汗，口中生疮。

与莱阳梨清膏、制黄芪、党参、川贝母、蜜百部配伍组成中成药润肺膏。具有润肺益气，止咳化痰功能。用于肺气虚所致的久咳痰嗽，气喘，自汗，胸闷；慢性支气管炎见上述证候者。

痨嗽咳血

与地黄、阿胶、白芍、人参、麦冬、桑叶、川贝母、薏苡仁配伍组成紫菀汤（《医略六书》）。具有益气养阴，补血止血，化痰止咳功能。用于产后气阴两虚，虚热内迫，血络损伤，吐血不止。脉虚微数。

与浙贝母、知母、玄参、麦冬、百合、炒苦杏仁、款冬花、罂粟壳配伍组成中成药安嗽化痰丸。具有清热化痰，润肺止嗽功能。用于阴虚肺热引起的咳嗽痰盛，气短喘促，咽干口渴，痨伤久嗽，痰中带血。

【 调剂应付 】

1. 处方写紫菀，生紫菀付紫菀生品；写制紫菀，蜜紫菀付蜜紫菀。

2. 用于外感或实证咳嗽，痰多喘咳，处方具有降气化痰功能付紫菀生品；用于肺虚久咳，痨嗽咳血，处方具有润肺止咳功能付蜜紫菀。

【 备注 】

1. 商品药材紫菀不分等级，均为统装货。以身干，条长，表面紫红色或灰红色，质柔韧，去净泥土，无杂质者为佳。

2. 紫菀生品宜贮存于阴凉，干燥处；蜜紫菀宜贮存于阴凉，密闭环境。

3. 紫菀的主要活性物质为三萜，黄酮，肽类成分。其中三萜成分，如紫菀酮和表木栓醇，可抑制组胺和乙酰胆碱引起气管的收缩，抑制气管痉挛，具有平喘作用。肽类化合物具有明确的抗肿瘤作用，黄酮类成分为抗炎和抗氧化活性成分。故生品具有祛痰、镇咳、平喘等作用。

紫菀经蜜制后，黄酮苷元类成分含量下降，使其抗炎和抗氧化作用减弱。而紫菀酮含量增加，使紫菀蜜制后的止咳作用增强。故临床上常用蜜紫菀治疗肺虚喘咳证。

蛤壳 — 煅蛤壳

为帘蛤动物文蛤或青蛤的贝壳。

【处方用名】

蛤壳、生蛤壳、海蛤壳、蛤蜊壳、文蛤、青蛤、蛤壳粉、蛤蜊粉、蛤粉、煅蛤壳。

【饮片性状】

蛤壳生品：为不规则的碎片。碎片外面黄褐色或棕红色，可见同心生长纹。内面白色。质坚硬。断面有层纹。气微，味淡。

煅蛤壳：为不规则的碎片或粗粉。灰白色，碎片外面有时可见同心生长纹。质酥脆。断面有层纹。

【性味与归经】

苦、咸，寒。归肺、肾、胃经。

【功效归类】

化痰止咳平喘药·清热化痰药。

【功能与主治】

蛤壳生品：具有软坚散结功能。用于瘰疬、瘿瘤。

煅蛤壳：经煅制后易于粉碎与煎煮，增强清热化痰，制酸止痛，收湿敛疮功能。用于痰火咳嗽，胸胁疼痛，痰中带血，胃痛吞酸；外治湿疹，烫伤。

【应用举例】

蛤壳生品

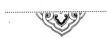

瘰疬、瘿瘤

与夏枯草、玄参、青盐、海藻、川贝母、薄荷、天花粉、白蔹、连翘、熟大黄、甘草、地黄、桔梗、当归、硝石配伍组成内消瘰疬丸（《疡医大全》）。具有清热化痰，散结消瘰功能。用于痰热瘰疬，肿痛未溃。

与白芷、川芎、海带、煅海螺、海螵蛸、海藻、昆布、木香、夏枯草配伍组成中成药五海瘿瘤丸。具有软坚散结功能。用于痰核，瘿瘤，瘰疬，乳核。

煅蛤壳

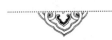

痰火咳嗽、痰中带血

与瓜蒌皮、苦杏仁、玉竹、北沙参、南沙参、天冬、麦冬、石斛、贝母、茜草、茯苓配伍组成清金保肺汤（《校注医醇賸义》）。具有清热止咳功能。用于肺受燥热，发热咳嗽，咽干口渴，甚则肺热络伤而咯血者。

与青黛配伍组成中成药黛蛤散。具有清肝利肺，降逆除烦功能。用于肝火犯肺所致的头晕耳鸣，咳嗽吐衄，痰多黄稠，咽膈不利，口渴心烦。

胸胁疼痛

与天冬、黄芩、橘红、瓜蒌仁、芒硝、香附、桔梗、连翘、青黛配伍组成化痰丸（《明医杂著》）。具有开郁降火，清润肺金，消凝结之痰功能。用于热痰郁于心肺胸膈，稠黏难咯，咽干口燥，咳嗽喘促，胸满心烦者。

与浮海石配伍组成中成药海蛤散。具有化痰清肝功能。用于肝火毒盛所致的咳嗽痰多等症。

胃痛吞酸

与旋覆花、赭石、党参、威灵仙、半夏、生姜临证配伍组方（《古今药方纵横》）。用于胃及十二指肠溃疡引起的胃痛泛酸。

湿疹、烫伤

与煅石膏、黄柏、冰片、麻油配伍组成珠蛤散（《中医皮肤病学简编》）。

具有清热泻火，燥湿止痒功能。用于湿疹，皮炎，烧伤等。

与黄柏、青黛、煅石膏、轻粉配伍组成中成药青蛤散。具有清热解毒，燥湿杀虫功能。用于湿热毒邪浸淫肌肤所致的湿疮，黄水疮。症见皮肤红斑，丘疹，疱疹，糜烂润湿或脓疱，脓痂。

【调剂应付】

1. 处方写蛤壳，生蛤壳付蛤壳生品；写煅蛤壳付煅蛤壳。

2. 用于瘰疬，瘿瘤，处方具有软坚散结功能付蛤壳生品；用于痰火咳嗽，胸胁疼痛，痰中带血，胃痛吞酸，湿疹，烫伤，处方具有清热化痰，制酸止痛，收湿敛疮功能付煅蛤壳。

【备注】

1. 商品药材蛤壳不分等级，均为统装货。以壳体均匀，壳外面淡黄色或红棕色，可见同心生长纹，无泥土，无残肉者为佳。

2. 入水煎剂宜捣碎，先煎。蛤粉宜包煎，外用适量。研极细粉撒布或油调后敷患处。

3. 蛤壳生品和煅制品均可研磨成细粉。两者主要区别于：

（1）粉末表面乳白色，略显光泽者为生品粉末；煅制品粉末表面光泽消失，呈灰白色。

（2）生品粉末口尝味淡；煅制品粉末口尝有涩感。

4. 经过炮制后的蛤壳细粉，还可作为饮片炮制或制剂辅料使用。如阿胶用蛤粉炒后，能降低滋腻之性；瓜蒌子用蛤粉炒后，可增加清肺化痰作用；鹿角胶用蛤粉炒后，可使质地变酥脆。

5. 化学成分研究显示，蛤壳中的主要化学成分为碳酸钙，其次还含有一些微量元素铅、砷等，煅制后碳酸钙的含量增加，铅、砷等有毒微量元素降低。药理实验研究结果表明，蛤壳对前列腺增生、湿疹、烫伤、外阴皮炎有较好的治疗作用。炮制前后除了纯化部分成分、降低毒性成分外，还有杀菌的作用，使制品更具安全性。

蒲黄 — 蒲黄炭

为香蒲科植物水烛香蒲、东方香蒲或同属植物的干燥花粉。

十三画

【处方用名】

蒲黄、生蒲黄、卜黄、生卜黄、蒲棒粉、蒲黄粉、蒲棒花头、蒲厘花粉、香蒲棒花粉、黄蒲草、炒蒲黄、蒲黑、卜黑、蒲炭、蒲灰、炙蒲黄、制蒲黄、蒲黄炭。

【饮片性状】

蒲黄生品：为黄色粉末。体轻，放在水中则漂浮水面。手捻有滑腻感，易附着手指上。气微，味淡。

蒲黄炭：形如蒲黄。表面黄棕色或黑褐色。具焦香气，味微苦、涩。

【性味与归经】

甘，平。归肝、心包经。

【功效归类】

止血药·化瘀止血药。

【功能与主治】

蒲黄生品：药性滑利。具有行血化瘀，利尿通淋功能。用于经闭痛经，胸腹刺痛，跌扑肿痛，血淋涩痛。

蒲黄炭：经炒制后药性收涩，增强止血功能。用于吐血，衄血，咯血，崩漏，外伤出血。

蒲黄生品

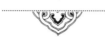

经闭痛经

与五灵脂配伍组成失笑散（《太平惠民和剂局方》）。具有活血祛瘀，散结止痛功能。用于瘀血停滞证。症见月经不调，少腹急痛，痛经，产后恶露不行。

与当归、醋炒五灵脂、赤芍、盐炒小茴香、醋制延胡索、炒没药、川芎、肉桂、炮姜配伍组成中成药少腹逐瘀丸。具有温经活血，散寒止痛功能。用于寒凝血瘀所致的月经后期，痛经，产后腹痛证。症见行经后错，行经小腹冷痛，经血紫暗，有血块，产后小腹疼痛喜热，拒按。

胸腹刺痛

以本品制浸膏，烘干，为末，入胶囊（《中医杂志》·王其飞方）。用于气滞血瘀型冠心病心绞痛。

与川芎、当归、党参、红花、黄芪、三棱配伍组成中成药舒心口服液。具有补益心气，活血化瘀功能。用于心气不足，瘀血内阻所致的胸痹证。症见胸闷憋气，心前区刺痛，气短乏力；冠心病心绞痛见上述证候者。

跌扑肿痛

与当归、干姜、桂枝、大黄、虻虫配伍组成消血散（《外台秘要》引《广济方》）。具有破血逐瘀，止痛散结功能。用于从高坠下，内损瘀血。

与白芷、赤芍、大黄、当归尾、地骨皮、地黄、藁本、红花、黄芩、山柰、天南星、十大功劳、石膏、桃仁、泽兰、栀子配伍组成中成药伤科敷药。具有活血祛瘀，消肿止痛功能。用于跌打损伤，瘀血肿痛。

血淋涩痛

与地黄、冬葵子、黄芪、麦冬、蔓荆子、当归、赤茯苓、车前子配伍组成蒲黄丸（《太平圣惠方》）。具有凉血止血，利尿通淋功能。用于膀胱有热，尿血不止。

与车前草、川牛膝、黄芪、淫羊藿配伍组成中成药前列舒乐颗粒。具有补肾益气，化瘀通淋功能。用于肾脾两虚，血瘀湿阻所致的淋证。症见腰膝酸软，神疲乏力，小腹坠胀，小便频数，淋漓不爽，尿道涩痛；前列腺增生症，慢性前列腺炎见上述证候者。

蒲黄炭

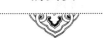

吐血、衄血、咯血

与大蓟、小蓟、白茅根、茜草、丝瓜、栀子、荷叶、大黄、乱发配伍组成十灰散（《医学心悟》）。具有祛瘀生新，止血功能。用于各种出血。

崩漏

鲜生地、当归炭、白芍、牡丹皮、槐花、墨旱莲、仙鹤草、大黄炭配伍组成清经止血汤（上海中医学院编《妇产科学》）。具有凉血祛瘀功能。用于妇女郁热内盛，崩漏色褐，小腹疼痛者。

与熟地黄、五味子、白芍、杜仲、续断、槲寄生、山药、牡蛎、海螵蛸、地榆配伍组成中成药妇科止血灵。具有补肾敛阴，固冲止血功能。用于肾阴不足所致的崩漏证。症见行经先后无定期，经量多或淋漓不止，经色紫黑，伴头晕耳鸣，手足心热，腰膝酸软；功能性子宫出血见上述证候者。

外伤出血

取本品适量，撒布于体表损伤部位（经验方）。具有良好的止血止痛效果。

与桉油、白胡椒、白及、白胶香、白芷、荜拨、蓖麻子、冰片等86味配伍组成中成药跌打万花油。具有止痛止血，消炎生肌，消肿散瘀，舒筋活络功能。用于跌打损伤，撞击扭伤，刀伤出血，烫伤等症。

【调剂应付】

1. 处方写蒲黄，生蒲黄付蒲黄生品；写蒲黑，蒲黄炭付蒲黄炭。

2. 用于经闭痛经，胸腹刺痛，跌扑肿痛，血淋涩痛，处方具有行血化瘀，利尿通淋功能付蒲黄生品；用于吐血，衄血，咯血，崩漏，外伤出血，处方具有止血功能付蒲黄炭。

3. 高学敏教授在《中药学》中指出，一般认为蒲黄生用性滑，长于行血；炒黑性涩，功专止血。生熟不同，功效有别。但根据临床实践及实验研究证明，生蒲黄也有止血作用，不论入汤剂煎服，或研细吞服，均可止血。惟炒炭后，止血作用较佳。临床专用以止血，已无行血祛瘀及利尿之功。故治瘀滞诸症，宜生用；治失血诸症，则生用、炒炭皆可，宜酌情择用。

如无瘀者可用炭，出血而兼有瘀者，可用生蒲黄，或炒、生各半同用。

【备注】

1. 商品药材蒲黄以身干，色鲜黄，质轻，粉细光滑，纯净无杂质为佳。

2. 本品受潮易结块，受闷热会发霉，久贮其色易变深，害虫多吐丝结成串状。尤其靠近包装物边上。蒲黄宜贮存于干燥，密闭容器内，防受潮、防污染。

3. 入水煎剂要避免因其花粉体轻漂浮，而影响药物有效成分的煎出，故应采取细纱布包煎；入丸散剂应过细锣，筛除杂质；外用也应过细锣或研细后，撒布或调敷。

4. 蒲黄、蒲黄炭均有一定的化瘀止血作用。其化瘀活血活性主要表现在，抑制血小板聚集和纤维蛋白形成阶段，或与纤溶系统活性相关，且生品的活血化瘀作用强于炭品。其止血活性主要体现在凝血酶原酶及凝血酶形成阶段，且炭品止血作用强于生品。这正体现了"生能行血，炒炭止血"这一传统炮制理论，同时也从一个侧面揭示了，蒲黄炒炭炮制的合理性所在。

槐花

炒槐花 槐花炭

为豆科植物槐的干燥花及花蕾。前者习称『槐花』，后者习称『槐米』。

【处方用名】

槐花、生槐花、净槐花、怀花、淮花、槐蕊、怀蕊、淮蕊、陈槐花、陈怀花、炒槐花、槐花炭。

【饮片性状】

槐花生品：为皱缩而卷曲状。花瓣多散落，完整者花萼钟状，黄绿色，先端5个浅裂；花瓣5片，黄色或黄白色，1片较大，近圆形，先端微凹，其余4片圆形。雄蕊10个，其中9个基部连合，花丝细长。雌蕊圆柱形，弯曲。体轻。气微，味微苦。

槐米生品：为卵形或椭圆形。花萼下部有数条纵纹。萼的上方为黄白色未放开的花瓣。花梗细小。体轻，手捻即碎。气微，味微苦涩。

炒槐花：形如槐花。表面深黄色。

槐花炭：形如槐花。表面焦褐色。

【性味与归经】

苦，微寒。归肝、大肠经。

【功效归类】

止血药·凉血止血药。

【功能与主治】

槐花生品：具有凉血止血，清肝泻火功能。用于血热出血，肝热目赤，头痛眩晕。

炒槐花：经炒制后，缓和苦寒之性，清热凉血作用逊于生品，止血作用强于生品，而逊于槐花炭。

槐花炭：经炒炭后，苦寒之性大减，凉血作用极弱，收涩之性增强，以收敛止血为主。用于便血，痔血，血痢，崩漏，吐血，衄血等多种出血证。

【应用举例】

槐花生品

血热出血

与侧柏叶、荆芥穗、枳壳配伍组成槐花散（《普济本事方》）。具有清肠止血，疏风行气功能。用于风热湿毒，壅遏肠道，损伤血络证。症见便前出血，或便后出血，粪中带血，以及痔疮出血，血色鲜红或晦暗。舌红苔黄，脉数。

与豨莶草、金银花、地榆炭、黄芩、大黄配伍组成中成药痔康片。具有清热凉血，泻热通便功能。用于热毒内盛，或湿热下注所致的便血，肛门肿痛，有下坠感；一、二期内痔见上述证候者。

肝热目赤、头痛眩晕

以本品煎汤代茶饮，或与夏枯草、决明子等临证配伍组方。具有清肝明目功能。用于肝阳上亢所致的头晕，头痛，眩晕。

与制何首乌、桑寄生、夏枯草、小蓟、丹参、葛根、川牛膝、泽泻、远志配伍组成中成药清肝降压胶囊。具有清热平肝，补益肝肾功能。用于肝火上炎，肝肾阴虚所致的眩晕，头痛，面红目赤，急躁易怒，口干口苦，腰膝酸软，心悸不寐，耳鸣健忘，便秘溲黄。

炒槐花

清热止血

与炒地榆配伍组成槐花散（《小儿卫生总微论方》）。具有清热凉血功能。用于血痢不愈。

与地黄炭、蜜槐角、大黄、黄芩、地黄、当归、赤芍、红花、防风、荆芥穗、麸炒枳壳配伍组成中成药地榆槐角丸。具有疏风凉血，泻热润燥功能。用于脏腑实热，大肠火盛所致的肠风便血，痔疮肛瘘，湿热便秘，肛门肿痛。

槐花炭

便血、痔血、血痢等多种出血证

与百草霜配伍组成二神散（《医统》）。具有凉血止血功能。用于男女吐血，血崩下血，舌上忽然肿破出血。

与地榆炭、黄芩、栀子、荆芥穗、黄连、当归、地榆炭、白芍、阿胶、乌梅、升麻、侧柏炭配伍组成中成药止血肠辟丸。具有清热凉血，养血止血功能。用于血热所致的肠风便血，痔疮下血。

【调剂应付】

1.处方写槐花，生槐花付槐花生品；写炒槐花付炒槐花；写槐花炭付槐花炭。

2.用于血热出血，肝热目赤，头痛眩晕，处方具有凉血止血，清肝泻火功能付槐花生品；患者体质虚弱者付炒槐花；用于便血，痔血，血痢，崩漏，吐血，衄血等多种出血证，处方具有收敛止血功能付槐花炭。

【备注】

1.槐花商品不分等级，均为统装货。以花初开，花朵完整，色黄，无梗，无杂质者为佳。

2.槐花在采收晾晒过程中淋着露水，则花朵外观变黑，贮存时宜置干燥，通风之处。加强养护，防潮，防虫蛀。

3.槐花（米）虫蛀孔很小，不易被发现，严重能将花苞体蛀空，仅留外表部。槐花属易变颜色饮片品种，宜采取晾晒法养护。晾晒时，上面应覆盖一层清洁细孔纱布。其意在于：

（1）可以避免强光照射，使药材表面褪色；

（2）可以有效地防止风吹，减少药材的散失。

4.槐花与槐米源为一物，已开花者称为槐花；未开化的花蕾，称为槐米。两者功效基本相同，历代本草也未曾细分。一般认为槐米的功效较槐花为上。但现代研究证明，两者所含化学成分基本相同，唯含量有所差异。所以，近人主张在调剂中，对两者不必细分。

十四画以上

【处方用名】

槟榔、生槟榔、花槟榔、槟榔片、榔片、槟片、鸡心槟榔、大腹槟榔、大腹子、海南子、玉片、大白片、炒大白片、炒焦大白片、炒榔片、炒槟榔、炒焦槟榔、焦槟榔。

【饮片性状】

槟榔生品：为类圆形薄片。断面可见棕色种皮，与白色胚乳相间的大理石样花纹。气微，味涩、微苦。

炒槟榔：形如槟榔切片。表面微黄色，可见大理石样花纹。

焦槟榔：形如槟榔切片。表面焦黄色，可见大理石样花纹。质脆，易碎。气微，味涩、微苦。

【性味与归经】

苦、辛，温。归胃、大肠经。

【功效归类】

驱虫药。

【功能与主治】

槟榔生品：具有杀虫，消积，行气，利水，截疟功能。用于绦虫病，蛔虫病，姜片虫病等肠道寄生虫病而导致的虫积腹痛，水肿脚气，疟疾。

炒槟榔：经炒制后，缓其峻烈之性，并可减少服用生品后导致恶心，腹痛等副作用的出现。具有行气、消积、导滞功能。用于饮食停滞，积滞泻痢，里急后重。炒槟榔较焦槟榔作用稍强，而伐正气的作用也强于焦槟榔，故一般身体素质较强者可选用炒槟榔。

焦槟榔：具有消积导滞功能。用于食积不消，泻痢后重。身体素质较差者较多选用。

槟榔

炒槟榔 焦槟榔

为棕榈科植物槟榔的干燥成熟种子。

【应用举例】

槟榔生品

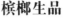

虫积腹痛

与鹤虱、苦楝根皮、炒铅粉、枯矾配伍组成化毒丸（《太平惠民和剂局方》）。具有杀肠中诸虫功能。用于肠中诸虫发作时腹中疼痛，痛剧时呕吐清水或吐蛔。

与炒六神曲、炒麦芽、使君子仁、木香、煨肉豆蔻、胡黄连配伍组成中成药肥儿丸。具有健胃消积，驱虫功能。用于小儿消化不良，虫积腹痛，面黄肌瘦，食少腹胀，泄泻。

水肿

与泽泻、赤小豆、商陆、羌活、大腹皮、椒目、木通、秦艽、茯苓皮配伍组成疏凿饮子（《济生方》）。具有泻下逐水，疏风解表功能。用于阳水实证。症见遍身水肿，喘呼气急，烦躁口渴，二便不利。苔白腻，脉沉实。

与酒大黄、炒牵牛子、醋制五灵脂、醋香附、炒猪牙皂配伍组成中成药槟榔四消丸。具有消食导滞，行气泄水功能。用于食积痰饮，消化不良，脘腹胀满，嗳气吞酸，大便秘结。

脚气

与陈皮、木瓜、吴茱萸、紫苏叶、桔梗、生姜配伍组成鸡鸣散（《证治准绳》）。具有行气降浊，温化寒湿功能。用于湿脚气证。症见足胫肿重无力，行动不便，麻木冷痛，或挛急上冲，甚至胸闷泛恶，以及风湿流注，发热恶寒，脚足痛不可忍，筋脉浮胀者。

疟疾

与常山、厚朴、青皮、陈皮、制甘草、草果仁配伍组成截疟七宝饮（《杨氏家藏方》）。具有燥湿，祛痰，截疟功能。用于疟疾。症见数发不止，体壮痰湿甚。舌苔白腻，寸口脉滑浮大。

与草果仁、常山、陈皮、甘草、厚朴、青皮配伍组成中成药截疟七宝丸。具有行气化滞，除湿截疟功能。用于宿食停水，腠理失和引起的疟疾。症见胸胁满闷，不思饮食，肢体酸痛，寒热交作。

炒槟榔

饮食停滞

与枳实、大黄、厚朴、黄芩、连翘、六神曲、山楂、木通、紫草、甘草配伍组成枳实导滞汤（《重订通俗伤寒论》）。具有消食导滞，清热祛湿功能。用于食积气滞较甚而脾胃不虚者。

与紫苏、广藿香、桔梗、白芍、豆蔻、姜制厚朴、陈皮、炒青皮、炒苍术、柴胡、川芎、木香、甘草、鸡内金、六神曲、山楂、炒麦芽配伍组成中成药舒泰丸。具有疏肝理气功能。用于脘闷胀饱，食滞不消，呕逆吞酸。

积滞泻痢

与木香、青皮、陈皮、莪术、麸炒黄连、黄柏、大黄、炒香附、黑牵牛配伍组成木香槟榔丸（《儒门事亲》）。具有行气导滞，攻积泄热功能。用于积滞内停证。症见脘腹痞满胀痛，大便秘结，以及赤白痢疾，里急后重。舌苔黄腻，脉实。

与木香、炒枳壳、陈皮、醋炒青皮、醋制香附、醋三棱、醋莪术、黄连、酒炒黄柏、大黄、炒牵牛子、芒硝配伍组成中成药木香槟榔丸。具有行气导滞，泻热通便功能。用于湿热内停，赤白痢疾，里急后重，胃肠积滞，脘腹胀满，大便不通。

焦槟榔

食积不消、泻痢后重

与木香、大黄、枳实、六神曲、茯苓、黄芩、黄连、白术、泽泻配伍组成木香导滞丸（《松崖医经》）。具有消积导滞，清利湿热功能。用于湿热积滞，消化不良，痞满胀闷，泻痢等证。

与酒黄连、炒苍术、酒白术、木香、盐炒吴茱萸、姜厚朴、炒枳壳、陈皮、泽泻、茯苓、甘草配伍组成中成药泻痢消胶囊。具有清热燥湿，行气止痛功能。用于大肠湿热所致的腹痛泄泻，大便不爽，下痢脓血，肛门灼热，里急后重，心烦口渴，小便黄赤。舌质红，苔薄黄腻，脉濡数；急性肠炎，结肠炎，痢疾见上述证候者。

【调剂应付】

1.处方写槟榔，槟榔片，生榔片付槟榔片生品；写炒槟榔，炒槟榔片付炒槟榔片；写焦槟榔，焦榔片付焦槟榔片。

2.用于虫积腹痛，水肿，脚气，疟疾，处方具有杀虫，消积，利水，截疟功能付槟榔生品；用于饮食停滞，积滞泻痢，处方具有行气、消积、导滞功能付炒槟榔片；用于食积不消，泻痢后重，处方具有消积导滞功能付焦槟榔。

3.炒槟榔与焦槟榔功能相近，对于身体素质条件较强，而且患病属实证者，可付炒槟榔；对于身体素质条件较差，或年迈体虚者，可付焦槟榔。

【备注】

1.商品药材槟榔不分等级，均为统装货。一般以个大，体重，表面无破裂者为佳。饮片以切片薄厚均匀，无破碎，断面鲜艳，无虫蛀，或霉变者为佳。

2.槟榔片，炒槟榔片，焦槟榔片，应分斗贮存。不可混斗，串斗。

3.槟榔的个子货，入水煎剂宜捣碎。

4.槟榔个子货中心部位是易被虫蛀的好发地，此处常被蛀成深深的小洞，应敲开仔细观察。平时对贮存环境要加强通风，使温湿度控制在规定范围内。

5.槟榔含生物碱，鞣质，脂肪油及槟榔红色素，氨基酸等。生物碱主要为槟榔碱，其余则有槟榔次碱，去甲基槟榔次碱等。

槟榔经炒黄或炒焦制之后，槟榔碱有不同程度的下降，其含量依次为生品＞炒黄＞炒焦。槟榔碱类成分具有一定的毒性，该成分含量的降低，可在一定程度上降低槟榔的毒性及不良反应。因槟榔碱是杀虫的主要成分，故有"槟榔若熟使不如不用"之说，是指其杀虫作用而言的，消食化积的作用仍在。槟榔在炮制时，如果加热温度和时间适中，可使鞣质含量增高，鞣质本身具有收涩止泻作用。因此，推测鞣质含量增加，是炒、焦制品能够增强对胃肠道平滑肌作用的原理之一。

酸枣仁——炒酸枣仁

为鼠李科植物酸枣的干燥成熟种子。

【处方用名】

酸枣仁、生枣仁、枣仁、枣人、酸枣、山枣、山枣仁、炙酸枣仁、制酸枣仁、熟枣仁、炒枣仁、炒酸枣仁。

【饮片性状】

酸枣仁生品：为扁圆形或扁椭圆形。表面紫红色或紫褐色，平滑有光泽，有的有裂纹。有的两面均呈圆隆状突起。有的一面较平坦，中间或有1条隆起的纵线纹；另一面稍突起。一端凹陷，可见线形种脐；另端有细小突起的合点。种皮较脆，浅黄色，富油性。气微，味淡。

炒酸枣仁：形如酸枣仁。表面微鼓起，微具焦斑。略有焦香气，味淡。

【性味与归经】

甘、酸，平。归肝、胆、心经。

【功效归类】

安神药·养心安神药。

【功能与主治】

酸枣仁生品：具有养心补肝，宁心安神，敛汗生津功能。用于虚烦不眠，惊悸多梦，体虚多汗，津伤口渴。

炒酸枣仁：经炒制后种皮开裂，易于粉碎和煎出。其作用与生品相近，养心安神作用强于生品。

【应用举例】

酸枣仁生品

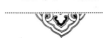

虚烦不眠

与甘草、知母、茯苓、川芎配伍组成酸枣仁汤（《金匮要略》）。具有养血安神，清热除烦功能。用于肝血不足，虚热内扰证。症见虚烦不眠，心悸不安，头目眩晕，咽干口燥。舌红，脉弦细。

与柏子仁、党参、蜜黄芪、川芎、当归、茯苓、制远志、肉桂、蒸五味子、半夏曲、制甘草、朱砂配伍组成中成药柏子养心丸。具有补气，养血，安神功能。用于心气虚寒，心悸易惊，失眠多梦，健忘。

惊悸多梦

与白术、茯苓、龙眼肉、黄芪、人参、木香、远志、当归、制甘草配伍组成归脾汤（《正体类要》）。具有益气补血，健脾养心功能。用于思虑过度，劳伤心脾证。症见心悸怔忡，健忘失眠，多梦易惊，发热，体倦食少，面色萎黄，以及妇女月经超前，量多色淡，或淋漓不止。舌质淡苔薄白，脉细弱。

与党参、炒白术、制黄芪、制甘草、制远志、茯苓、龙眼肉、当归、木香、大枣配伍组成中成药归脾丸。具有益气健脾，养血安神功能。用于心脾两虚，气短心悸，失眠多梦，头昏头晕，肢倦乏力，食欲不振，崩漏便血。

体虚多汗

与五味子、党参、白芍配伍组成枣仁止汗汤（《中药临床应用》）。具有收敛止汗功能。用于体虚自汗，盗汗。

与麦冬、制何首乌、茯苓、知母、五味子、丹参、川芎配伍组成中成药安神胶囊。具有补血滋阴，养血安神功能。用于阴血不足，失眠多梦，心悸不宁，五心烦热，盗汗耳鸣。

津伤口渴

与石膏、知母、地黄、麦冬、天花粉等临证配伍组方。具有敛阴生津，止渴功能。用于热病伤津，口渴咽干者。

与酒女贞子、覆盆子、菟丝子、枸杞子、制何首乌、龟甲、地骨皮、南沙参、麦冬、地黄、白芍、赤芍、当归、鸡血藤、珍珠母、石斛、菊花、墨旱莲、桑叶、白薇、知母、黄芩配伍组成中成药坤宝丸。具有滋补肝肾，镇惊安神，养血通络功能。用于肝肾阴虚所致绝经前后诸证。症见烘热汗出，心烦易怒，少寐健忘，头晕耳鸣，咽干口渴，四肢酸楚，更年期综合征见上述症候。

【调剂应付】

处方写生酸枣仁付酸枣仁生品；写酸枣仁，炒酸枣仁付炒酸枣仁。

【备注】

1. 商品药材酸枣仁为统装货。以粒大，饱满，有光泽，外皮紫红色或紫褐色，无核者为佳。《中国药典·一部》规定，杂质（核壳）不得超过5%。

2. 酸枣仁属含油质药材，宜贮存于通风，阴凉，干燥处。若受潮可摊晾，以散潮气。酸枣仁外观完整者，防虫蛀性能稍好。如果破碎种子较多，则易被虫蛀。发现这种情况，要及时筛去细粉，以防害虫寄生。若发生虫蛀，少量者可置阴凉处摊晾。摊晾不要在强光下，以防走油而降低饮片质量。酸枣仁泛油可使外皮颜色加深，用手擦磨或敲击使其气溢出，可闻到油哈气味。

3. 入水煎剂宜捣碎。

4. 传统经验认为酸枣仁炒制后，质脆易碎，便于煎出有效成分，可增加治疗效果。但是炒制火力不宜过大，炒制太过，会降低药性。

5. 酸枣仁所含的皂苷，油脂，生物碱，醇提取物等为其活性成分。其中酸枣仁油具有镇静催眠作用；酸枣仁醇提取物具有抗焦虑和抗抑郁作用；酸枣仁生物碱具有抗惊厥作用。这与酸枣仁的补肝宁心功效相吻合。

炒酸枣仁中的酸枣仁总皂苷（苷A和苷B之和）明显高于酸枣仁，其中酸枣仁皂苷A的含量差别较大，酸枣仁皂苷B的含量差别较小，这说明酸枣仁经过炒制，其中有效成分易于煎出。又有实验证明，酸枣仁中酸枣仁皂苷A和B主要存在于子叶中，而在种皮和胚乳中含量甚微。因子叶被种皮和胚乳包裹住，"用时捣碎"可破碎种皮和胚乳，使子叶暴露出来，这样有利于皂苷A和B的充分利用提取。因此，临床应用酸枣仁，采取炒制或用时捣碎的方法是科学的。这也证明了"逢子必炒，逢子必捣"传统理论的合理性。

6. 为了研究酸枣仁生品与炒制品对镇静催眠作用差异，有实验采取了阈下剂量戊巴比妥钠入睡影响试验，和阈剂量戊巴比妥钠睡眠影响实验，观察比较了酸枣仁和炒酸枣仁在镇静催眠作用差异。结果显示，阈下剂量戊巴比妥钠入睡试验中，不同剂量生、炒酸枣仁以及地西泮都具有不同程度的镇静催眠作用。同剂量下的生品与炒酸枣仁的入睡率、睡眠时间差异并不明显，说明炮制对酸枣仁的镇静催眠作用影响不大。在阈剂量戊巴比妥钠睡眠影响试验中，结果与阈下剂量戊巴比妥钠入睡试验的结果一致。从整个试验结果来看临床用药，生、炒两种酸枣仁作用无明显差异，属生熟同治。纵观古今文献记载"生醒神，熟安眠"的说法，是不具有合理性的。

赭石 — 煅赭石

为氧化物类矿物刚玉族赤铁矿的矿石，主含三氧化二铁（Fe₂O₃）。

【处方用名】

赭石、代赭石、钉赭石、丁赭石、红石头、血师、铁赤朱、土朱、朱石、炙赭石、制赭石、煅赭石。

【饮片性状】

赭石生品：为鲕状、豆状、肾状集合体，多呈不规则的扁平块状。暗棕红色或灰黑色，条痕樱红色或红棕色，有的具金属光泽。一面多有圆形的突起，习称"钉头"；另一面与突起相对应处有同样大小的凹窝。体重，质硬，砸碎后断面呈层叠状。气微，味淡。研细粉为樱红色或红棕色。

煅赭石：无定型粉末或成团粉末，暗褐色或紫褐色，光泽消失。质地酥脆。略带醋香气。

【性味与归经】

苦，寒。归肝、心、肺、胃经。

【功效归类】

平肝潜阳药·平抑肝阳药。

【功能与主治】

赭石生品：具有平肝潜阳，重镇降逆，凉血止血功能。用于肝阳上亢，头晕目眩，气逆喘息，呕吐，噫气，呃逆及血热吐衄。

煅赭石：经火煅醋淬后，缓和了生品的苦寒之性，增强了养血益肝，收敛固涩功能。用于吐血，衄血，崩漏日久。

【应用举例】

赭石生品

肝阳上亢、头晕目眩

与怀牛膝、龙骨、牡蛎、龟甲、白芍、玄参、天冬、川楝子、麦芽、茵陈、甘草配伍组成镇肝息风汤（《医学衷中参西录》）。具有镇肝息风，滋阴潜阳功能。用于肝阳上亢，肝风内动所致的头目眩晕，目胀耳鸣，或脑中热痛，心中烦热，面色如醉，时常噫气或肢体渐觉不利，口眼渐形歪斜，甚或眩晕颠仆，昏不知人，移时初醒，或醒后不能复原。舌淡红，苔黄，脉弦长有力。

与磁石、珍珠母、清半夏、酒曲、炒酒曲、牛膝、薄荷脑、冰片、猪胆汁（或猪胆粉）配伍组成中成药脑立清丸。具有平肝潜阳，醒脑安神功能。用于肝阳上亢，头晕目眩，耳鸣口苦，心烦难寐；高血压见上述证候者。

气逆喘息

与野台参、芡实、山药、山茱萸、龙骨、牡蛎、白芍、炒紫苏子配伍组成参赭镇气汤（《医学衷中参西录》）。用于阴阳两虚，喘逆迫促，或肾虚不摄，冲气上干，胃气不降作满闷。

与鹿茸、附子、肉桂、红参、胡芦巴、益智、阳起石、补骨脂、黑锡、硫黄、荜澄茄、丁香、小茴香、肉豆蔻、木香、沉香、橘红、半夏、川楝子配伍组成中成药参茸黑锡丸。具有回阳固脱，坠痰定喘功能。用于肾阳亏虚，痰浊壅肺所致的痰壅气喘，四肢厥冷，大汗不止，猝然昏倒，腹中冷痛。

呕吐、噫气、呃逆

与旋覆花、人参、甘草、生姜、半夏、大枣配伍组成旋覆代赭汤（《伤寒论》）。具有降逆化痰，益气和胃功能。用于胃气上逆证。症见嗳气不止，胃脘痞硬，或反胃呕吐，或口吐涎沫。舌苔白滑，脉弦而虚。

与法半夏、红花、生姜、白及、佛手、甘草、紫苏叶、薄荷、香橼、陈皮、红参、西洋参、砂仁、沉香、丁香、豆蔻、肉豆蔻配伍组成中成药恒制咳喘胶囊。具有益气养阴，温阳化饮，止咳平喘功能。用于气阴两虚，阳虚痰阻所致的咳喘，胸脘满闷，倦怠乏力。

血热吐衄

与清半夏、瓜蒌仁、白芍、竹茹、炒牛蒡子、甘草配伍组成寒降汤（《医学衷中参西录》）。具有和胃降逆，凉血止血功能。用于因胃热而气不降所致的吐血，衄血。脉洪滑而长，或上鱼际者。

煅赭石

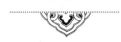

吐血、衄血、崩漏日久

与煅紫石英、煅禹余粮、醋制附子、煅阳起石、鹿茸、川芎、茯苓、阿胶、炒蒲黄、当归、血竭配伍组成镇宫丸（《严氏济生方》）。具有温补下元，养血止血功能。用于妇人崩漏不止，血色黯淡，或赤白不定，或夹血块，脐腹疼痛，头晕眼花，形体消瘦，口干心烦，乏力不食。

与煅赤石脂、煅禹余粮、朱砂、煅紫石英、制乳香、制没药、醋制五灵脂配伍组成中成药震灵丸。具有固涩冲任，止血定痛功能。用于崩漏，吐血，咳血，便血，尿血。

【调剂应付】

1.处方写赭石，生赭石付赭石生品；写煅赭石付煅赭石。

2.用于肝阳上亢，头晕目眩，气逆喘息，呕吐，噫气，呃逆及血热血衄，处方具有平肝潜阳，重镇降逆，凉血止血功能付赭石生品；用于吐血，衄血，崩漏日久，处方具有养血益肝，收敛固涩功能付煅赭石。

【备注】

1.商品药材赭石不分等级，均为统装货。一般以表面棕红色，断面层次明显，松脆易剥下，无杂质者为佳。

2.入水煎剂宜捣碎，先煎。

3.在服用本及含有本品制剂期间，不宜与牛奶、豆制品等高蛋白类食物同服，又忌与咖啡、茶叶同服。以防铁质沉淀，有碍消化吸收。

4.赭石中含有砷，通过对不同炮制品的含砷量进行测定，得出其含砷量由高到低的顺序为：生品干研＞煅干研＞煅醋淬干研＞生品水飞＞煅水飞＞煅淬水飞。其中煅、醋淬、水飞是最好的除砷方法。

5.从对赭石生、煅品水溶性成分光谱分析结果得知，煅赭石比赭石生品锰、铁、钙、镁、硅等成分溶出量都有较大的增加。证明煅后药物质地酥脆，有效成分易于溶出，尤其是钙的溶出量大幅增加，而对人体有害成分砷的溶出量大大减少。

僵蚕—炒僵蚕

为蚕蛾科昆虫家蚕4~5龄幼虫，感染（或人工接种）白僵菌而致死的干燥体。

【处方用名】

僵蚕、生僵蚕、僵虫、天虫、殭虫、姜虫、白僵蚕、白僵虫、白羌虫、炙僵虫、制僵虫、制僵蚕、炒僵蚕。

【饮片性状】

僵蚕生品：为圆柱形，多弯曲皱缩。表面灰黄色，被有白色粉霜状的气生菌丝和分生孢子。头部较圆，足8对，体节明显，尾部略呈二分歧状。质硬而脆，易折断。断面平坦，外层白色，中间有亮棕色或亮黑色的丝腺环4个。气微腥，味微咸。

炒僵蚕：形如僵蚕。表面黄色，偶有焦斑，腥气减弱。

【性味与归经】

咸、辛，平。归肝、肺、胃经。

【功效归类】

平肝息风药·息风止痉药。

【功能与主治】

僵蚕生品：辛散之力较强，药力较猛，具有息风止痉，祛风止痛功能。用于肝风夹痰，惊痫抽搐，中风口歪，破伤风，风热头痛。

炒僵蚕：经炒制后疏风解表之性稍减，长于化痰散结功能。用于小儿惊风，目赤咽痛，风疹瘙痒，发颐痄腮。

【应用举例】

僵蚕生品

肝风夹痰、惊痫抽搐、中风口歪

与白附子、全蝎配伍组成牵正散（《杨氏家藏方》）。具有祛风化痰功能。用于中风面瘫，口眼歪斜证。症见突然口眼歪斜，目闭不合，饮水不收，或面部肌肉抽动。苔白滑，脉弦。

与白附子、地龙、全蝎、川芎、白芷、当归、赤芍、防风、生姜、樟脑、冰片、薄荷脑、麝香草酚配伍组成中成药复方牵正膏。具有祛风活血，舒经活络功能。用于风邪中络，口眼歪斜，肌肉麻木，筋骨疼痛。

破伤风

与蝉蜕、天南星、天麻、全蝎、朱砂配伍组成五虎追风汤（《晋南史全恩家传方》）。具有祛风止痉功能。用于破伤风证。症见牙关紧急，手足抽搐，角弓反张。

与白附子、白芷、防风、羌活、三七、天麻、天南星、配伍组成中成药定风止痛胶囊。具有祛风化痰，行瘀散结，消肿定痛功能。用于风痰瘀血阻络引起的关节肿胀疼痛，筋脉拘挛，屈伸不利，及破伤风的辅助治疗。

风热头痛

与黄芩、黄连、陈皮、甘草、玄参、柴胡、桔梗、连翘、板蓝根、马勃、牛蒡子、薄荷、升麻配伍组成普济消毒饮（《东垣试效方》）。具有清热解毒，疏风散邪功能。用于大头瘟证。症见恶寒发热，头面红肿焮痛，目不能开，咽喉不利，舌燥口渴。舌红苔白兼黄，脉浮数有力。

与川芎、白芷、薄荷、荆芥、羌活、防风、细辛、制甘草、菊花配伍组成中成药菊花茶调散。具有清利头目，解表退热功能。用于伤风感冒，偏正头痛，鼻塞声哑等。

炒僵蚕

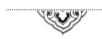

小儿惊风

与贝母、陈皮、木香、白豆蔻、枳壳、法半夏、沉香、天竺黄、全蝎、

379

檀香、牛黄、麝香、胆南星、钩藤、大黄、天麻、甘草、朱砂配伍组成回春丹（《敬修堂药说》）。具有清热化痰，开窍定惊功能。用于小儿急惊，痰热蒙蔽证。症见发热气喘，烦躁神昏，或反胃呕吐，夜啼吐乳，腹痛泄泻，或满口痰涎，喉间痰鸣等。

与胆南星、茯苓、琥珀、牛黄、全蝎、人工麝香、天竺黄、雄黄、朱砂配伍组成中成药牛黄抱龙丸。具有清热镇惊，祛风化痰功能。用于小儿风痰壅盛所致的惊风证。症见高热神昏，惊风抽搐。

目赤咽痛

与黄芩、黄连、陈皮、甘草、玄参、柴胡、桔梗、连翘、板蓝根、马勃、牛蒡子、薄荷、升麻配伍组成普济消毒饮（《东垣试效方》）。具有清热解毒，疏风散邪功能。用于大头瘟证。症见恶寒发热，头面红肿焮痛，目不能开，咽喉不利，舌燥口渴。舌红，苔白兼黄，脉浮数有力。

与金银花、连翘、玄参、板蓝根、赤芍、黄芩、桑叶、菊花、前胡、燀苦杏仁、牛蒡子、泽泻、胖大海、蝉蜕、木蝴蝶配伍组成中成药金嗓开音丸。具有清热解毒，疏风利咽功能。用于风热邪毒所致的咽喉肿痛，声音嘶哑；急性咽炎，喉炎见上述证候者

风疹瘙痒

以本品研为细末，内服（《圣惠方》）。用于风疮瘾疹。或与蝉蜕、薄荷等疏风止痒药物同用，疗效更佳（《现代名医用药心得》）。

发颐疔腮

与蝉蜕、天竺黄、胆南星、姜黄、大黄等临证配伍组方。具有祛风泄热，化痰镇惊功能。用于腮肿发颐。

与板蓝根、薄荷、柴胡、陈皮、甘草、黄连、黄芩、桔梗、连翘、马勃、牛蒡子、升麻、玄参、朱砂配伍组成中成药普济回春丸。具有清热解毒，散风泻火功能。用于小儿风热疫毒，发热头痛，头面红肿，咽喉肿痛，疔腮，颜面丹毒。

【调剂应付】

1. 处方写生僵蚕付僵蚕生品；写僵蚕，制僵蚕，炒僵蚕付炒僵蚕。

2. 用于肝风夹痰，惊痫抽搐，中风口歪，破伤风，风热头痛，处方具有息风止惊，祛风止痛功能付僵蚕生品；用于小儿惊风，目赤咽痛，风疹瘙痒，发颐疔腮，处方具有化痰散结功能付炒僵蚕。

【备注】

1. 商品药材僵蚕不分等级，均为统装货。一般以虫体粗壮，质硬色白，断面光亮者为佳。

2. 虫体表面无白色粉霜，中空者不可入药。

3. 本品宜置于阴凉，干燥，通风处贮存。

4. 本品与花椒或大蒜头共贮，可以起到预防虫蛀的发生。

5. 僵蚕含有蛋白质，酶，氨基酸，草酸铵等成分。草酸铵是僵蚕息风止痉、抗惊厥的有效成分。但生品中过多的草酸铵容易引起人体血氨升高，从而导致患者出现昏迷和抽搐。经过炮制后，可以适度降低草酸铵的含量，减少其副作用的出现。

薏苡仁——麸炒薏苡仁

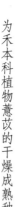

为禾本科植物薏苡的干燥成熟种仁。

【处方用名】

薏苡仁、生薏苡仁、薏苡米、薏苡子、薏仁米、一米、薏仁、苡仁、炒薏苡仁、炒薏仁、炒苡仁、麸炒薏苡仁。

【饮片性状】

薏苡仁生品：为宽卵形或长椭圆形。表面乳白色，光滑，偶有残存的黄褐色种皮。一端钝圆，另端较宽而微凹，有1条淡棕色点状种脐。背面圆凸，腹面有1条较宽的纵沟。质坚实。断面白色，粉性。气微，味微甜。

麸炒薏苡仁：形如薏苡仁。微鼓起，表面微黄色。

【性味与归经】

甘、淡，凉。归脾、胃、肺经。

【功效归类】

利水渗湿药·利水消肿药。

【功能与主治】

薏苡仁生品：药性偏凉，长于利水渗湿，除痹，排脓，解毒散结功能。用于水肿，脚气，小便不利，湿痹拘挛，肺痈，肠痈，赘疣，癌肿。

麸炒薏苡仁：经麸炒制后，缓减其寒凉之性，使药性较平和，功专健脾止泻。用于脾虚泄泻。

薏苡仁生品

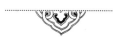

水肿、脚气

与杜仲、土茯苓、菟丝子、狗脊、黄芪、鱼腥草、四叶参配伍组成薏苡杜仲汤（《中药临床应用》）。具有补益脾肾，化湿消肿功能。用于轻证水肿，尤以脚气水肿较适宜。

与苍术、牛膝、盐黄柏配伍组成中成药四妙丸。具有清热利湿功能。用于湿热下注所致的痹痛。症见足膝红肿，筋骨疼痛。

小便不利

与桃仁、冬瓜仁、牡丹皮配伍组成三仁汤（《疡医大全》）。具有祛湿止痛功能。用于胃痛，腹满不食，小便赤涩。

与熟地黄、冬瓜子、山茱萸、山药、牡丹皮、苍术、桃仁、泽泻、茯苓、桂枝、制附子、韭菜子、淫羊藿、甘草配伍组成中成药前列舒丸。具有扶正固本，益肾利尿功能。用于肾虚所致的淋证。症见尿频，尿急，排尿滴沥不尽；慢性前列腺炎及前列腺增生症见上述证候者。

湿痹拘挛

与当归、川芎、桂枝、羌活、防风、苍术、甘草、川乌、麻黄配伍组成薏苡仁汤（《类证治裁》）。具有除湿通络，祛风散寒功能。用于湿痹证。症见肢体关节疼痛重着，或肿胀，痛有定处，手足沉重，活动不便，肌肤麻木不仁。舌苔白腻，脉濡缓。

与防己、通草、桂枝、姜黄、石膏、木瓜、海桐皮、忍冬藤、黄柏、滑石粉、连翘配伍组成中成药风痛安胶囊。具有清热利湿，活血通络功能。用于湿热阻络所致的痹痛。症见关节红肿热痛，肌肉酸楚；风湿性关节炎见上述证候者。

肺痈

与苇茎、冬瓜仁、桃仁配伍组成苇茎汤（《备急千金要方》）。具有清热散结，逐瘀排脓功能。用于肺痈证。症见咳吐腥臭黄痰，脓血，胸中隐隐作痛，咳时尤甚，肌肤甲错。舌红苔黄腻，脉滑数。

肠痈

与附子、败酱草配伍组成薏苡附子败酱散（《金匮要略》）。具有排脓消肿功能。用于肠痈脓已成，身无热，肌肤甲错，腹皮急，按之濡，如肿状。脉数者。

赘疣、癌肿

有报道以本品研末加白糖内服用于扁平疣。也有用本品制成糖浆试用于肺癌，肠癌，宫颈癌，绒毛上皮癌等病种。

与党参、醋制鳖甲、重楼、炒白术、黄芪、茯苓、桃仁、土鳖虫、大黄、郁金、苏木、牡蛎、半枝莲、败酱草、陈皮、制香附、沉香、木通、茵陈、柴胡配伍组成中成药肝复乐片。具有健脾理气，化瘀软坚，清热解毒功能。用于肝郁脾虚为主证的原发性肝癌。症见上腹部肿块，胁肋疼痛，神疲乏力，食少纳呆，脘腹胀满，心烦易怒，口苦咽干。

麸炒薏苡仁

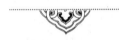

脾虚泄泻

与莲子、砂仁、桔梗、白扁豆、茯苓、人参、甘草、白术、山药配伍组成参苓白术散（《太平惠民和剂局方》）。具有益气健脾，渗湿止泻功能。用于脾虚湿盛证。症见饮食不化，胸脘痞闷，肠鸣泄泻，四肢乏力，形体消瘦，面色萎黄。舌淡苔白腻，脉虚缓。

与麸炒山药、大枣、炒白扁豆、焦山楂、炒麦芽、炒莱菔子配伍组成中成药薏芽健脾凝胶。具有健脾益胃，化湿消滞功能。用于小儿厌食证。症见面色萎黄，消瘦神疲，纳差腹胀，腹泻便溏等。

【调剂应付】

1. 处方写薏苡仁，生薏苡仁付薏苡仁生品；写炒薏苡仁，麸炒薏苡仁付麸炒薏苡仁。

2. 用于水肿，脚气，小便不利，湿痹拘挛，肺痈，肠痈，赘疣，癌肿，处方具有利水渗湿，除痹，排脓，解毒散结功能付薏苡仁生品；用于脾虚泄泻，处方具有健脾止泻功能付麸炒薏苡仁。

3. 对于薏苡仁生熟品种同用的处方，药师应当提醒调剂人员，一定要按照处方开具的品种和剂量如实调剂。

【 备注 】

1. 商品药材薏苡仁不分等级，均为统装货。以粒大，色白，无破粒，虫蛀，霉变者为佳。

2. 薏苡仁含有丰富的淀粉，蛋白质等。在贮存中极易遭受虫蛀，霉变和鼠咬之害。夏季虫蛀常数粒或10粒黏成一团，蔓延十分迅速。防虫蛀可采取通风摊晾法，晒后可除去粉屑。晾晒次数不宜过多，否则药材过分干燥，质变疏松更易虫蛀。如果在药斗中加入适量用草纸包好的大蒜瓣（并于纸包上扎刺一些小空洞，使大蒜挥发气味得以扩散），即可起到良好的防虫蛀效果。其做法是按药材与大蒜20∶1的比例拌匀，密闭贮存。

防鼠害除经常采用堵死洞口外，并在四周及老鼠出没之处放置粘鼠板、夹鼠器等捕鼠工具。不许应用灭鼠药。

3. 薏苡仁属药食同源品种之一，即可入药又可作粥羹食用。

4. 薏苡仁的炮制方法记载虽然较早，为历代所用。麸炒法虽然是近代才出现的炮制方法，现已成为《中国药典·一部》的法定炮制方法。在临床上，薏苡仁以利水渗湿，除痹，排脓，解毒散结消肿止痛以生用为主；炒制品仅用于健脾止泻。由于本品作用较弱，故用量宜较大，否则效果不明显。

5. 薏苡仁具有多种活性成分，具有抗胃溃疡，止血，镇痛，抗炎等功效作用。这与其健脾止泻，清热排脓功效相吻合。

薏苡仁炒制后质地疏松，有利于多糖、甘油三酸酯等有效成分的煎出。薏苡仁麸炒品可促进脾虚小鼠胃排空和小肠推进，且可降低脾虚小鼠的腹泻指数和脾虚指数；麸炒品还可以很好地调节脾虚大鼠的胃肠激素的分泌，起到健脾作用。这可能是由于辅料麦麸的加入，以及炮制加热在一定程度上，改变了薏苡仁化学成分所造成的。薏苡仁炮制过程中具有明显的焦香味。中医理论认为"焦香健脾"。由此可以证明了薏苡仁炒后，健脾止泻作用增强的合理性。

鳖甲——醋鳖甲

为鳖科动物鳖的背甲。

【处方用名】

鳖甲、生鳖甲、别甲、必甲、团鱼甲、团鱼壳、九肋鳖甲、甲鱼壳、鳖壳、鳖盖子、炙鳖甲、制鳖甲、醋制鳖甲、醋鳖甲。

【饮片性状】

鳖甲生品：为不规则的块片。外表面黑褐色或墨绿色，略具光泽，具细网状皱纹和灰黄色或灰白色斑点。中间有 1 条纵棱，两侧各有对称的横凹纹，外皮脱落后，可见锯齿状嵌接缝。内表面类白色，中部有突起的脊椎骨，颈骨向内卷曲，两侧各有对称肋骨伸向边缘。质坚硬。气微腥，味淡。

醋鳖甲：形如鳖甲块片。表面浅黄色，质酥脆，略具醋香气。

【性味与归经】

咸，微寒。归肝、肾经。

【功效归类】

补虚药·补阴药。

【功能与主治】

鳖甲生品：质地坚硬，气味腥臭，具有滋阴潜阳，退热除蒸功能。用于阴虚发热，骨蒸痨热，阴虚阳亢，头晕目眩，虚风内动，手足瘛疭。

醋鳖甲：质地酥脆，易于粉碎及煎出有效成分，并且能矫味矫臭。增强软坚散结功能。用于经闭，癥瘕，久疟疟母。

【应用举例】

鳖甲生品

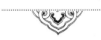

阴虚发热、骨蒸痨热

与地骨皮、柴胡、秦艽、知母、当归配伍组成秦艽鳖甲散（《卫生宝鉴》）。具有滋阴养血，清热除蒸功能。用于阴亏血虚，风邪传里化热之风痨病。症见骨蒸盗汗，肌肉消瘦，唇红颊赤，口干咽燥，午后潮热，咳嗽，困倦。舌红少苔，脉细数。

与陈皮、丹参、党参、地骨皮、茯苓、谷芽、六神曲、麦冬、牡丹皮、牡蛎、山药、熟地黄、山楂、酸枣仁配伍组成中成药养血退热丸。具有滋阴养血，退虚热功能。用于阴血亏虚，骨蒸潮热，盗汗，眩晕，咳嗽痰少。

阴虚阳亢、头晕目眩、虚风内动、手足瘛疭

与制甘草、地黄、白芍、麦冬、阿胶、麻仁、牡蛎、龟甲配伍组成三甲复脉汤（《温病条辨》）。具有育阴潜阳，养血息风功能。用于温病后期，阴血亏损，手足心热，手指蠕动，瘛厥。舌绛而干，脉促细数无力；或内伤杂病，阴虚阳亢，头晕目眩，耳鸣心悸。舌红少苔，脉促。

醋鳖甲

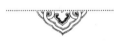

经闭

与龟甲、首乌藤、地黄、白芍、枸杞子、地骨皮、茯神、牡丹皮配伍组成鳖甲养阴煎（《中医治疗与方剂》）。具有养阴清热功能。用于阴虚血亏所致的潮热盗汗，心烦不眠，手足心热，口干唇红，妇女行经量少，或经闭。舌红少苔，脉细数。

与大黄、木香、炒牵牛子、炒枳实、米泔水炒苍术、炒五灵脂、陈皮、黄芩、山楂、醋炒香附、醋炒三棱、当归、槟榔、醋炒莪术配伍组成中成药调经至宝丸。具有破瘀，调经功能。用于妇女血瘀积聚，月经闭止，经期紊乱，行经腹痛。

癥瘕

与当归、炒桃仁、芍药、醋三棱、肉桂配伍组成鳖甲当归散（《圣济

总录》）。用于产后少腹结块，痛不可忍。

与制巴豆、干漆炭、醋香附、红花、醋制大黄、沉香、木香、醋莪术、醋三棱、郁金、黄芩、艾叶炭、醋制硇砂、醋穿山甲配伍组成中成药妇科通经丸。具有破瘀通经，软坚散结功能。用于气血瘀滞所致的闭经，痛经，癥瘕。症见经水日久不行，小腹疼痛，拒按，腹有癥块，胸闷，喜叹息。

久疟疟母

与射干、黄芩、柴胡、鼠妇、干姜、大黄、芍药、桂枝、葶苈子、石韦、厚朴、牡丹皮、瞿麦、紫葳、半夏、人参、䗪虫、阿胶、蜂房、火硝、蜣螂、桃仁配伍组成鳖甲煎丸（《金匮要略》）。具有消痞化积功能。用于疟疾日久不愈，胁下痞硬有块，成为疟母，以及各种癥瘕积聚之症。

【调剂应付】

1.处方写生鳖甲付鳖甲生品；写鳖甲，制鳖甲，醋鳖甲付醋鳖甲。

2.用于阴虚发热，骨蒸痨热，阴虚阳亢，头晕目眩，虚风内动，手足瘛疭，处方具有滋阴潜阳，退热除蒸功能付鳖甲生品；用于经闭，癥瘕，久疟疟母，处方具有软坚散结功能付醋鳖甲。

【备注】

1.商品药材鳖甲不分等级，均为统装货。以个大，甲厚，无残肉，无腥臭味者为佳。

2.宜贮存于干燥，通风处。对已萌霉或虫蛀者，经干燥除虫灭霉后，再密封贮存。

3.入水煎剂宜捣碎，先煎。入丸散剂宜用醋鳖甲。

4.鳖甲主含动物胶，角蛋白，维生素 D，蛋白质以及天冬氨酸，丝氨酸，甘氨酸等 17 种氨基酸，还含有铁、铜等多种微量元素。鳖甲炮制前后蛋白质含量基本接近，但炮制后煎出率显著增高，煎煮 3 小时后，蛋白质煎出量是生品的 11.6 倍，钙的煎出率较生品高 10 倍以上。此外炮制后锌、铁、硒含量明显增加，钙的含量也有所增加。

参考文献

［1］国家药典委员会.中华人民共和国药典·一部［M］.北京：中国医药科技出版社，2015.

［2］国家药典委员会.中华人民共和国药典临床用药须知·中药饮片卷［M］.北京：中国医药科技出版社，2011.

［3］国家药典委员会.中华人民共和国药典临床用药须知·中药成方制剂卷［M］.北京：中国医药科技出版社，2011.

［4］高学敏.中医药学高级丛书·中药学［M］.北京：人民卫生出版社，2000.

［5］康廷国.全国高等中医药院校规划教材·中药鉴定学（第九版）［M］.北京：中国中医药出版社，2013.

［6］郝近大.实用中药材经验鉴别（第二版）［M］.北京：人民卫生出版社，2009.

［7］金世元.金世元中药材传统鉴别经验［M］.北京：中国中医药出版社，2012.

［8］卢赣鹏，刘立茹.常用中药材传统鉴别［M］.北京：人民军医出版社，2005.

［9］张贵君.21世纪课程教材·中药商品学［M］.北京：人民卫生出版社，2002.

［10］卢先明.全国中医药行业高等教育"十二五"创新教材·中药商品学［M］.北京：中国中医药出版社，2014.

［11］王孝涛.中药饮片炮制与临床组方［M］.北京：金盾出版社，2010.

［12］金世元，王琦.中药饮片炮制研究与临床应用［M］.北京：化学工业出版社，2004.

［13］叶定江，张世臣，吴皓.中医药学高级丛书·中药炮制学（第

二版）［M］.北京：人民卫生出版社，2011.

［14］龚千锋.全国高等中医药院校规划教材·中药炮制学（第九版）［M］.北京：中国中医药出版社，2012.

［15］叶定江，原思通.中药炮制学辞典［M］.上海：上海科学技术出版社，2005.

［16］陆拯.陆拯临床医学丛书·中药临床生用与制用［M］.北京：中国中医药出版社，2012.

［17］贾天柱.中药生制饮片临床鉴别应用［M］.北京：人民卫生出版社，2015.

［18］广州中医学院.全国高等医学院校试用教材·方剂学［M］.上海：上海科学技术出版社，1979.

［19］李飞.中医药学高级丛书·方剂学［M］.北京：人民卫生出版社，2008.

［20］臧堃堂.中医临床方剂学［M］.北京：人民军医出版社，1996.

［21］曲京峰，赵兴连，韩涛.古今方药纵横［M］.北京：人民卫生出版社，2010.

［22］任德权.临床实用中成药［M］.北京：人民卫生出版社，2002.

［23］宋民宪，郭维加.新编国家中成药［M］.北京：人民卫生出版社，2002.

［24］陈随清，秦民坚.全国高等中医药院校规划教材·中药材加工与养护学（第九版）［M］.北京：中国中医药出版社，2013.

［25］沈力.国家卫生和计划生育委员会“十二五”规划教材·中药储存与养护技术［M］.北京：人民卫生出版社，2014.

［26］霍华强，黄晖，郑虎占.实用中药临床调剂技术［M］.北京：人民卫生出版社，2011.